Sascha Karberg

Der Mann, der das Impfen
neu erfand

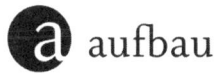

Sascha Karberg

Der Mann, der das **IMPFEN** neu erfand

INGMAR HOERR,
CureVac und der Kampf
gegen die Pandemie

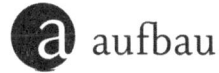

Mit 3 Abbildungen

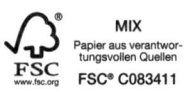

ISBN 978-3-351-03926-4

Aufbau ist eine Marke der Aufbau Verlage GmbH & Co. KG

1. Auflage 2021
© Aufbau Verlage GmbH & Co. KG, Berlin 2021
Einbandgestaltung Anzinger und Rasp, München
Satz LVD GmbH, Berlin
Druck und Binden CPI books GmbH, Leck, Germany
Printed in Germany

www.aufbau-verlag.de

Inhalt

Prolog

Es ist Freitag, der 13. März 2020, gegen 10 Uhr. In die Notaufnahme der Berliner Universitätsklinik Charité wird ein Mann eingeliefert, der bewusstlos in einem Hotel in der Nähe aufgefunden wurde.

Zwei Tage zuvor hat die Weltgesundheitsorganisation die globale Verbreitung des Coronavirus SARS-CoV-2 offiziell zur Pandemie erklärt. In Deutschland werden erstmals mehr als tausend Infizierte und die ersten COVID-19-Toten gezählt, Großveranstaltungen sind abgesagt, Schulen und Kitas stehen kurz vor der Schließung. Weltweit kämpft man mit der ersten Infektionswelle oder erwartet sie mit banger Ungewissheit – und setzt alle Hoffnung auf eine rasche Entwicklung von Impfstoffen, die vor COVID-19 schützen.

Schnell wird klar: Das könnten Vakzine aus mRNA-Molekülen leisten, den Abschriften der chemisch eng verwandten DNA, dem Speichermolekül für Geninformationen in den Zellen. Anders als reguläre Impfstoffe kann mRNA binnen weniger Monate vergleichsweise günstig in Massen produziert werden. Der Haken: Anfang 2020 gibt es noch keine einzige mRNA-Arznei auf dem Markt. Noch ist diese revolutionär neue Technik, mit der neben COVID-19 auch Krebs und andere Krankheiten behandelbar werden könnten, mehr Vision als Realität.

Der Mann, der vor über zwanzig Jahren die Idee für diese Technik hatte und seitdem alles versucht hat, sie Wirklichkeit werden zu lassen, dieser Mann wird gerade im Eiltempo auf die neurologisch-neurochirurgische Intensivstation 102i der Charité geschoben.

Im Computertomografen wird eine massive Hirnblutung, ein »Subarachnoidalaneurysma mit Ventrikel-Einbruch« festgestellt. In einer Notoperation wird das geplatzte Blutgefäß geflickt. Ob damit aber sein Leben gerettet ist, ob dem Gehirn das künstliche Koma nutzen wird, bleibt offen.

Der Mann, der am Tag zuvor noch extra nach Berlin gereist ist und der Bundesregierung die Möglichkeiten der mRNA-Impftechnik erklärt hat, der Mann, der den Triumph seines Lebens, die Verwirklichung seiner Idee, schon vor Augen hatte, der einer Belohnung für Jahrzehnte mühsamer Überzeugungsarbeit und Bittstellerei, für das Ertragen von Spott und Häme, für das Hintanstellen von Freundschaften und Familienleben so nah war wie nie, dieser Mann taucht nun in tiefe Dunkelheit – und mit ihm die Erinnerung an sein Leben, seine Leistungen, ja sogar an sich selbst.

*

Mitte Januar 2020 identifizierten chinesische Forscher ein neuartiges Coronavirus als den Verursacher einer schweren, akuten Atemwegserkrankung. Ziemlich genau zehn Monate später, am 9. November, lieferten Forscher den Nachweis, dass sie einen Impfstoff entwickelt haben, der vor dieser Krankheit, COVID-19, schützt.

Noch nie zuvor in der Geschichte der Menschheit ist ein Impfstoff gegen eine zuvor völlig unbekannte Krankheit so schnell entwickelt worden.

Das wäre nicht möglich gewesen ohne eine völlig neuartige Technologie des Impfens, des Impfens mit mRNA-Molekülen. Anders als konventionelle Vakzine sind solche mRNA-Impfstoffe binnen weniger Wochen herstellbar und dann – nach den nötigen, Mo-

8

nate dauernden klinischen Tests an menschlichen Probanden – zu vergleichsweise günstigen Herstellungskosten in Milliarden von Impfdosen produzierbar.

Die Idee für diese Technik entstand im Kopf eines Doktoranden in einem Labor an der Universität Tübingen. Sie brauchte über zwanzig Jahre, um Wirklichkeit zu werden. Aber wie wird aus Forschung ein Arzneimittel? Was muss alles passieren, damit der Heureka-Moment eines Wissenschaftlers im Labor, das vielversprechende Ergebnis eines Experiments, der Geistesblitz für eine Therapie am Ende tatsächlich zum Schutz, zur Heilung oder zur Linderung des Leids eines oder im Fall des CO-VID-Impfstoffs von Milliarden von Menschen führt?

Die eine Antwort darauf gibt es nicht.

Denn es gibt keinen Automatismus, der etwa systematisch in den Labors der biologischen und medizinischen Grundlagenforschung nach Ergebnissen suchen würde, die als Medikament oder Impfstoff anwendbar oder verwertbar erscheinen. Es gibt kein staatliches oder privates System, das darauf ausgelegt ist, über Jahre und Jahrzehnte die nötigen Testreihen mit den Wirkstoffkandidaten zu organisieren, sie chemisch zu optimieren, nach Rückschlägen Alternativen zu suchen und die ersten Tierversuche durchzuführen, bevor erstmals Menschen das Mittel bekommen.

Es gibt keine Institution, die dann entscheidet, ob dieser oder einer der anderen zahlreichen Wirkstoffkandidaten die besten Chancen hat, die mitunter viele Hundert Millionen Euro teure Testung an Probanden und Patienten zu überstehen und dann diese oder jene Krankheit behandelbar oder vielleicht sogar heilbar macht.

Was es gibt, das sind Entscheidungen von Menschen, vieler Menschen. Manche davon sind sehr persönliche Weichenstellungen – wie etwa die überschaubare akademische Laufbahn zu verlassen und eine Idee in einem Start-up zu verfolgen. Andere sind eher unpersönliche, von Managern in Pharmaunternehmen oder Institutsleitern beschlossene Schwerpunktsetzungen, etwa für oder gegen Impfstoff- oder Alzheimerforschung, die sich nach »Meilensteinen« und »Exit-Strategien« richten. Auch politische Entscheidungen, die die Rahmenbedingungen für das Forschen in Universitäten und Großforschungseinrichtungen setzen und den Austausch mit Firmen regeln, spielen eine Rolle. Alle beeinflussen den »Innovationsprozess«, das Umsetzen von Wissen in Therapien. An erster Stelle steht dabei die Entscheidung eines Wissenschaftlers, einer Wissenschaftlerin. Der eine ergründet vielleicht die Wirkungsweise der Körperabwehr in einem Immunologie-Institut, die andere sitzt im mikrobiologischen Labor und erforscht Bakterien und deren Abwehrmechanismen gegen Viren, wieder andere forschen an Fruchtfliegen, Würmern oder Mäusen – alle, um mehr über die Funktionsweise des Lebens herauszufinden. Sie betreiben Grundlagenforschung, zielstrebig, aber ohne Zielvorgabe, getrieben von Neugier, von Wissensdurst.

Immer wieder entstehen dabei Ideen – wie man Krebs stoppen, wie man Alzheimer früher erkennen, wie man Wirkstoffe besser an den Ort der Erkrankung im Körper bringen, wie man Zuckerkranke ohne Spritze mit dem lebensnotwendigen Insulin versorgen könnte. Doch ohne die Initiative der Forscherin oder des Forschers, ohne das Vertrauen in die eigene Entdeckung, ohne den Willen und die Entscheidung, sie weiterzuentwickeln, bleibt die Idee eine Idee.

Oft passiert das. Die wenigsten Forscher wollen oder können Medikamenten- oder Therapieentwickler sein. Die meisten entscheiden sich ganz bewusst dafür, Grundlagen zu erforschen, den Wissensschatz über die Funktionsweise des Lebens und die Entstehung von Krankheiten zu erweitern.

Einige wenige aber haben den Drang, ihre Entdeckung auch umzusetzen. Dann suchen sie nach Partnern, die ebenfalls an diese

Idee und ihre Umsetzbarkeit glauben und ihr Leben danach ausrichten. Denn niemand kann eine Idee, schon gar keine revolutionäre, alleine zum Medikament machen.

Es braucht Unterstützer, die völlig andere als wissenschaftliche Fähigkeiten haben – etwa ein Start-up-Unternehmen leiten können, etwas von Bilanzen, von Insolvenzgesetzgebung verstehen, sich mit den unzähligen Behördenvorschriften für Labors, Medikamentenproduktion und -prüfung auskennen. Und vor allem braucht es Menschen, die sich entscheiden, ihr Geld, sehr viel Geld, in eine Idee zu stecken, die – wie die Erfahrung der Arzneimittelentwicklung zeigt – mit hoher Wahrscheinlichkeit nie Realität wird. Weil unerwartete Nebenwirkungen auftreten. Weil die erhoffte Wirkung ausbleibt. Weil zur falschen Zeit das Geld für die nötigen Tests fehlt.

Was als Gleichung mit einer Unbekannten – taugt die Idee zur Arznei? – beginnt, wird so rasch zu einem Geflecht aus immer mehr sich gegenseitig beeinflussenden Variablen.

Dies ist die Geschichte von Ingmar Hoerr, einem Forscher, der zum Unternehmer wurde, der sich allen Unwägbarkeiten zum Trotz entschied, seine Idee umzusetzen – eine neue Form des Impfens. Als die Idee entstand, konnte er nur ahnen und daran glauben, dass sie irgendwann Millionen Menschen würde helfen können. Hoerr war der Erste, der das Impfen mit mRNA möglich zu machen versuchte.

Seine Firma, CureVac, machte die Moleküle als Erste fit für den Einsatz in der Medizin. CureVac war das erste Unternehmen, das RNA-Therapien an Menschen erprobte – lange bevor Konkurrenten, in Deutschland die Mainzer BioNTech und in den USA Moderna, die Idee aufgriffen, von Hoerrs Pioniergeist profitierten und ihn schließlich auf den letzten Metern des Rennens um einen RNA-Impfstoff gegen COVID-19 überholten. Ein Endspurt, den Hoerr beinahe nicht mehr erlebt hätte und in dem er jetzt nicht mehr als Forscher, Unternehmer und Entscheider dabei ist, sondern den er nur noch von der Seitenlinie aus betrachten kann.

Jedes Leben ist einzigartig, auch das von Ingmar Hoerr. Und doch steht seine Geschichte beispielhaft für die vieler Gründerinnen und Gründer. Jener Menschen, für die Innovation nicht nur ein politisches Schlagwort ist, sondern tagtägliche, oft nächtliche Arbeit. Jener Menschen, die sich für wissenschaftliche Erkenntnisse nicht nur begeistern, sondern sie aufgreifen und umsetzen wollen, die sich trockene Betriebswirtschaftslehre antun, um ein Start-up gründen zu können, die ein Team zusammenstellen und führen, die nach Geldgebern suchen, die aus dem Nichts ein Biotech-Unternehmen heranwachsen lassen und neue Medikamente und Therapien für Patienten ermöglichen – oder auf diesem langen Weg scheitern. Nicht unbedingt, weil die Idee, die Technik, die Forschung nichts taugt. Sondern weil das nötige Geld nicht rechtzeitig da ist, das Vertrauen eines Partners schwindet, ein technisches Problem die Entwicklung verzögert …

Mit anderen Worten: weil der Zufall zuschlägt.

Kapitel 1: Heilen

Sara Hörr* sitzt auf einem Stuhl in einem Zimmer der Charité. Es ist vollgestellt mit piepsenden, pumpenden und blinkenden Geräten, deren Schläuche und Kabel dutzendweise im Körper ihres Mannes verschwinden, der seit Wochen im Koma liegt. Eigentlich hat sie blonde Haare, und Gesichtszüge, die jeden Betrachter per se lebensfroh stimmen würden. Aber all das verschwindet hinter der zwingend vorgeschriebenen Ganzkörper-Schutzkleidung aus Maske, Haube, Einwegkittel, Hand- und Überschuhen. Erkennbar wären für Ingmar Hoerr nur ihre braunen Augen – sollte er denn zufällig in der einen Stunde Besuchszeit erwachen, die sie pro Tag zu ihm darf, bevor sie wieder in das Lockdown-bedingt fast menschenleere Hotel zwischen Hauptbahnhof und Charité zurückmuss.

Es ist Mitte April, mitten im ersten COVID-19-Lockdown, und über einen Monat her, dass ihr Mann auf die Intensivstation der Charité eingeliefert wurde. Seitdem pendelt sie zwischen Berlin und Tübingen – eine halbe Woche hier bei einem Mann, der mehr tot als lebendig wirkt, die andere halbe Woche bei den Kindern. Und immer reist die Ungewissheit mit, was werden wird.

Immerhin weiß sie inzwischen: Er wird leben. Da sind die Ärzte mittlerweile zuversichtlich. Anders als zu Beginn, als sie die Hirn-

* Sara Hörr trägt die Original-Version des Nachnamens ihres Mannes, wie er auch im Ausweis steht, doch Ingmar Hoerr hat es irgendwann vorgezogen, auf den Umlaut zu verzichten, da insbesondere im englischen Sprachraum »Hörr« zu »Horr« wird und dann einfach »horrible« klinge, meint Hoerr.

blutung auf einer Skala von 1 bis 5 bei 4 einordneten – zweithöchster Schweregrad, zwei Drittel dieser Patienten sterben nach der ersten Notoperation.[1] Doch was für ein Leben das sein wird, ob sein Gehirn irreparable Schäden erlitten hat, ob er gelähmt sein oder wieder laufen wird, woran er sich erinnern und ob und wie er sprechen wird, das können sie noch nicht sagen. Ein Drittel aller Aneurysma-Patienten, die die ersten vier Wochen überleben, wird zum Pflegefall.[2]

All das hat Sara Hörr längst nachgelesen, ist sich des Wunders bewusst, dass ihr Mann es überhaupt bis hierher geschafft hat, hofft auf noch mehr Glück im Unglück – und recherchiert gleichzeitig nach geeigneten Pflegeeinrichtungen in Tübingen. Nur herumsitzen, Tränen vergießen, ins Leere sprechen, das ist nichts für Sara Hörr. Sie muss etwas tun. Irgendwas.

Heute hat sie Musik mitgebracht.

»Das ist eine gute Idee«, sagt ein Pfleger, der mal wieder an einem der unzähligen Knöpfe des Geräteparks im Zimmer herumdreht – den Tropf justiert, über den zeitweise um die dreißig Medikamente in Hoerrs Körper träufeln, die Beatmung kontrolliert, die Drainage, den Blasenkatheter ...

»Soll ich ihm ab und zu Musik anmachen, wenn Sie nicht da sind?«

»Das wäre toll«, sagt Sara Hörr dankbar, aber müde. Seit Wochen findet sie kaum Schlaf.

»Eher klassische Musik?«

»Ja«, sagt Sara Hörr – und gedankenverloren rutscht ihr heraus: »Aber auf keinen Fall Mozart!«

»Ja, aber was denn dann?«, fragt der verdutzte Pfleger.

Da muss Sara Hörr lachen, der verzweifelten Situation, all der Traurigkeit zum Trotz. Der Pfleger lacht mit. Und es fühlt sich gut an.

»Entschuldigung«, bringt sie zwischen den Lachschüben hervor,

»aber wenn Sie mich schon so fragen, am liebsten hört er das Spätwerk von Zemlinsky.«[3]

Schon zu Schulzeiten, auf der Realschule in Wendlingen unweit von Stuttgart, als das ganze Land der »Neuen deutschen Welle« frönte, fühlte sich der Teenager Ingmar Hoerr eher abseits des »Dadada«-Mainstreams wohl, hörte lieber Jazzrock, Miles Davis etwa oder den Jazzpianisten Wolfgang Dauner.

Aber spielt all das jetzt noch eine Rolle? Ist da überhaupt noch eine Erinnerung an seine Musikvorlieben geblieben? Wird er jemals wieder mit ihr in die Stuttgarter Oper gehen? Oder ein Konzert im großen Festsaal der Uni Tübingen besuchen, dort, wo sie sich 2002 kennengelernt haben – er, als einer der höchstens dreißig Zuschauer, die trotz des – verlorenen – Fußballweltmeisterschaftsfinales Deutschland gegen Brasilien ins Konzert der »Camerata vocalis« gekommen waren, des Universitätschors, in dem sie sang.

Zwar ist er zehn Jahre älter, hat Biologie-Studium und Doktorarbeit schon hinter sich, hat CureVac bereits gegründet, ist Geschäftsführer und reist ständig herum auf der Suche nach Investoren und Kunden für sein Start-up. Doch er lebt genau wie sie, die Studentin der Allgemeinen Rhetorik, Neuen deutschen Literatur und Musikwissenschaft, von kaum 800 Euro im Monat und fährt lieber mit dem Rucksack in den Urlaub. Irgendwann fragt sie ihn: »Willst du dich nicht mal für einen *richtigen* Job bewerben?«

Doch wenn er ihr, der Geisteswissenschaftlerin, dann versucht, seine Vision von einer völlig neuen Art des Impfens zu erklären, eines Impfstoffs auf Basis von RNA, der sogar gegen Krebs helfen könnte, aber auch gegen Infektionskrankheiten und noch viel mehr, sprühen seine blauen Augen vor Euphorie, gestikuliert er, dann ist er voller Leidenschaft. »Wenn das klappt, Sara, wenn das klappt …!« Es ist auch diese Begeisterungsfähigkeit, die sie an ihm liebt und die sie ein ums andere Mal darüber hinwegsehen lässt, dass er stets und ständig an seinem Handy hängt, immer erreichbar für die Firma, die dieses neue Impfen möglich machen soll.

Als sie ihn 2008 schließlich heiratet, ist ihr bewusst, dass da immer eine starke Konkurrentin sein wird: CureVac. Und auch Jahre später ist sie sich nicht immer sicher, ob sie an erster Stelle steht. Oder zumindest die Kinder, die Familie. Eine heftige Auseinandersetzung deswegen hatten sie ausgerechnet in den Tagen kurz vor der Hirnblutung ...

Wird er sich daran erinnern, wenn er aufwacht? Wird er sich überhaupt an seine Kinder, an sein Zuhause in Tübingen, an seine Frau erinnern? Oder etwa zuallererst an CureVac?

Nach sechseinhalb Wochen wagen es die Ärzte, den Aufweckprozess zu starten. Sie schleichen die Beruhigungs- und Betäubungsmittel aus, die dem Gehirn Zeit zum Heilen verschafften. Zeit, um etwa über die unvermeidlichen Vasospasmen hinwegzukommen, die gefährlichen Krämpfe der Hirngefäße, die die Versorgung des Gehirns noch Wochen nach der Hirnblutung gefährden können.

Allmählich kommt er zu sich. Sprechen kann er nicht, weil er noch über einen Luftröhrenschnitt beatmet wird. Aber was in seinem Gehirn vorgeht, lässt sich an der Mimik seines Gesichts erahnen: blankes Entsetzen, Panik.

Ein »schweres prolongiertes hyperaktives delirantes Syndrom«, heißt es später im Arztbericht. Halluzinationen, völlig real erscheinende Alpträume nachts wie tags, sind durchaus üblich nach massiven Hirnblutungen. Bei Hoerr ist diese Phase des Delir besonders ausgeprägt.

»Ich wusste überhaupt nicht, was mit mir passiert«, so meint Hoerr sich an die Aufwachphase erinnern zu können. »Schmerzen hatte ich nicht, ich dachte vielmehr, ich sei entführt und ans Bett gefesselt worden.« Sogar an den KGB habe er gedacht, vielleicht, weil einige Pflegekräfte mit russischem Akzent sprachen. In seiner Verzweiflung schreit er seine Frau an – tonlos, wegen der Beatmungsschläuche:»Hol mich raus! Du bist meine Frau!«, liest Sara Hörr von seinen Lippen ab. Und»Geh nicht! Die bringen mich um!«

In seinem Wahn bestärkt wird er durch die Tatsache, dass die Pflegerinnen und Pfleger ihn nicht mit Ingmar Hoerr ansprechen. Die Charité führt ihn offiziell als»Paul Kern«: Niemand, schon gar nicht die Presse, die in diesen Tagen der Pandemie großes Interesse an dem CureVac-Gründer hat, soll erfahren, wer hier liegt und was passiert ist. Doch den halluzinierenden Patienten verwirrt es umso mehr, dass er ständig mit falschem Namen angesprochen wird.»Ich wusste doch, dass ich Ingmar Hoerr bin«, sagt er.

Tatsächlich ergeben die ersten neuropsychologischen Tests, dass er seinen Namen, den seiner Frau und seiner Kinder weiß und – Sara Hörr muss lächeln, als sie die Szene Monate später erinnert –»seine Handynummer«.

Aber viel mehr kann das geschundene Gehirn anfangs nicht abrufen. Es braucht Wochen, bis die Halluzinationen allmählich verschwinden und die Erinnerungen zurückkommen. Recht schnell kann er wieder auf sein Altgedächtnis zugreifen, die Kindheit, die Jugend, das Studium.»Er wusste zum Beispiel, dass er in Tübingen Biologie studiert hat«, erzählt Sara Hörr.»Er konnte eine Zelle und die Organellen darin malen und beschwerte sich, ob man ihn mit so einer Aufgabe eigentlich beleidigen wolle.« Seine Intelligenz, ergibt ein Test, kommt vollständig zurück, als hätte es keine Hirnblutung gegeben. Auch das zunächst verloren gegangene Gefühl für Zeit – ob er nun fünf Minuten oder fünf Stunden Besuch hatte – bessert sich, nachdem ihm die Neuropsychologin eine Uhr besorgt hatte.

Aber dass er jetzt in Berlin ist, in der Charité liegt, diese Information will sein Gehirn lange nicht abspeichern. Obwohl ihm die

Neuropsychologin zur Unterstützung sogar ein Schild »BERLIN« an die Wand hängt, wähnt er sich kurze Zeit später wieder in Neu-Delhi, Moskau, Hamburg, San Francisco oder irgendeinem anderen Ort, an dem er als CureVac-Chef schon einmal war. Das Gehirn tut sich noch schwer, frische Informationen aus dem Kurzzeit- ins Langzeitgedächtnis zu überführen.

Hingegen, als ihm die CureVac-Mitarbeiter später ein Grußvideo schicken, erkennt er jeden einzelnen wieder. Und bemerkt sogar, dass einer fehlt. Der Geschäftsführer (CEO) Daniel Menichella. »Hatte der denn keine Zeit?«, fragt er. Sara Hörr schluckt und erzählt ihm, dass Menichella CureVac am 10. März verlassen hat und ein neuer CEO eingesetzt wurde: »Du hast die Leitung des Aufsichtsrats niedergelegt und bist wieder zum CEO von Cure-Vac ernannt worden«, berichtet sie ihm vorsichtig. »Und drei Tage später bist du umgekippt.«

Diese Nachricht ist ein Schock für Hoerr: »Aber wenn ich CEO bin, dann kann ich doch nicht hier liegen.« Zu diesem Zeitpunkt habe er dem Gespräch schon völlig normal folgen können, war konzentriert und aufmerksam, habe sinnvolle Fragen gestellt, sich an Details aus der Vergangenheit erinnert, sagt Sara Hörr. »Aber er war zutiefst entsetzt, dass er an diese Phase überhaupt keine eigene Erinnerung mehr hatte.« Bis heute kann sich Hoerr an die Ereignisse kurz vor seiner Hirnblutung nicht erinnern, teilweise sind ihm sogar Ereignisse, die Wochen vorher stattfanden, nicht mehr präsent.

Als er sich wieder beruhigt und verstanden hat, dass nun der ehemalige Vorstand für die Geschäftsentwicklung, der Chief Operation Officer (COO) Franz-Werner Haas, die Firma leitet, Cure-Vac einen COVID-19-Impfstoff entwickelt und alles bestens läuft, lässt sie ihn allein und geht Mittag essen. Als sie zurückkommt, kann er sich nicht mehr erinnern, worüber sie sich eine Stunde zuvor unterhalten haben. Erneut schauen sie das CureVac-Video, erneut fällt ihm das Fehlen Menichellas auf, erneut reagiert er bestürzt …

Anterograde Amnesie nennen Ärzte das Phänomen. Erlebtes und Erlerntes wird zwar im Kurzzeitgedächtnis gespeichert, doch irgendetwas verhindert, dass es sich im Langzeitgedächtnis festsetzt. Dass er in Berlin in der Charité ist, dass er für ein paar Stunden wieder CEO von CureVac war, all das findet nur allmählich und nach vielen, geduldigen Wiederholungen Sara Hörrs den Weg in sein Langzeitgedächtnis. Noch Monate später, längst zurück in Tübingen, fotografiert er den Stellplatz seines Autos im Parkhaus sicherheitshalber, um es nach dem Einkaufen oder dem Arztbesuch wiederzufinden. Noch immer kann er sich nicht hundertprozentig auf sein Gedächtnis verlassen, obwohl es sich mit der Zeit erheblich erholt hat.

Immerhin. Denn es gibt Patienten, bei denen die scheinbar so selbstverständliche Fähigkeit des Erinnerns gar nicht mehr zurückkommt. Etwa bei Henry Molaison, einem Amerikaner, dem 1953 bei einer Hirnoperation der Hippocampus entfernt wurde. Seitdem, ohne die seepferdchenförmige Region im Zentrum des Gehirns, findet kein Ereignis mehr, ob Mittagessen oder Kinobesuch, Einlass in Molaisons Langzeitgedächtnis. Ebenso beim britischen Soldaten William O., der sich seit einer Wurzelbehandlung nichts mehr länger als 90 Minuten merken kann. Zwar kann er sich an seinen Namen, seine Kindheit, seine Heirat, sein komplettes Leben vor der Zahnbehandlung am 14. März 2005 erinnern, aber weder seine Pensionierung, noch die Feier zum Collegeabschluss seiner Tochter oder irgendeine andere Erinnerung hat es seither in sein Langzeitgedächtnis geschafft – bis auf eine einzige, sehr emotionale und vielleicht deshalb so einprägsame: der Tod seines Vaters.[4]

So hart trifft es Hoerr nicht. Anfangs nimmt er sein Gedächtnisproblem auch gar nicht wahr, die Fähigkeit zur Einsicht ist noch gestört. Aber als es allmählich zurückkommt, wird er sich auch seiner Defizite mehr und mehr bewusst. Eine »innere Unruhe«, heißt es im Arztbericht, erfasst ihn. Alles, was ihn ausmacht, sein Leben, seine Persönlichkeit, steht infrage. Denn was ist ein Mensch schon ohne sein Gedächtnis, wie kann man weiterleben ohne das sichere Gefühl, sich selbst und die eigene Vergangenheit zu kennen und das gegenwärtig Erlebte und Gefühlte auch später noch zu erinnern? Kann es eine Zukunft geben ohne Sinn für die Gegenwart? Und wie soll er umgehen mit den Momenten, in denen sich die Erinnerungsschwäche anderer offenbart: Wenn der Sohn zum dritten Mal sagen muss, dass nicht er, sondern sein Bruder sich beim Schlittenfahren den Zahn ausgeschlagen hat. »Der Kontrollverlust über mein Leben hat mir sehr zu schaffen gemacht«, sagt Hoerr.

Ordentlich und sicher verwahrt wähnt man das, was die eigene Persönlichkeit ausmacht: all die vielen Einzelbilder, Töne, Gerüche, Geschmäcker und Emotionen des Erlebten, die das Gedächtnis zu einem Lebensfilm zusammenfügt und stetig ergänzt. Doch als das Aneurysma platzt, werden nicht nur die alten Erinnerungen vorübergehend vergraben und den neuen die Wege versperrt, sondern auch Hoerrs Grundvertrauen in sein Gedächtnis, in sich selbst, gerät ins Wanken.

Vielleicht ist auch das ein Grund, warum Hoerr einem Buch über sein Leben zustimmt, tagelang Interviews gibt, alte Unterlagen durchsucht, private Einblicke gewährt. Um sich seiner selbst zu vergewissern und sein Leben Stück für Stück, Erlebnis für Erlebnis, Kapitel für Kapitel wieder zusammenzusetzen. Und zurückzuerobern.

Etwa die Erinnerung an das Treffen mit Bill Gates im Keller eines Pariser Hotels, bei dem er den Microsoft-Gründer überzeugt, über die Bill und Melinda Gates-Stiftung in CureVac zu investieren.

20

Oder der Besuch des Paypal-, Tesla- und SpaceX-Gründers Elon Musk in Tübingen, mit dessen Tochterunternehmen Tesla-Grohmann CureVac an »Impfstoff-Druckern« arbeitet.

Und natürlich die Gespräche mit Milliardär Dietmar Hopp, dem Gründer von SAP, ohne den es CureVac wohl nie so weit gebracht hätte.

Es sind die Höhepunkte eines Lebens, das vor über 20 Jahren in einem Tübinger Labor eine entscheidende Wende nahm: als ein Experiment scheinbar misslang, das dann aber doch zur Initialzündung für die Gründung von CureVac wurde, für Ingmar Hoerrs Entscheidung, sein Leben dem Erfolg dieser Firma zu verschreiben. Ein Experiment, aus dem eine völlig neue Technik erwuchs, von der heute die ganze Welt profitiert: das Impfen mit RNA.

Kapitel 2: Forschen

Es ist der letzte Sommer des Millenniums, es ist angenehm warm in Tübingen, es geht aufs Wochenende zu, doch an Freizeit ist nicht zu denken. Ingmar Hoerr eilt »Auf der Morgenstelle« entlang, der Straße, die sich fast endlos über den Campus der mehr als 500 Jahre alten Universität Tübingen schlängelt und vor allem die neueren Forschungsinstitute erschließt. Er will ganz ans Ende, ins »Verfügungsgebäude«, einen schnörkellosen, architektonische Einfallslosigkeit zelebrierenden Betonklotz, in dem die Abteilung Immunologie des Instituts für Zellbiologie untergebracht ist. Ungeduldig lässt Hoerr den Fahrstuhl stehen, zu Fuß ist er schneller, springt die Treppen in den dritten Stock hinauf und durch den Flur ans Ziel – das Labor der Forschungsgruppe des Immunologen Hans-Georg Rammensee.

Es sieht aus wie in jedem chemisch-molekularbiologischen Labor überall auf der Welt. In den Regalen in Kopfhöhe stehen Glasflaschen mit wässrigen Lösungen, beschriftet mal mit »10% NaOH« oder »1% TBE«, was man eben so braucht für Experimente mit DNA und RNA. Die Labortische darunter, die beidseitig an der Wand des schmalen, schlauchartigen Raums befestigt sind, sind vollgestellt mit Zentrifugen, einem »Vortex« zum Schütteln und Mischen von Lösungen und anderen Gerätschaften. Halbautomatische Pipetten zum Abmessen winziger Flüssigkeitsmengen bis zu einem millionstel Liter, das alltägliche Handwerkszeug jedes Molekularbiologen, hängen ordentlich in ihrer Halterung.

Hoerr wirft seine Jacke auf den Stuhl vor seinem Schreibtisch –

zumindest für die Zeit seiner Doktorarbeit gehört der Platz hier am Fenster ihm. Nach ihm wird der nächste Doktorand kommen, da wird er schon weitergezogen sein, in ein anderes Labor eines anderen Professors; es wird lange dauern, bis er so etwas wie ein eigenes Labor haben wird. Falls er denn überhaupt in der Forschung bleiben wird. »Bin ich wirklich ein Wissenschaftler?«, fragt sich Hoerr nicht zum ersten Mal. »Will ich mein Leben wirklich jahrzehntelang in Labors verbringen?« Doch solche grüblerischen Gedanken kann er jetzt nicht gebrauchen. Seit Monaten bereitet er ein Experiment vor, heute könnte er endlich, endlich Ergebnisse sehen.

Hoerr ist gerade 31 Jahre alt geworden. Dass er irgendwann Biologie studieren würde, das hatte er sich schon als Siebtklässler auf der Realschule in Wendlingen in den Kopf gesetzt. »Obwohl ich gar nicht so brillant war in Biologie, eines der wenigen Fächer, in denen ich keine Eins hatte.« Aber es gab eine Lehrerin, Frau Bauder, die sein Interesse an den Naturwissenschaften spürte und es zu wecken wusste. »Der Ingmar kriegt bestimmt mal den Nobelpreis«, habe ein Klassenkamerad irgendwann mal gesagt, halb hänselnd, halb mit Respekt, erinnert sich Hoerr. Physik, Chemie fallen ihm leicht. Aber die Biologie, die sich in den 1980ern von einer nur analytischen, deskriptiven Wissenschaft zu einer gestaltenden, ingenieursartigen Disziplin entwickelt, die das Wissen über das Leben für Gen- und Biotechnik nutzt, macht ihn neugierig. Also Wechsel an das Agrarwissenschaftliche Gymnasium in Nürtingen, also Studienbeginn in Tübingen 1988, also Diplomarbeit 1996.

Jetzt wird es Zeit, die Doktorarbeit, an der er schon seit drei Jahren laboriert, hinter sich zu bringen. So lange geht er bereits einer Sache nach, auf die zu diesem Zeitpunkt kaum ein Molekularbiologe auch nur einen Pfennig wetten würde. Was, wenn er doch auf dem Holzweg ist? Und ist das ganz große Ziel, das in dem Tübinger Institut verfolgt wird, überhaupt erreichbar: gegen Krebs »impfen« zu können?

Impfen bedeutet, dem Immunsystem einen Vorsprung zu verschaffen, es auf eine Invasion gefährlicher Viren, Bakterien oder anderer Fremdkörper vorzubereiten. Der Impfstoff kann beispielsweise das Virus selbst sein, in einer abgeschwächten oder inaktivierten Form, oder ein Bruchstück oder auch nur einzelne Moleküle des Erregers oder Fremdkörpers. Sie alle können als »Antigen« wirken, als Angriffspunkt für das Immunsystem, denn sie weisen unverwechselbare Molekülstrukturen auf, an die passgenau »Antikörper« binden, gewissermaßen die Abfangjäger des menschlichen Immunsystems. Ein Antigen und ein Antikörper passen zueinander wie Schloss und Schlüssel. Der Charité-Forscher Emil von Behring, der die Existenz der Antikörper als einer der ersten erahnte, bezeichnete sie in den 1870ern noch als »Gegengifte« (Antitoxine), heute ist klar: Es sind winzige, Y-förmige Moleküle, die zu Abermilliarden im Blut und der Lymphe eines Menschen patrouillieren. Sie werden von spezialisierten Immunzellen gebildet, den aus B-Zellen hervorgehenden Plasmazellen.

Eine Plasmazelle bildet immer nur einen Typ von Antikörper. Die meisten passen nie zu einem Antigen, doch mitunter bindet der eine oder andere Antikörper zufällig genau an eine Antigen-Struktur eines eindringenden Virus oder eines Proteins auf einer Krebszelle. Zum einen »verklumpen« oder neutralisieren die Antikörper das Antigen, also etwa ein im Körper kursierendes Virus. Zum anderen wird die Plasmazelle, die den passenden Antikörper produzieren kann, dazu angeregt, sich zu vermehren und mehr vom gleichen Antikörper herzustellen. Diese »humorale« Immunreaktion führt letztlich zum »Immungedächtnis«, denn einige der aktivierten Plasmazellen werden zu »Immungedächtniszellen« – taucht das Antigen erneut in Blut oder Lymphe auf, stehen sie, und damit die passenden Antikörper, bereit, um schnell zu reagieren, sodass sie keinen Schaden mehr anrichten können (siehe Abbildung Seite 71).

Doch das Immunsystem kann sich noch auf andere Weise gegen Viren, Bakterien oder Krebszellen wehren: indem es infizierte oder entartete Zellen abtötet. Diese »zelluläre« Immunreaktion bewerkstelligen Killerzellen, cytotoxische T-Zellen. Auch sie reagieren auf die Antigene, also die für ein Virus oder Krebs charakteristischen Moleküle. Befällt etwa ein Virus den Körper, zerstückeln spezialisierte Zellen die Virusproteine, »präsentieren« sie auf der Zelloberfläche und rufen spezielle Immunzellen, T-Zellen, herbei. Jene T-Zellen, die in ihrer Zellmembran Antikörper-ähnliche Rezeptoren haben, die genau zu dem Virus-Antigen passen, reagieren auf das Alarmsignal und lösen eine Kette von Reaktionen aus, die letztlich zum Abtöten der infizierten Zellen führt.

Ein komplexer, noch immer nicht gänzlich erforschter Vorgang, doch eines ist klar: Impft man den Körper mit den geeigneten Antigenen, kann man ihn vor Virus- oder Bakterieninfektionen schützen – und vielleicht auch vor Krebs. Schon Mitte des 19. Jahrhunderts erkannte der Chirurg Wilhelm Busch am Bonner Universitätsklinikum, dass das Immunsystem des Menschen angeregt werden kann, gegen Krebsgeschwülste vorzugehen. Busch beobachtete, dass der Tumor mancher seiner Krebspatienten zu schrumpfen begann, wenn sie sich im Krankenhaus zusätzlich eine schwere Infektion eingefangen hatten. Als Busch 1867 wieder einmal hilflos zusehen musste, wie eine junge Patientin mit einem unheilbaren Tumor im Hals dahinsiechte, wagte er einen heiklen und heute sicher nicht mehr genehmigungsfähigen Versuch: Er ließ die Patientin in ein Bett verlegen, in dem zuvor ein Patient mit Wundrose gelegen hatte, einer von Streptokokken-Bakterien verursachten, damals unheilbaren Infektionskrankheit. Die Krebspatientin infizierte sich, und der Tumor ging tatsächlich um die Hälfte zurück, und auch die Lymphknoten im Halsbereich schwollen ab – ein Hinweis auf den Einfluss der Infektion aufs Immunsystem, wie Busch 1868 in der *Berliner Klinischen Wochenschrift* vermutete.[5] Doch neun Tage später starb die Patientin dann doch – wohl an der Infektion, die ohne die noch nicht entdeckten Antibiotika nicht zu stoppen war.

Andere Ärzte, etwa der Entdecker der Wundrose-Bakterien *Streptococcus pyogenes* Friedrich Felsenstein, griffen Buschs Ansatz auf, spritzten Bakterien direkt in den Tumor und beobachteten – zumindest ab und zu – ebenfalls schrumpfende Geschwulste. Aber bald wurden die Heilversuche eingestellt. Die gefährlichen Infektionen waren nicht kontrollierbar, und die Ärzte suchten die Ursache der Anti-Tumor-Wirkung eher in Bestandteilen oder Giften der Bakterien als in der anregenden Wirkung der Infektion auf das Immunsystem.

Der langjährige Charité-Forscher und spätere Nobelpreisträger Paul Ehrlich ging – nicht zuletzt wegen der Beobachtungen Buschs und Felsensteins – davon aus, dass das Immunsystem Krebszellen normalerweise bekämpfen und unschädlich machen kann, doch irgendwann aus irgendeinem Grund versagt. Er beschloss, an krebskranken Mäusen zu untersuchen, woran das liegen könnte. Als er im Zuge dieser Experimente Tumore von erkrankten Mäusen auf gesunde übertrug, bemerkte er, dass sich vor allem die besonders aggressiven (»virulenten«) Geschwulsttypen gut übertragen ließen, anwuchsen und sich vergrößerten, andere Krebstypen hingegen nicht. Blutkrebs etwa schien »avirulent« zu sein. Wenn Ehrlich nun zuerst einen »avirulenten« Krebs auf eine gesunde Maus übertrug, dann wuchs jedoch auch der aggressive, »virulente« Krebstyp nicht mehr an. Es »entstand die Frage, ob die Uebertragung dieses avirulenten Materials einen Schutz gegen hochvirulente Tumoren verleiht«, schrieb Ehrlich 1907 in der *Zeitschrift fuer Krebsforschung*. »In der Tat ist es mir geglückt, diese Frage in positivem Sinne zu entscheiden«, schrieb er weiter. Es habe sich herausgestellt, »dass schon durch eine einmalige Impfung in 50 – 80 Prozent der Fälle eine vollkommene Immunität erzielt werden kann, ein Prozentsatz, der sich durch Wiederholung der Impfung noch wesentlich steigern lässt«.

Damit habe er »den Beweis geliefert, dass es sich hierbei (…) um eine aktiv erworbene Immunität handelt«.[6] Diese und weitere Experimente überzeugten Ehrlich davon, dass das Immunsystem eine wichtige Rolle bei der Krebsentstehung und -bekämpfung spielt. »Ich persönlich bin der Meinung, dass (…) der Mensch wahrscheinlich eine grosse Anzahl solcher versprengter [Krebs-] Keime mit sich führt, die sich jedoch grösstenteils nicht entwickeln, weil der Durchschnittsorganismus über genügende Schutzmittel verfügt.«[7] Das Immunsystem habe also normalerweise Mittel und Wege, Krebszellen von gesunden zu unterscheiden und auszumerzen.

Ehrlich machte sich zwar auf die Suche nach denjenigen Merkmalen, die Krebszellen charakterisierten, den krebstypischen Antigenen, die eine Impfung gegen Krebs möglich machen könnten, doch zu Beginn des 20. Jahrhunderts fehlten dafür die technischen Möglichkeiten.

In den folgenden Jahrzehnten, mit wachsendem Werkzeugkasten und immer tieferem Wissen um die molekularen Abläufe in Zellen, identifizierten Forscher diverse krebsspezifische Antigene, also etwa Proteine, die nur (krebsspezifisch) oder überwiegend (krebsassoziiert) in Krebszellen vorkommen. Mitunter sind es auch nur Teile von Proteinen, also Peptide, in denen sich normale und Tumorzellen unterscheiden. Es können auch Proteine sein, die zwar im menschlichen Embryo gebraucht werden, um das schnelle Wachstum des Fötus zu ermöglichen, aber im ausgewachsenen Körper nicht mehr aktiv sein dürften. In Krebszellen werden die Gene, die diese »embryonalen« Proteine kodieren, aber fälschlicherweise reaktiviert und für die Wucherungen missbraucht. Könnte ein Impfstoff aus diesen krebstypischen Proteinen das Immunsystem so trainieren, dass es die Tumorzellen wieder angreift und zerstört? Ein Weckruf an die Körperabwehr? Das zumindest ist in den 1990ern die Hoffnung. Impfen gegen Krebs – die Idee ist plötzlich wieder hochaktuell.

Der Biologiestudent Ingmar Hoerr hört von dieser Idee, vom »Impfen gegen Krebs«, zum ersten Mal im Sommer 1994. »Mich hat Immunologie damals sehr fasziniert.« Er besucht einen Gastvortrag eines Forschers, der extra vom Deutschen Krebsforschungszentrum (DKFZ) in Heidelberg nach Tübingen angereist ist: Sein späterer Mentor Hans-Georg Rammensee. Der Immunbiologe sucht nach krebstypischen Proteinen – mit dem Ziel, sie künstlich nachzubauen und als Antigen-Impfstoff gegen Krebs einzusetzen. Eine Art Steckbrief für Krebs, der all die typischen Merkmale auflistet, mit denen das Immunsystem den Killer erkennen und dingfest machen kann. »Ich fand das total spannend«. sagt Hoerr. »Warum toleriert das Immunsystem in dem einen Fall den Tumor, in einem anderen Fall aber greift es ihn an?« Kurz entschlossen nimmt er Kontakt auf, besucht Rammensee am 11. Oktober 1994 in Heidelberg und fragt ihn, ob er bei ihm seine Diplomarbeit machen kann. Rammensee imponiert die forsche Art des jungen Mannes, doch er winkt ab. Er werde mit seinem Labor wohl alsbald nach Tübingen umziehen, um dort die Abteilung Immunologie im Interfakultären Institut für Zellbiologie zu übernehmen.

Aber Hoerr lässt sich nicht abwimmeln. Die Idee vom Impfen gegen Krebs lässt ihn nicht los. Er bringt seine Diplomarbeit in einem ganz anderen Forschungsgebiet hinter sich. Er untersucht ein für Pilze giftiges Protein. Dann, im Frühjahr 1996, heuert er beim Chemiker Günther Jung an – »ich wusste, dass er mit Professor Rammensee schon länger zusammenarbeitet.« Denn auch wenn Krebs eine Krankheit der Zellen, der Biologie, ist, sind es unzählige chemische Wechselwirkungen zwischen den Biomolekülen, die geklärt werden müssen, um der Impfung gegen Krebs näherzukommen. Etwa: Womit löst man die Impfreaktion, den »Lernprozess« des Immunsystems, am besten aus?

Bei Viren, Bakterien und anderen Krankheitsauslösern zeigt

sich: Abgeschwächte Erreger oder für den Menschen harmlose Varianten wirken gut. So schützen beispielsweise Kuhpocken, die Menschen zwar infizieren, aber nicht schädigen können, auch vor den menschlichen Pockenviren. Solche harmlosen Verwandten gibt es bei Polioviren, den Erregern der Kinderlähmung, aber nicht. Sie werden daher chemisch so behandelt, dass sie sich nicht mehr vermehren und den Menschen krank machen können, aber das Immunsystem noch auf den Krankheitskeim vorbereiten.

Doch das funktioniert nicht immer. Manchmal lassen sich komplette Viren nicht so einfach nachzüchten. Beim Impfstoff gegen Influenza, der jedes Jahr neu an die stetig neu entstehenden Varianten der Grippeviren angepasst werden muss, müssen unzählige Hühnereier mit den Erregern angeimpft werden, die dann »geerntet« und gesäubert und in Impfdosen abgefüllt werden müssen – ein Prozess, der mindestens ein halbes Jahr beansprucht und kostspielig ist. Problematisch ist aber vor allem, dass Forscher viele Monate im Voraus erahnen müssen, welche Virusvariante denn in der kommenden Influenza-Saison um die Welt gehen wird. Das bedeutet, dass der Impfstoff mitunter schon »überholt« ist, wenn sich in den sechs Monaten Produktion eine andere Virusvariante als die ausgewählte und vermehrte durchgesetzt und verbreitet hat.

Ein weiteres Risiko ist, dass es sich um das Originalvirus handelt, und man sich sehr sicher sein muss, es ausreichend abschwächen zu können. Bei der inzwischen nicht mehr gebräuchlichen Schluckimpfung gegen Kinderlähmung mit »attenuierten«, also kaum noch vermehrungsfähigen Polioviren, gab es in einigen, wenn auch sehr seltenen Fällen Krankheitsausbrüche infolge der Impfung.

Wenn man nur Teile des Erregers als Impfstoff verwendet, ist dieses Risiko ausgeschlossen. Also warum nicht nur die besonders charakteristischen Teile eines Virus oder einer Krebszelle nehmen, die »Antigene«, und nur diese dem Immunsystem der Menschen präsentieren, damit es sich gegen die kompletten Viren oder Krebszellen wappnen kann?

Beim Coronavirus SARS-CoV-2 setzten Forscher von Anfang an auf das »S«-Protein, den »Stachel« in der Hülle der Viren. Es ist ein komplexes Protein, eine Art »Enterhaken«, mit dem der Erreger an den menschlichen Zellen andockt, um dann die Virushülle und die Zellmembran miteinander zu verschmelzen und den Inhalt des Viruspartikels, das Erbgutmolekül, ins Innere der Zelle zu schleusen. Tausendfach sitzen die S-Proteine in der Virushülle, wie die Salzstangen oder Zwiebeln im Mettigel, was in elektronenmikroskopischen Aufnahmen den Eindruck eines »kronenartigen« Kranzes, der »Corona«, erzeugt.

Doch solche Proteinmoleküle in ausreichender Menge zu produzieren, ist aufwendig und kostspielig. Es sind – im Vergleich zu so simplen, kleinen Molekülen wie etwa Aspirin – riesige Gebilde, die nicht einfach chemisch synthetisiert, sondern mithilfe von biotechnologischen Verfahren in Zellkulturen hergestellt werden müssen. Die dafür nötigen Biotech-Fabriken kosten je nach Produktionsmenge leicht dreistellige Millionenbeträge. Für jedes dieser Proteine muss Bakterien wie *Escherichia coli* oder Säugetierzellen (etwa CHO-Zellen, »Chinese Hamster Ovary Cells«) die Geninformation, die Bauanleitung für das Protein, eingesetzt werden, worauf diese dann in Hunderte Liter fassenden Bottichen (Fermentern) vermehrt und zur Produktion der Proteine angeregt werden. Dieses Vorgehen ist nicht nur teuer, sondern auch immer wieder aufs Neue eine technische Herausforderung, da jedes Protein andere chemische Eigenschaften hat: Eines ist wasserlöslich (hydrophil), ein anderes eher fettliebend (lipophil), und nicht jedes faltet sich in den Bakterien- oder CHO-Zellen so, wie es soll und für die Wirksamkeit eines Impfstoffs nötig wäre. Für jedes Protein müssen daher die Produktion und die anschließende Aufarbeitung aufs

Neue angepasst werden. Für ein Medikament, das Milliarden Mal verkauft wird, lohnt sich das. Aber wenn ein Krebsimpfstoff ein Dutzend unterschiedliche Antigene enthalten muss, um zu wirken, und wenn es für jeden Krebstypus und jeden Krebspatienten andere Proteine sein müssen, dann wird es rasch unerschwinglich und unmöglich.

Besser impfen – mit RNA

Ein revolutionär simpler Ausweg und eine völlig neue Form des Impfens wäre es, nicht die Proteine selbst, sondern nur die Bauanleitung dafür als Impfstoff zu verwenden – die Geninformation. Die Zellen des menschlichen Körpers würden dann gemäß dieser Bauanleitung die Antigene selbst produzieren, auf die das Immunsystem dann reagiert und das Immungedächtnis aufbaut.

Gene sind im Grunde nicht viel mehr als Bauanweisungen, nach denen Zellen Proteine zusammenfügen. Sie geben an, in welcher Reihenfolge die Bausteine, aus denen Proteine bestehen – die 20 verschiedenen Aminosäuren –, aneinandergereiht werden sollen. Diese Bauanleitung, der Code, versteckt sich wiederum in der Abfolge der Bausteine der Desoxyribonukleinsäure, abgekürzt DNS – wobei die englische Schreibweise DNA (für: desoxyribonucleic acid) längst die gängigere ist, auch im deutschen Sprachraum. Zwar gibt es nur vier verschiedene Bauklötze, aus denen die Doppelhelix der DNA aufgebaut ist: Adenosin, Thymidin, Cytidin und Guanosin (kurz: A, T, C und G). Doch deren Kombination in Dreier-Sets erlaubt es, die 20 Aminosäuren so zu arrangieren, dass all die schätzungsweise bis zu eine Million unterschiedlichen Proteine gebaut werden können, die im menschlichen Körper existieren. Dort sind die Proteine als Enzyme an chemischen Reaktionen beteiligt, dienen als Baustoffe, regulieren physiologische Prozesse und erledigen vieles mehr, was für das Leben nötig ist. So dient beispielsweise die in Dreier-Schritten (Tripletts) zu lesende DNA-Baustein-Sequenz ATG TTC TTG letztlich als Anweisung an die Proteinfabriken der Zelle, die Ribosomen, die Aminosäuren Methionin, Phenylalanin und Lycin in dieser Reihenfolge miteinander zu verknüpfen.

Das riesige, aus 3,2 Milliarden As und Ts und Cs und Gs zusammengesetzte Erbgutmolekül DNA in (fast) jeder menschlichen Zelle ist also in erster Linie ein Informationsspeicher für Protein-Bauanleitungen. Es sind die Unterschiede in diesen biologischen Informationen, die letztlich die Verschiedenartigkeit der Abermillionen Lebensformen dieses Planeten ausmachen.

1953 entdeckten Francis Crick und James Watson die Struktur der DNA, die Doppelhelix: Dabei winden sich zwei DNA-Einzelstränge umeinander, in deren Mitte die As und Ts und Cs und Gs so zueinander finden – immer ein Adenosin gegenüber einem Thymidin, ein Cytidin zum Guanosin –, dass die berühmte, Wendeltreppen-ähnliche Struktur entsteht. Beide bekamen dafür neun Jahre später den Nobelpreis für Medizin und Physiologie. In den 1960ern und 70ern wurde dann nicht nur der Code zum Bau der Proteine entschlüsselt, sondern auch der Prozess des Abschreibens (Transkription) der Geninformation aus der DNA und des Übersetzens (Translation) in Proteine verstanden: von der DNA zur RNA zum Protein, der zentrale Mechanismus der Molekularbiologie (siehe Abbildung Seite 69).

Dabei werden zunächst von einem der Gene in der DNA »Kopien« hergestellt: kurze Abschriften der Gene in Form von Ribonukleinsäuren, RNA-Molekülen. Sie tragen die gleiche Geninformation wie der DNA-Abschnitt, dessen Spiegelbild sie darstellen, mit einem charakteristischen Unterschied: Anstelle des Bausteins Thymidin (T) steht im Gen-Code der RNA ein Uridin (U). Und anders als die DNA können RNA-Moleküle den Zellkern verlassen und ins Zytoplasma der Zelle, mitunter sogar aus der Zelle hinaus gelangen. Man könnte meinen, die DNA verschickt Post, kleine Briefe voller Geninformation, Stück für Stück. Es ist also naheliegend, die RNA als Boten-RNA zu bezeichnen (im Englischen messenger-RNA, kurz mRNA). Die Empfänger der Botschaften sind »Ribosomen«, molekulare Proteinfabriken, die in der Lage sind, die Geninformation zu lesen und als Bauanleitung für Proteine zu nutzen: Sie fügen die Aminosäure-Bausteine gemäß dem genetischen Code zusammen.

Erst DNA, dann Boten-RNA, dann Protein – als diese, allem Leben auf Erden zugrunde liegende molekulare Dramaturgie erst einmal verstanden war, erschien es offensichtlich, dass die Hauptdarsteller in diesem Blockbuster die DNA und die Proteine waren. Die mRNA hatte bestenfalls eine nette, aber kurze Nebenrolle – die des Boten eben, der kurze Zeit nach erfülltem Dienst, wie es sich gehört, wieder verschwindet. Und tatsächlich: Das Interesse der meisten Molekularbiologen auch in den 1990ern galt entweder den Proteinen, den Helden fast sämtlicher in der Zelle zu verrichtenden Arbeit, oder dem Genom, das den Schatz der Geninformation bewahrte. Die mRNA, der Zwischenschritt, schien uninteressant.

Heute, dreißig Jahre später, zeigt sich ein völlig anderes Bild: Im Zentrum des Lebens steht die DNA nicht mehr allein, die RNA beansprucht längst ihren Platz. Wahrscheinlich hat die Evolution des Lebens selbst überhaupt erst mit RNA begonnen, lange bevor DNA überhaupt existierte. Diese »RNA-Welt-Hypothese« beruht auf der Beobachtung, dass RNA-Moleküle nicht nur wie DNA Informationen speichern, sondern sich darüber hinaus auch noch so falten und verknäulen können, dass sie ähnlich wie Proteine chemische Reaktionen katalysieren, also anstoßen oder regulieren können. Vielleicht waren es also RNA-Moleküle, die nicht nur die Baupläne für die ersten Zellen speicherten, sondern diese Pläne auch ausführten und so die ersten lebenden Zellen, die »Protozellen« antrieben und sich selbst kopierten, wenn sich diese Urzellen teilten. Wie diese Zellen, diese Urformen des Lebens auf der Erde, aussahen, weiß niemand. Aber dass den heute bekannten, fast ausschließlich auf DNA als Speichermedium für Geninformationen basierenden Lebensformen eine RNA-Welt voranging, ist zumindest nicht unwahrscheinlich. Ein Indiz dafür ist etwa, dass die DNA-Bausteine in den Zellen immer aus RNA-Bausteinen hergestellt werden: Ribonukleotide werden desoxygeniert und so zu Desoxyribonukleotiden, RNA zu DNA.

Außerdem gibt es in den Zellen bis heute neben Boten-RNA noch diverse andere RNA-Moleküle, die nicht in Proteine übersetzt werden, aber wichtige Funktionen in der Zelle übernehmen. So funktionieren etwa die Proteinfabriken, die Ribosomen, nur mithilfe spezieller ribosomaler RNA (rRNA) und transfer-RNA (tRNA). Sehr kurze Mikro-RNAs (miRNA) sind dafür zuständig, die Übersetzung von bestimmter Boten-RNA zu blockieren, wenn es in der Zelle gerade erforderlich ist. Sogar kreisförmige, zirkuläre RNA (circRNA) gibt es. Welche Aufgabe sie hat, wird allerdings noch erforscht, wie auch viele andere RNA-Varianten.

Doch in den 1990er-Jahren interessierte sich kaum jemand für die RNA-Welt – mit wenigen Ausnahmen wie Ingmar Hoerr: »Es scheint wahrscheinlich, dass die Entwicklung grundlegender autokatalytischer Mechanismen mit der Evolution von RNA-Familien begann, die ihre eigene Replikation katalysieren konnten«, heißt es in der Einleitung seiner Doktorarbeit, in der er die »RNA-Welt-Hypothese« beschreibt. Der Rest der Molekularbiologen-Welt huldigte der DNA, dem Hort der Gene, dem »Buch des Lebens«, das bis zum Jahr 2001 bereits für Milliarden von Dollar im Humangenomprojekt entziffert wurde.

Allerdings tat die RNA auch nichts, um sich in einem besseren Licht zu präsentieren. Im Gegenteil. Sie zog es vor, bei jeder Gelegenheit und Ungelegenheit zu zerbröseln, sollte sich doch einmal ein tapferer Molekularbiologe für sie interessieren. Denn anders als das Schwestermolekül DNA ist RNA instabil. Überall lauern Enzyme, die RNA zerstückeln, sogenannte RNAsen: in den Zellen, außerhalb von Zellen, zwischen den Zellen, auf der Haut, unter den Fingernägeln, im Speichel, im Atem, auf jeder nicht penibel sterilisierten Oberfläche … Wer eben noch ein Milligramm mühsam gesammelte RNA in seinem Laborröhrchen hatte, aber den Fehler beging, die Moleküle in einem Tropfen nicht frisch sterilisierten Wassers zu lösen, der hatte nach kurzer Zeit nur noch geschredderte RNA-Reste übrig. Denn in nicht sterilem Wasser sind immer ein paar Bakterien, deren RNAsen unerbittlich ans Werk gehen, sobald RNA in Reichweite ist. Bereits die Entdecker der Boten-RNA, die Nobelpreisträger Sidney Brenner, Francois Jacob und Matthew Meselson, zementierten in der Überschrift ihrer allerersten Veröffentlichung 1961 den schlechten Ruf des Moleküls: »Ein instabiler Zwischenschritt überträgt Information von den Genen zu den Ribosomen für die Proteinsynthese.«[8]

Es braucht also ein gehöriges Maß an Hartnäckigkeit, Sauberkeit und Ordnung, wenn man mit RNA arbeiten will. Tugenden, die man in Schwaben kennt. Aber auch in den Labors, in denen Ingmar Hoerr 1996 an einer Krebsimpfung zu forschen beginnt, dreht sich zunächst alles um DNA und Proteine. Hoerrs Doktorvater, der Chemiker Günther Jung, Professor am Institut für Organische Chemie der Universität Tübingen, hat sogar eigens Verfahren entwickelt, mit denen DNA-Moleküle in Zellen eingeschleust werden können, damit die genetische Information dort abgelesen werden kann. Sein Fernziel, genauso wie das von Hans-Georg Rammensee, mit dem Jung kooperiert und in dessen Labor Hoerr seine Experimente durchführt: gegen Krebs »impfen« zu können – dem Immunsystem die nötige Information an die

Hand zu geben, damit es Krebszellen von gesunden Zellen unterscheiden und attackieren kann.

Spätestens seit den 1980ern wissen Krebsforscher, dass der Grund dafür, dass einst normale Zellen plötzlich zu wuchern beginnen, Mutationen in den Genen sind – zufällig entstandene und mit den Jahren angehäufte Fehler in den Proteinbauanleitungen. Die Mutationen machen aus Genen Krebsgene (Onkogene), fehlerhafte Baupläne. Die Regulation der Zellteilung gerät außer Kontrolle, ein Tumor entsteht.

Aber so folgenschwer die Mutationen sind, sie sind auch eine Chance. Denn Ende der 1990er wird klar, dass das Erbgut bald entziffert ist und dass die »Vertipper« im genetischen Code, die normale Zellen zu Krebszellen machen, bald erkennbar werden. Die Idee, die mutierten Bauanleitungen statt die daraus entstehenden, aber viel zu aufwendig und teuer nachzuahmenden krebstypischen Proteine als Impfstoff zu verwenden, liegt auf der Hand. Einfach nur die Geninformation spritzen und die Zellen im Patienten die Antigene selbst bauen lassen. Der Körper wird zur Impfstofffabrik.

Doch DNA ist für den Zweck des Impfens nicht ideal. Sie ist dafür gemacht, Geninformation möglichst lange zu speichern. Beim Impfen aber sollte der Impfstoff nur gerade so lange im Körper bleiben, bis der Impfschutz aufgebaut ist – und dann rasch verschwinden, abgebaut und ausgeschieden werden.

Außerdem gibt es bei DNA-Konstrukten das grundsätzliche Risiko, dass Zellen sie ins eigene Erbgut einbauen. Bei manchen Gentherapieansätzen ist das zwar gewollt, etwa um ein heilendes Gen, das ein defektes ersetzen soll, dauerhaft in die Zellen zu bringen. Allerdings kann das unter Umständen dazu führen, dass zufällig ein wichtiges Gen getroffen und verändert wird – einfach durch das Einfügen der Fremd-DNA ins Erbgut an falscher Stelle. Das wiederum kann zur Fehlregulation der Zelle und letztlich zu Krebs führen. Tatsächlich hat es solche Fälle schon gegeben.

1999 wurden am Hôpital Necker des Enfants Malades in Paris elf Kinder mit einer Gentherapie behandelt. Sie litten an einer seltenen, erblichen Immunschwäche, X-SCID genannt. Bei diesem fehlt ein Enzym, das für das Heranreifen bestimmter Immunzellen gebraucht wird. Aufgrund eines Gendefekts können die Kinder dieses Enzym nicht bilden. Selbst bei einer Infektion mit sonst harmlosen Viren oder Bakterien können sie sterben. Nur eine Transplantation von Knochenmark eines gesunden, passenden Spenders vermag sie zu heilen – doch einen solchen zu finden, klappt oft nicht in der Zeit, die den Kindern bleibt. Das Pariser Ärzteteam entnahm den elf Kindern Knochenmarkzellen und schleuste eine korrekte Version der Geninformation in das Erbgut der Patientenzellen ein. Die veränderten Zellen wurden den Kindern ins Knochenmark zurückgespritzt, und tatsächlich: Zehn der elf Kinder konnten daraufhin ein normales Immunsystem aufbauen. Ein triumphaler Erfolg.

Auch andere Kliniken beginnen, die Methode zu nutzen. Doch 2003 stoppen die Arzneimittelbehörden alle Versuche: Vier der behandelten Kinder waren an Blutkrebs erkrankt. Bei ihnen war das heilende Gen in einigen Knochenmarkzellen ausgerechnet dort ins Erbgut eingebaut worden, wo andere, für die Kontrolle des Zellwachstums wichtige Gene saßen, die dadurch zerstört wurden. Aus diesen wenigen Zellen entwickelten sich Krebszellen, die dann die Leukämie auslösten.

Inzwischen gibt es weit sicherere Gentherapien, bei denen die DNA beispielsweise nicht ins Erbgut eingebaut wird, sondern außerhalb des Genoms bleibt und daher auch keine Gene zerstören kann. Doch es existiert ein weiteres Problem. Um DNA überhaupt in eine ausreichende Zahl von Zellen zu schleusen und einen Behandlungseffekt zu bekommen, muss sie in »Genfähren« verpackt werden, zumeist entschärfte, nicht mehr vermehrungsfähige Viren. Doch diese Transportvehikel sind für das Immunsystem natürlich Fremdkörper, wie andere Krankheitserreger auch. Und mitunter kann die Immunreaktion auf die Genfähren gefährlich stark ausfallen. Das wurde 1999 dem 18-jährigen Jesse Gelsinger zum Verhängnis. Ihm wurden in einem Behandlungsversuch 300 Milliarden Viruspartikel pro Kilogramm Körpergewicht gespritzt.[9] Da sein Körper mit den verwendeten Adenoviren – entschärfte Schnupfenviren – jedoch zuvor offenbar schon in Berührung gekommen war und ein Immungedächtnis dagegen entwickelt hatte, war die Immunreaktion so heftig und unkontrollierbar, dass Gelsingers Organe versagten.

Ein Schock, der die Gentherapieforschung viele Jahre zurückwarf. Heute gibt es nachweislich sichere Wege, DNA in Zellen zu schleusen, um schwerkranken Patienten gentherapeutisch zu helfen. Doch sollte man das Restrisiko der DNA auch bei einer Impfung in Kauf nehmen, bei der beispielsweise Millionen gesunde Kinder geimpft werden sollen, wenn es mit RNA, die nicht ins Erbgut integrieren kann, eine Alternative gäbe? Die Instabilität und schnelle Vergänglichkeit von mRNA-Molekülen, sonst als Problem wahrgenommen, wäre hier ideal. Wie DNA kann auch Boten-RNA all die nötige Geninformation transportieren, die es braucht, damit die Zellen sie in Protein, also Impfstoff, übersetzen und die gewünschte Immunreaktion für den Impfschutz auslösen. Doch ein paar Stunden nachdem sie diese Aufgabe erfüllt haben, verschwinden die RNA-Moleküle, werden abgebaut und ausgeschieden.

»Wir haben diese Idee Anfang und Mitte der 1990er-Jahre immer wieder diskutiert«, erzählt Günther Jung, »und dass man das mal versuchen müsste«, statt DNA auch RNA als Transporter für genetische Informationen auszuprobieren.

Tatsächlich versuchten es hier und da einzelne Forschungsgruppen. 1990 etwa spritzten Jon Wolff und sein Team an der University of Wisconsin, Madison, sowohl DNA- als auch RNA-Moleküle in den Muskel von Mäusen. In beiden Fällen wurde die enthaltene Geninformation von den Muskelzellen in Protein übersetzt, wiesen Wolff und Kollegen nach. Eine Immunreaktion konnten sie hingegen nicht beobachten, spekulierten aber im Fachblatt *Science*, dass die RNA-Injektion »ein alternativer Ansatz für die Impfstoffentwicklung sein« könnte.[10] Und tatsächlich: Drei Jahre später beschrieb eben das eine Forschungsgruppe um Pierre Meulien, damals Forschungsdirektor der Impfstofffirma Pasteur Merieux serums et vaccines in Lyon: Mit einer mRNA, die für einen Bestandteil des Influenza-Virus kodierte, konnten die Franzosen in den Mäusen eine Immunreaktion auslösen.[11] Zwei Jahre später gelang Ähnliches auch Robert Conrys Team an der Universität von Alabama in Birmingham mit mRNA-Molekülen, die für ein krebstypisches Protein kodierten.[12]

Doch dabei blieb es. Die Forschungen wurden nicht weitergeführt oder von anderen aufgegriffen. Weder Wolff noch Conry oder Meulien blieben an der mRNA-Impfung dran. »Die Technologie war nicht konsistent robust«, sagt Pierre Meulien, heute geschäftsführender Direktor der »Innovative Medicines Initiative« (IMI), einer zu gleichen Teilen von der Europäischen Union und europäischen Pharmafirmen finanzierten Kooperation zur Beschleunigung und Verbesserung der Arzneimittelentwicklung. Mal funktionierte es, mal nicht, »und wir hatten keine Möglichkeit, herauszubekommen, warum«. Es könne an der »Integrität der mRNA-Moleküle« gelegen haben, doch die Methoden seien damals zu »krude« gewesen, um das zu untersuchen. Nach insgesamt zwei Jahren ergebnisloser Versuche musste Meuliens Team aufgeben, »ohne signifikanten Fortschritt« habe sich das Projekt in dem Unternehmen, das heute zu Sanofi gehört, nicht fortsetzen lassen.

Die Arbeiten gerieten in Vergessenheit. Niemand versuchte mehr ernsthaft, mit RNA zu impfen. Das Molekül schien seinem schlechten Ruf, die schwierige Schwester der DNA zu sein, mehr und mehr gerecht zu werden.

Auf der Spur von etwas ganz Großem

Trotz ihrer schlechten Reputation entscheidet sich Hoerr im Sommer 1996, in seiner Doktorarbeit RNA als möglichen Impfstoff zu testen. Er hofft, Mittel und Wege zu finden, die widerspenstigen Moleküle auf dem Weg in die Zellen vor dem Zugriff der RNAsen zu schützen. Dass das klappen könnte, dazu ermutigen ihn die Erfahrungen seines Doktorvaters Günther Jung, der bereits einige Methoden entwickelt hat, um Nukleinsäuren in Zellen schleusen zu können: So hilft es etwa, die negativ geladene DNA mit positiv geladenen Molekülen wie Protamin zu verpacken, um sie überhaupt durch die ebenfalls negativ geladene Zellmembran in die Zellen schleusen zu können.

Doch ob das auch mit RNA funktioniert, wissen die Forscher noch nicht. Und selbst wenn der Protamin-Schutz ausreicht, um die mRNA in die Zellen zu schmuggeln, ist sie dann dort lange genug stabil? Lange genug, um in hinreichend viel Protein übersetzt zu werden, das dann eine starke, immungedächtnisbildende Abwehrreaktion auslösen kann?

Das Projekt ist riskant. Es ist durchaus möglich, dass Hoerr am Ende ohne handfestes Ergebnis dasteht. Gelingt der Coup jedoch, dann könnte sich ihm ein ganz neues Forschungsgebiet und womöglich eine große wissenschaftliche Karriere eröffnen.

Hoerr ist sich des Risikos bewusst. »Ich wollte das unbedingt machen«, erinnert er sich heute an diese wichtige Entscheidungsphase. Er ist neugierig. Und Abenteuerlust schwingt wohl auch mit – Hoerr ist seit Jugendtagen ein Fan des Überlebenskünstlers

Rüdiger Nehberg, schleppt auf Reisen ein »Survival Kit« mit und ist fasziniert vom Einhandsegler Rollo Gebhard, der dreimal die Welt umsegelt hat. Den Bergsteiger Reinhold Messner lädt er Jahre später als Keynote-Speaker auf eine mRNA-Konferenz ein. Abenteuerliche Aufregung verspricht das dröge Pipettieren im Labor zwar eher nicht, aber er hat eine Ahnung, dass das Impfen mit RNA, wenn es denn funktioniert, nicht nur wissenschaftlich interessant, sondern eine weltverändernde medizinische Anwendung werden könnte. Die Vorstellung, ein Teil davon zu sein, reicht allemal als Motivation. Er setzt, wie später noch so oft, alles auf eine Karte – und legt los.

Aber was so einfach klingt, zieht sich in der Praxis hin. Methoden sind zu lernen, die RNA ist vorzubereiten, Genehmigungen für Mausexperimente zu beantragen, Zellen zu züchten … und der junge, vielseitig interessierte, gedanklich ständig von einem zum nächsten Thema springende Doktorand hat längst nicht nur das Bedürfnis, von morgens bis abends und die Nächte noch dazu im Labor zu stehen. Da gilt es, einen Segelschein zu machen, die Motto-Party »Raumschiff Enterprise« in der Wohngemeinschaft zu organisieren, zu reisen und die neuen Möglichkeiten des Internets, von Ebay bis zur Börsenspekulation, zu ergründen.

»Ingmar hat's geschafft, sich im Labor wenig zu zeigen, und wenn, dann war ihm Hektik zu eigen«, attestieren ihm die Kollegen später reimend im »Promotionsgedicht«, mit dem die frisch erworbenen Doktorwürden in der Arbeitsgruppe Jung gefeiert werden. Hoerr leugnet nicht: »Ich war alles andere als ein Streber«, sagt er, als er das Gedicht in einem Umzugskarton im Keller entdeckt. »Ich habe das Studentenleben in vollen Zügen genossen.«

Doch es sind auch die Lehrangebote der Universität, die er für sich nutzt – weit über Biologie-relevante Kurse hinaus. So nimmt er etwa an den Seminaren der Allgemeinen Rhetorik teil, dem Fachbereich des Philologen und Schriftstellers Walter Jens, und ver-

bringt viel Zeit in der Indologie, um die faszinierenden »Märchen-
stunden« (Hoerr) über die indische Mythologie nicht zu verpassen.
Seit seiner ersten Reise in das exotische Land nach dem Abitur zieht
es ihn immer wieder dorthin. Nach dem Grundstudium verbringt
er ein ganzes Jahr an der Madurai Kamaraj Universität in Tamil
Nadu, tief im Süden – allerdings nicht nur zum Studieren. Er schaut
sich ausgiebig um in dem Land, in dem reiche, jahrtausendealte
Kultur und bitterste Armut direkt nebeneinander existieren. »Ich
habe versucht, das Humboldt'sche Bildungsideal zu leben.«

Spätestens in Indien wird ihm die große Bedeutung biomedizi-
nischen Wissens bewusst. »Damals hat man noch von Lepra ge-
zeichnete Menschen auf den Straßen gesehen«, sagt Hoerr, der sich
eigentlich aus seiner jugendlichen Schwärmerei für den Meeresfor-
scher Hans Hass heraus für Meeresbiologie begeistert und das Biologie-Studium in Tübingen zunächst nur als Zwischenstation auf
dem Weg zum Ozean begonnen hatte. Kalt lässt den Studenten
der Teufelskreis von Armut und Krankheit nicht. »Aber man kann
das nicht ständig an sich heranlassen, man wird sonst verrückt.«
Statt über die Ungerechtigkeit der Welt zu grübeln, packt er lieber
an. Seit dem Zivildienst arbeitet er als Rettungsassistent, finanziert
so auch sein Studium. Der Gedanke, in die Medizin zu wechseln,
ist da, doch die Erfahrungen als Rettungsassistent, mit Massenka-
rambolagen auf der Autobahn, bestärken ihn darin, »lieber in die
Forschung zu gehen«. Zwar will er helfen, die Dinge zu ändern,
aber für die »tägliche Konfrontation mit dem Leid« fühlt er sich
nicht stark genug.

Obwohl Hoerr immer wieder über den Horizont des Biologie-
Studiums hinausblickt – ein Trödler ist er nicht. »Die Universität
hat uns wie Erwachsene behandelt«, sagt Hoerr. Statt jeden Kurs,
jede Vorlesung zur Pflichtveranstaltung zu machen, sei man für
sein Vorankommen selbst verantwortlich gewesen.

Diesem Verantwortungsgefühl folgend, sitzt Ingmar Hoerr also nun in jenem Sommer 1999 bis spät in die Nacht im Labor, um seine Doktorarbeit voranzutreiben, Experiment für Experiment, Test für Test. Und schließlich sind die Versuche so weit gediehen, dass er sich erstmals die Ergebnisse anschauen kann.

Aber was er sieht, kann er erst einmal nicht glauben, so verrückt ist es.

Drei verschiedene RNA-Impfungen probiert Hoerr an den Mäusen aus. Bei der ersten schützt er die RNA-Moleküle doppelt vor dem Zugriff von RNA-verdauenden Enzymen, den RNAsen: zum einen mithilfe von Protamin, das etwa zur besonders dichten, engen Verpackung von Erbgut in Spermien vorkommt. Und zum anderen mit Liposomen, also kleinen Fettkügelchen, in denen die RNA-Protaminklumpen verpackt werden. Bei der zweiten Impfung schützt Hoerr die RNA nur mit Protamin. Und die dritte dient nur als Kontrolle: Es ist die ungeschützte, nackte RNA, und Hoerr geht davon aus, dass sie von den RNAsen in und zwischen den Zellen der Mäuse sofort zerstört wird, bevor sie in Protein übersetzt werden und eine Immunreaktion auslösen kann. Auch eine DNA-Vakzine testet Hoerr.

Doch als er auf die Ergebnisse schaut, ist er, wie er später in einem Fachjournal stark untertreibend schreibt, »überrascht«: Es ist diese ungeschützte RNA, die in den Mäusen die stärkste Immunreaktion hervorruft, nicht etwa die mühevoll geschützte RNA oder das DNA-Vakzin.

»Das kann nicht sein«, denkt Hoerr. »Ich muss einen Fehler gemacht haben.« Es ist schon spät, die Kollegen sind längst zu Hause und Hoerr kann im leeren Labor lauthals vor sich hinfluchen. Hat er die Spritzen vertauscht? Hat er die Mäusekäfige falsch beschriftet? Hat irgendein dummer Fehler die monatelange Arbeit zunichtegemacht?

Es hilft nichts, er muss den Versuch wiederholen. Diesmal noch konzentrierter, jeden Schritt überprüfend. Wieder geht Tag um

Tag ins Land. Er hadert mit sich, seiner Entscheidung für dieses Projekt und überhaupt, Forscher geworden zu sein.

Und wieder ist das Ergebnis dasselbe. Die ungeschützte RNA gelangt nicht nur in die Zellen der Mäuse. Sie wird auch in das Protein Betagalaktosidase übersetzt, was Hoerr mithilfe einer Farbreaktion im Mausgewebe nachweisen kann. Sattes Indigoblau leuchtet unter dem Mikroskop auf und signalisiert: Die mRNA wurde in Protein übersetzt. Und dieses für die Maus fremde Betagalaktosidase-Enzym löst auch eine starke Immunreaktion aus – so stark, dass Hoerr im Blut der Mäuse Antikörper und »Killerzellen« nachweisen kann, die sich gegen die Betagalaktosidase und das Fremdprotein enthaltende Zellen richten.

Jetzt flucht er nicht mehr. Jetzt beginnt er zu ahnen, dass er etwas Großem auf der Spur ist.

Wird nackte RNA vom Körper vielleicht aktiv aufgenommen, bevor sie abgebaut wird? Doch warum sollten die Zellen das tun? Eine Erklärung wäre die übliche Beschaffenheit vieler Krankheitserreger, vor allem mancher Viren. Das Erbgut zahlreicher Virusarten besteht aus RNA, so auch beim Coronavirus SARS-CoV-2 oder beim Grippevirus Influenza. Übersetzen die Zellen die fremde RNA vorsichtshalber in Proteine und präsentieren sie auf ihrer Zelloberfläche den Immunzellen, damit diese entscheiden, ob es sich um körpereigene oder fremde Proteinstücke handelt und eine Abwehrreaktion nötig ist? So lautet zumindest eine der Hypothesen, mit denen sich Immunologen das Phänomen zu erklären versuchen.

Als Hoerr zum zweiten Mal das unerwartete Ergebnis sieht, an einem Freitagabend, ruft er euphorisch Günther Jung und Hans-Georg Rammensee an, erzählt seinen Mentoren, was er entdeckt hat. Doch die beiden sind skeptisch. Zu oft schon hatten sich vermeintliche Durchbrüche als irgendein Fehler in einem der komplizierten Experimente herausgestellt. Sie bestärken Hoerr, die Versuche ein weiteres Mal zu wiederholen, weitere Kontrollexperimente zu machen. Erneut greift Hoerr zur Pipette, wieder gehen Tage ins Land. Doch das Ergebnis bleibt das gleiche. Hoerr hat recht: Es ist wirklich möglich, mit Boten-RNA, sogar ungeschützter, zu impfen, jedenfalls im Prinzip.

Damit hat der gerade 31-Jährige ein Rezept für das ideale Arzneimittel gefunden: eines, das aus immer dem gleichen Material, RNA, besteht, aber abhängig von der darin enthaltenen genetischen Information im Körper ganz unterschiedliche Reaktionen hervorrufen kann. Mal bietet es Schutz vor Infektion mit einem Virus oder vor Bakterien. Mal kann es das Immunsystem des Patienten gegen seinen Krebs mobilisieren. Und fehlt dem Patienten ein wichtiges Protein, kann die Bauanleitung in der Boten-RNA ihm helfen, es wieder herzustellen. Schließlich, nach getaner Arbeit, verschwindet die RNA, nichts bleibt zurück außer der heilsamen Wirkung. Kein Risiko eines veränderten Erbguts, wie beim Impfen mit DNA-Konstrukten, ist zu befürchten.

Der normale Gang der Wissenschaft wäre es nun, die Ergebnisse der Arbeit zusammenzufassen in einem wissenschaftlichen Fachartikel und möglichst hochrangig, bei anerkannten Fachjournalen wie *Nature* oder *Science* einzureichen, damit sie dort von anderen Wissenschaftlern begutachtet und dann veröffentlicht werden. Diese Publikationen sind die »Währung«, mit der in der akademischen Laufbahn die wissenschaftliche Leistung vergolten wird. »Ingmar hätte sicher eine tolle wissenschaftliche Karriere haben können«, sagt Günther Jung. Hoerr sei immer sehr sorgfältig, sehr systematisch vorgegangen, und nur deshalb sei er auch erfolgreich gewesen beim schwierigen Arbeiten mit der RNA.

Doch Ingmar Hoerr hat längst anderes im Sinn. »Mir war schnell klar: Wenn man daraus etwas machen will, dann funktioniert das nicht über die Uni.« Zu langsam, zu akademisch, zu wenig anwendungsorientiert. Auch wenn die Idee, eine Firma zu gründen, noch vage und unausgegoren ist, ist er sich bewusst, dass er die Methode zuallererst patentieren lassen sollte, bevor er seine Doktorarbeit abschließt und veröffentlicht.

»Da gab es ein Büro an der Uni, die sagten mir, an welchen Patentanwalt man sich wenden müsse und was das koste«, sagt Hoerr: viel zu teuer für einen Doktoranden. Also schreibt er die Patentanmeldung weitgehend selbst. »Damals wurde Ingmar plötzlich ganz geheim«, erzählt der Biochemiker Florian von der Mülbe, der zu dieser Zeit im gleichen Labor arbeitet, später mit Hoerr CureVac gründet und heute Produktionschef der Firma ist. Tage-, wochenlang habe der sonst so gesprächige und gesellige Kollege nicht preisgeben wollen, woran er so intensiv arbeite. Am 9. September 1999 schließlich reicht Hoerr sein erstes Patent ein: »EP1083232B1«, das erste von inzwischen über 600, auf denen sein Name steht.

Kurz darauf akzeptiert das *European Journal of Immunology* die Arbeit und veröffentlicht sie im Januar 2000. Da hat Hoerr bereits seine Doktorarbeit publiziert, vor einer Prüfungskommission verteidigt und mit Freunden und Kollegen seinen Doktortitel gefeiert.

Es sind die Wochen, in denen Hoerr beschließt, eine Firma zu gründen.

Was er damals nicht weiß: worauf er sich einlässt. Was es ihn kosten wird. Dass es ihn fast das Leben kosten wird. Was er heute weiß: dass er sich dennoch genau so noch einmal entscheiden und jeden Forscher mit Gründungsideen ermutigen würde, es ihm gleich zu tun.

Kapitel 3: Gründen

Irgendwo zwischen Bornholm und Stralsund, bei Windstärke sieben, wären die Visionäre des RNA-Impfens, die späteren Gründer von CureVac, beinahe abgesoffen.

Im Mai 1999, kurz bevor Ingmar Hoerr das Ergebnis seiner Experimente erfährt, veranstaltet der Doktorand ein »Ostseesymposium« – einen Törn auf einem gecharterten Segelboot, auf dem nicht nur Halsen und Wenden gefahren werden, sondern die Crew auch über »anwendbare Wissenschaft« diskutieren soll. So jedenfalls hat er den Segeltörn den Sponsoren des Trips, der Tübinger Bausparkasse LBS und dem Chemiekonzern BASF, verkauft: als einen »Workshop für Biomolekulare Medizin – vom Konzept zur Innovation«.

Warum ausgerechnet auf dem Meer, mit »Inge«, einem gerade mal zwölf Meter langen und vier Meter breiten Boot, auf dem die acht Mann kaum genug Platz finden? »Wir hatten schon insgeheim die Hoffnung gehabt, dass das im Grunde mehr Urlaub als Arbeit ist«, gibt Hoerr zu, der erst ein Jahr zuvor seinen Segelschein gemacht und sich den Törn »auch als Ausbruch aus dem Laboralltag« ausgedacht hatte. »Aber es wurde dann schon hart.« Auf dem Rückweg von Bornholm geraten die süddeutschen Segler in einen Sturm, trotzen tagsüber den Wellen und zwängen sich abends dennoch unter Deck in die Kajüte und halten sich gegenseitig – pflichtbewusst trotz Seekrankheit – Vorträge über Unternehmensgründung, Biotech-Regularien und Wissenschaftskommunikation.

Im Nachhinein habe sich die »Alle-in-einem-Boot-Situation« als ideales Assessment-Center herausgestellt, »um zu testen, mit wem man zukünftig so ein riskantes Unternehmen wie eine Biotech-Firma starten könne«, sagt Hoerr. Biochemiker Florian von der Mülbe etwa bleibt trotz Wellengangs ruhig, zieht stoisch seinen Vortrag über Technologiemanagement durch. Andere streichen die Segel, verziehen sich mit Seekrankheit in die Koje und sind für den Kampf gegen die Wellen nicht mehr zu haben. Dem Rest der Crew versucht Kapitän Hoerr mit ruhigen Anweisungen auch dann noch Zuversicht zu vermitteln, als die Wellen schon über die Reling schlagen und die Lenzpumpen auf Hochtouren laufen, um das Wasser aus dem Rumpf zu schaffen. Erst in Stralsund im sicheren Hafen gibt der Jungskipper zu, dass er so raue See auch noch nicht erlebt hat.

So verrückt die Idee eines Symposiums auf dem Meer auch klingen mag, so üblich ist es in dieser Zeit unter Forschern, über das Gründen und andere Karrierewege als in der Wissenschaft nachzudenken. Denn es herrscht Aufbruchstimmung in Deutschland.

Gene und Geld

Überall werden Start-ups gegründet, vor allem Softwarefirmen, die die Möglichkeiten des Internets ausloten, aber auch Biotech-Firmen sind darunter, die neue Therapiekonzepte versprechen. 1992 etwa tritt Morphosys an, um Antikörper gegen diverse Erkrankungen zu entwickeln, 1993 beginnt Evotec systematisch nach neuen Wirkstoffkandidaten zu suchen, 1994 startet Medigene mit dem Ziel, Gentherapien anwendungsfähig zu machen. Es ist die Zeit des Humangenomprojekts, der 1990 offiziell begonnenen Entzifferung des menschlichen Genoms, und es scheint, als müssten die jetzt mehr und mehr dechiffrierten Geninformationen nur noch in neue, wirksame und damit lukrative Arzneimittel übersetzt werden. Ab 1995 heizt ein 90 Millionen Euro schweres Förderprogramm des Bundesministeriums für Bildung und Forschung, die Bio-Regio-Initiative, den Gründungsboom weiter an. Und 1997 richtet die Frankfurter Börse eigens einen »Neuen Markt« für die innovationsgetriebenen und kapitalhungrigen »New Economy«-Unternehmen aus IT und Biotech-Branche ein, ganz nach dem Vorbild der Technologiebörse Nasdaq in den USA.

Obwohl die meisten Unternehmen noch keine Einnahmen haben, glauben Anleger daran, dass bald Produkte auf den Markt kommen werden. Als etwa Medigene Mitte 2000 an den Neuen Markt geht, klettert die Aktie der Münchener Firma binnen kurzer Zeit von 42 Euro Emissionspreis auf 130 Euro. Die Hoffnung: Schon 2003, so schreibt etwa das Anlegerportal »Going Public«,[13] könnte die Firma die Zulassung für die ersten Wirkstoffe bekommen und Gewinne schreiben.

Zum ersten Mal erscheint es möglich, dass sich auch in Deutschland endlich eine Biotechindustrie wie in den USA entwickelt und Firmen wie Genentech, Amgen oder Biogen entstehen, die die völlig neuen Methoden der Gentechnik für die Herstellung von Medikamenten nutzen. Wenn auch mit reichlich Verspätung.

Genentech etwa war schon 1976 gestartet, um menschliche Gene mit den gerade erst neu entdeckten Werkzeugen der Biotechnologie in Bakterien zu übertragen, damit die Mikroben therapeutisch wichtige menschliche Proteine produzieren. Zuerst gelang das den Genentech-Forschern 1977 mit dem Hormon Somatostatin. Im Jahr darauf konnte Genentech das für Zuckerkranke überlebenswichtige und bis dahin aus den Bauchspeicheldrüsen von Schweinen gewonnene Insulin in Bakterien herstellen. Fünf Jahre später brachte die Firma das erste gentechnisch hergestellte menschliche Insulin für die Behandlung von Diabetespatienten auf den

Markt. Weitere Genentech-Arzneien folgten, und zehn Jahre nach Gründung lag der Umsatz bereits bei 90 Millionen, Mitte der 1990er bei einer Milliarde US-Dollar – jährlich.[14] Über 700 Biotechfirmen entstanden in den 1980er-Jahren in den Staaten, finanziert mit mehr als drei Milliarden US-Dollar von Risikokapitalgebern. Zwei Milliarden US-Dollar stammten aus Börsengängen der Unternehmen und insgesamt zehn Milliarden US-Dollar aus Kooperationsvereinbarungen der jungen, hippen Biotech-Firmen mit den etablierten Pharmaunternehmen, die nach neuen, wirksamen und lukrativen Arzneien suchten. Allein Genentech ging in den 1980ern 25 solcher Partnerschaften ein.

An Deutschland ging diese erste Phase der Entwicklung weitgehend vorbei.* Während in den USA zwischen 1980 und 1995 über 1000 Biotechfirmen entstanden, herrschte in Deutschland mit gerade mal 75 Unternehmen (1995) weitgehend »Biotech-Wüste«, so charakterisiert die langjährige Autorin des Biotech-Reports der Beraterfirma Ernst & Young Julia Schüler den Zustand der Branche in dieser Phase.[15] Als Gründe führt sie unter anderem die fehlenden Erleichterungen beim Technologietransfer und der Steuergesetzgebung, ein – wenn überhaupt vorhandenes – zögerliches Gentech-Engagement der etablierten Pharmaindustrie auf dem heimischen Markt, eine unzureichende Infrastruktur rund um die

---

* Wobei es anfangs durchaus so aussieht, als würde die Gentechnik-Revolution auch in der Bundesrepublik starten. So beginnt die Firma Hoechst in Frankfurt, damals einer der größten Chemie- und Pharmakonzerne weltweit, heute Teil der französischen Sanofi, schon 1978. Fast zeitgleich mit Genentech, damit, die gentechnische Herstellung von menschlichem Insulin in Bakterien zu erforschen. 1984 stellt die Firma, die einst als erste in Deutschland Insulinpräparate anbot, den Antrag zur Genehmigung einer gentechnischen Produktionsanlage für Human-Insulin. Doch aufgrund von Einsprüchen und einer daraufhin einsetzenden, öffentlichen Grundsatzdebatte über eventuelle Sicherheits- und Umweltrisiken durch gentechnisch veränderte Bakterien zieht sich die Zulassung hin. Auch nach Verabschiedung des Gentechnik-Gesetzes 1990 dauert es noch bis 1998 – insgesamt 15 Jahre – bis Escherichia coli-Darmbakterien in den Frankfurter Fermentern Insulin produzieren dürfen.

50

Eigenkapital-Finanzierung und eine »gering ausgeprägte Gründer-Mentalität« an.

Letzteres trifft als allgemeine Aussage im risikoscheuen Deutschland, wo vielen die abgesicherte Festanstellung näher liegt als der Schritt in die Selbstständigkeit, sicher zu – nicht aber auf Ingmar Hoerr.

Eine Idee, ein Team, eine Firma: CureVac

Den Drang, die Dinge selbst anpacken zu wollen, hat er schon sehr früh entwickelt. Zwangsläufig. Seine Eltern waren vor allem damit beschäftigt, Häuser zu bauen. Erst in Oberboihingen, später erneut in Nürtingen. Mit eigenen Händen mauernd, denn immer fehlte hier und da das Geld. »Familienurlaube fielen aus und auch sonst viel«, sagt Hoerr. Also macht der Teenager eigene Pläne. Kaum, dass er den Führerschein hat, organisiert er mit dem »Baumobil« der Eltern, einem Mercedes-Transporter, eine Fahrt nach Südfrankreich, mit drei Kumpels vom »Agrarwissenschaftlichen Gymnasium«. Er habe stets »energiegeladen« gewirkt und »immer drei, vier, fünf Leute« um sich gehabt, »die ihm gefolgt sind, als wäre er eine Art Guru«, erinnert sich der ehemalige Sportlehrer Arno Ferchow. Hoerr könne »Leute für sich einnehmen«.[16] Ein »Eigenbrötler« sei er ganz sicher nicht, sagt auch Doktorvater Günther Jung, »und auch kein Streber, sondern freundlich und vor allem umgänglich«, im Labor immer »extrem kooperativ« gewesen.

Der Teamgeist kommt Hoerr zugute, als er darüber nachdenkt, wen er ins CureVac-Boot holen will. »Ich habe als Teenager Bücher über so ein Detektivteam gelesen, ›Ubique Terrarum‹ von Herbert Kranz«, erzählt Hoerr. Zusammengesetzt aus verschiedenen Typen unterschiedlicher Nationalitäten reist es um die Welt und klärt Fälle auf: darunter ein Deutscher, genannt »der Große Geist«, der eher so der Nerd, ein Wissenschaftler gewesen sei, der Ire »Plumpudding«, dann ein Franzose (der »Graf«), und ein Engländer, der »Chef«, »der immer mit dem Kopf durch die Wand wollte«, erzählt Hoerr: »In der Person sah ich mich.«

Kranz sei es wichtig gewesen, dass seine Hauptperson kein omnipotenter Held ist, sondern ein Team, bei dem sich die Fähigkeiten und Unzulänglichkeiten der Einzelnen gegenseitig ausgleichen. Bei Hoerr verfing das offenbar: »Dieser Teamgedanke hat sich bei mir festgesetzt, die Leute in ihrer Unterschiedlichkeit zu akzeptieren, ihre Schwächen zu tolerieren und ihre Stärken zu nutzen.«

Als Ersten weiht er Florian von der Mülbe in seine Pläne ein, den Kollegen aus dem Labor, den immer penibel arbeitenden Biochemiker. »Die Idee hat mich von Anfang an begeistert: Man spritzt die RNA, sie übergibt die Information ans Immunsystem, und dann verschwindet sie wieder – das ideale Arzneimittel«, sagt von der Mülbe. »Und wir wussten, dass wir gut zusammenarbeiten können.« Obwohl er beim Pharmakonzern Roche bereits im Trainee-Programm ist und dort einen guten Job in Aussicht hat, sagt er Hoerr zu. »Etwas Neues machen, das Ganze zu sehen, das hat mich überzeugt, es zu wagen«, sagt von der Mülbe: »Und wir hatten ja auch nichts zu verlieren, waren Doktoranden, hatten keine Familien …« Von der Mülbe wird mit seiner ruhigen Art das Regulativ für den impulsiven, voranstürmenden Hoerr.

Der Dritte im Bunde wird Steve Pascolo, heute Forscher am Universitätsspital Zürich, damals wissenschaftlicher Mitarbeiter im Labor von Hans-Georg Rammensee, der verschiedene Impfstoffstrategien mit DNA, Proteinen und Peptiden gegen Krebs ausprobierte. »Ein exzellenter Wissenschaftler«, sagt Hoerr. Als der Immunologe von Hoerrs mRNA-Experimenten erfährt, probiert er die Moleküle sofort aus – und ist begeistert. »Es funktionierte«, sagt Pascolo. »Der Effekt war faszinierend!« Wie Hoerr erkennt auch Pascolo, dass die Instabilität der RNA, »wegen der damals so viele Kollegen nicht mit RNA arbeiten wollten«, beim Impfen ein großer Vorteil ist. Denn ein Impfstoff sollte möglichst rasch, nachdem die Immunreaktion angestoßen wurde, verschwinden. »DNA ist dafür nicht geeignet«, sagt Pascolo. Bei Experimenten mit DNA-Impfstoffen bleiben die DNA-Moleküle über Wochen in den Zellen stabil, mindestens 28 Tage lang werden die enthaltenen Geninformationen abgelesen, noch 60 Tage lang übersetzen die Zellen die Bauanleitungen in Proteine. Obendrein besteht bei DNA-Impfstoffen die Gefahr, dass die DNA-Moleküle in den Zellkern gelangen, ins Erbgut eingeklinkt werden und dort womöglich Geninformationen durcheinanderbringen. Ein geringes, mit neueren Methoden kontrollierbarcs Risiko. »Aber beim Impfen will man etwas haben, das supersicher ist«, sagt Pascolo. Bei der mRNA sei das der Fall. »Die Boten-RNA hat alle Vorteile der DNA, aber ohne die Nachteile«, sie sei flexibel, könne also so zusammengesetzt werden, dass gegen praktisch alles geimpft werden kann, besser als mit Proteinen und Peptiden. »Fantastisch!«

Um sicherzugehen, worauf er sich einlässt, testet er die mRNA gemeinsam mit ehemaligen Kollegen am Institut Pasteur in Paris. Tatsächlich verursachen die mRNA-Moleküle, die für Proteine des Immunschwächevirus HIV und Leberentzündungen auslösende Hepatitis B-Viren kodieren, auch unter den dortigen Bedingungen, in »fremden« Händen, eine messbare Immunreaktion in geimpften Mäusen.

Danach nimmt Pascolo die Herausforderung gern an, die mRNA fit zu machen für den Einsatz am Menschen. Und ebenso gern reicht Hoerr den Staffelstab des mRNA-Forschers weiter. Er weiß, dass es »andere gibt, die das besser können als ich«, und sieht sich fortan eher als »Macher«, als Geschäftsführer, nicht mehr als treibende Kraft in der Forschung. »Ingmar war der Visionär, der in CureVac das nächste Genentech sah und gute Leute auch schon mal einstellte, obwohl das Geld noch nicht da war«, sagt Pascolo, »und ich war eher der Vorsichtige, der Bedenkenträger.« Der eine manchmal zu forsch, der andere mitunter zu zögerlich. »Eine gute Kombination.«

Das Trio steht, unterstützt vom »Senior Adviser« Günther Jung, Doktorvater Hoerrs und von der Mülbes. Doch nennenswertes Startkapital ist nicht in Sicht. Immerhin ist Pascolo über die Mitarbeiterstelle in Rammensees Labor versorgt, Hoerr und von der Mülbe finanzieren sich über das »Junge-Innovatoren-Programm« des Landes Baden-Württemberg: Das erlaubt ihnen, weitere zwei Jahre mit dem Gehalt einer halben Doktoranden-Stelle an der Uni zu bleiben. Das heißt, so cool der neue Status als »Start-up-Gründer« auch klingen mag: Mehr als zur Doktorandenzeit verdienen die beiden nicht. »Die eigentlichen Juwelen des Junge-Innovatoren-Programms waren, »dass man das Recht hatte, die Labore und Services der Universität für die Firma nutzen zu können«, erklärt von der Mülbe: Ein Labor und ein enges Büro im Institut für Organische Chemie, einem quadratisch-praktischen Hochhausklotz, einem weiteren Fehlgriff architektonischer Kreativität. Die Inanspruchnahme von Platz und Ressourcen findet wenig Anklang bei Jungs Professorenkollegen, die das »Nebeneinander von Industrie und Forschung« bekritteln, was zu einigen Schikanen führt. »Einen Faxanschluss durch die Verwaltung zu bekommen, dauerte Monate«, erzählt Hoerr kopfschüttelnd. »Und der Pförtner ließ uns erst auf den Uni-Parkplatz, als wir ihm ein Schreiben des Rektors unter die Nase hielten.«

Im Juni 2000 ist es dann auch offiziell so weit: Ins Handelsregister wird eine GbR namens »CureVac« eingetragen, Hoerrs Kreation aus den englischen Wörtern für »Heilen« und »Impfen«. Gleich das Wort »Heilung« in den Mund zu nehmen, das sei »schon sehr ambitioniert« gewesen, gibt Hoerr zu. »Aber uns war klar, dass wir etwas Großes vorhaben, und wir wollten das auch im Namen zeigen.«

Und die Gelegenheit, ganz groß zu denken, ist günstig. Denn in der zweiten Hälfte der 1990er-Jahre erblüht die deutsche Biotech-Wüste plötzlich. Aus den 75 Firmen, die im Jahr 1995 Biotechnologien entwickelten, werden bis 2001 fast 400, getragen von einer Welle der Genomforschungseuphorie, von der sich auch die Anleger am Neuen Markt mittragen lassen. 1999 etwa spielt die Münchener MorphoSys 30 Millionen Euro ein, bei der Hamburger Evotec sind es schon 64 Millionen Euro, und ein Jahr später, auf dem Höhepunkt des Biotech-Booms, gelingt einer deutschen Biotech-Firma mit 231 Millionen Euro sogar einer der größten Börsengänge des Jahres weltweit, der Heidelberger LION Biosciences. Als zukünftiges »SAP der Gesundheitsbranche« preist der Unternehmensgründer, studierte Biochemiker und promovierte Neurobiologe Friedrich von Bohlen und Halbach, ein Spross der Krupp-Familie, seine Firma bei Investoren an. Alles scheint möglich.

Die positive Atmosphäre beflügelt auch die Tübinger Jungunternehmer. Doch so blauäugig wie beim »Ostseesymposium« will Hoerr es diesmal nicht angehen. Er, der aus einfachen Verhältnissen stammt, weiß, dass da im Notfall kein Familienvermögen ist, das ihn auffängt. Und er weiß, dass er mit seinem naturwissenschaftlichen Wissen allein keine Firma führen kann. Also meldet er sich für ein berufsbegleitendes MBA-Studium (Master of Business Administration) an der Donau-Universität Krems an. »Ich hatte großen Respekt davor«, sagt Hoerr. Aber er merkt rasch: Betriebswirtschaftslehre ist kein Hexenwerk. »Zwei, drei Formeln« müsse man kennen, aber für einen Naturwissenschaftler sei das »ganz gut machbar«. Die Ausbildung finanziert er, indem er bei »EMC Microcollections« mitarbeitet, einer von Günther Jung schon 1996 mitgegründeten Tübinger Firma, die für Forschungsinstitute und Pharmafirmen Peptide herstellt. Seine Abschlussarbeit wird der Businessplan für CureVac. »Trotzdem« steht dort auf der zweiten Seite, unter dem Bild eines Hais. Es ist das Lebensmotto des Meeresforschers und Hoerr-Idols Hans Hass, dem er die Arbeit widmet.

Es geht los. Die CureVac-Schaluppe sticht in See.

Ein ganzes Land in der Finanzierungsflaute

Doch inzwischen hat der Wind gedreht, die Spekulationsblase am Neuen Markt ist geplatzt. Die ersten Investoren beginnen zu begreifen, dass sie das Geld, das sie in Biotech-Unternehmen gesteckt haben, nicht so rasch wiedersehen werden. Denn bis diese Produkte Erlöse und Gewinne bringen, braucht es viele Tests und Studien und Anpassungen und Weiterentwicklungen, zumal, wenn es sich um revolutionär neue Technologien handelt.

Durchschnittlich zwölf bis 15 Jahre vergehen von der Idee für ein neues Medikament bis zu Zulassung und ersten Erlösen. Zwar war diese Zeitspanne bei den ersten gentechnisch produzierten Medikamenten wie Insulin mit etwa fünf Jahren deutlich verkürzt, doch handelte es sich dabei eben um bereits bekannte, nur anders als zuvor produzierte Medikamente und nicht um völlig neuartige.

Was die Investoren zudem lernen müssen: Die Wahrscheinlichkeit, dass aus einer Idee überhaupt ein Medikament wird, ist drastisch geringer als in jeder anderen Branche: Nur etwa fünf Prozent der präklinischen Projekte schaffen es am Ende bis zur Zulassung, zehn bis zwanzig Prozent der klinischen. Besonders riskant sind dabei völlig neuartige Arzneimitteltechnologien – wie etwa CureVacs Impftechnik mit RNA.

All das schlägt sich letztlich in den Kosten der Arzneimittelentwicklung nieder. Regelmäßigen Berechnungen des »Center for the Study of Drug Development« der Bostoner Tufts University zufolge sind 1997 Investitionen von etwa 1,4 Milliarden US-Dollar nötig, um ein Medikament erfolgreich auf den Markt zu bringen, 2002 sind es bereits 2,5 Milliarden US-Dollar.[17] Darin enthalten sind nicht nur die tatsächlichen Entwicklungskosten für das eine, erfolgreiche Medikament, die höchstens ein Drittel der Summe ausmachen, sondern auch die Ausgaben für all die Entwicklungsprojekte, die es etwa aufgrund unerwünschter Nebenwirkungen oder fehlender Wirksamkeit nicht geschafft haben. Außerdem sind Kapitalkosten berücksichtigt, also gewissermaßen die Kapitalertragsausfälle, die in den fünfzehn Jahren Entwicklungszeit anfielen, weil das Geld nicht anderweitig gewinnbringend angelegt werden konnte.

Für Kenner der Biotech-Branche sind diese Kennziffern nicht überraschend. Sie sind es aber wohl für das Gros der Anleger und auch so manchen fachfremden »Analysten«, der die kurzen Innovationszyklen von Internetfirmen kurzerhand auf die Biopharma-Branche extrapoliert. Wer sich also mehr oder weniger blind von der Biotech-Euphorie mitreißen ließ und nur auf das schnell verdiente Geld aus war, verkauft nun seine Aktien, und binnen weniger Wochen verlieren eben noch hoch gehandelte Unternehmensanteile fast jeglichen Wert. In den ersten beiden Jahren des neuen Jahrtausends schrumpft der Neue Markt um über 200 Milliarden Euro. Der deutsche Biotech-Boom ist nach nicht einmal einem Jahrzehnt wieder vorbei.

Und nicht nur das. Die Euphorie schlägt in Depression um. Wo zuvor allein das Stichwort »Biotech« im Businessplan Grund genug schien, um Geldgeber von einer Investition zu überzeugen, bewirkt es jetzt das Gegenteil, ruft geradezu Misstrauen hervor. Junge Biotech-Start-ups, bei denen per Definition die Zulassung ihrer Arzneimittelideen noch in weiter Ferne liegt und damit auch eventuelle Erlöse, werden gemieden. Die Folge ist, dass zwischen 2002 und 2004 etwa 50 Prozent weniger Risikokapital in die Branche fließt als im gleichen Zeitraum der Vorjahre. Und das übrige Geld geht an Firmen, deren Entwicklungen »marktnah« sind oder zumindest auf weniger riskante Projekte setzen – was allerdings meist bedeutet, dass sie weniger innovativ sind. Die übrig gebliebenen Risikokapitalgeber in Deutschland – im englischen Kulturraum bezeichnenderweise Wagniskapital, Venture Capital (VC) genannt – scheuen das Risiko.

CureVac bekommt all das zu spüren: Die Firma ist jung, Produkte und Erlöse liegen in weiter Ferne, noch dazu handelt es sich um eine völlig neue Technologie, von der zu diesem Zeitpunkt niemand mit Sicherheit sagen kann, ob sie überhaupt je beim Menschen anwendbar und wirksam sein wird. Und obendrein ist das Management unerfahren.

Das macht es schwer, an Risikokapitalgeber heranzukommen, ja überhaupt eingeladen zu werden, um seine Idee vorstellen zu können. Hoerr nimmt an Businessplanwettbewerben teil, meist von Banken oder Kommunen organisiert, um so eventuelle Finanziers kennenzulernen. »Irgendwann haben wir auch mal den einen oder anderen Wettbewerb gewonnen«, die Kontakte zu potenziellen Risikokapitalgebern mehren sich, auch zu denen, die zumindest einige Erfahrung mit Biotech-Investitionen haben, wie die DEWB in Jena oder die Münchener VCs TVM oder 3i Ventures. »Mit dem einen oder anderen konnten wir dann sogar sprechen, es gab Nachfragen, man stand lange in Kontakt, schöpfte Hoffnung, doch am Ende wurde es dann immer nichts«, sagt Hoerr. Die Erinnerung an den tief sitzenden Frust und die vergeudete Zeit ist noch präsent. Und der Ärger, dass der Idee der RNA-Impfung mitunter kaum die nötige Aufmerksamkeit geschenkt wurde und Hoerr, von der Mülbe und Pascolo teilweise nur wie lästige Bittsteller behandelt wurden.

»Einmal«, erzählt Hoerr aufgebracht, »waren wir extra nach München gefahren, hatten uns intensiv auf das Gespräch vorbereitet, eine neue Präsentation gemacht, und dann stand einer dieser VCler mitten im Vortrag einfach auf, ging raus und ward nicht mehr gesehen.« Ganz offensichtlich sei es bei dem Meeting gar nicht darum gegangen, eine Investition zu erwägen, sondern nur um Konkurrenzbeobachtung – die Investmentgesellschaft hatte bereits Geld in eine US-amerikanische Firma gesteckt, die auch einen Impfansatz gegen Krebs verfolgte, wenn auch nicht mit RNA. »Andere haben wenigstens zugehört und dann höflich abgelehnt, mal mit, mal ohne Begründung, aber das war unterste Schublade«, empört sich Hoerr noch heute.

»Sicher waren wir hier und da wohl auch zu naiv, zu euphorisch«, meint Hoerr selbstkritisch. So fantasieren sie in ihren Businessplänen tatsächlich schon nach fünf Jahren Einnahmen aus einer mRNA-basierten Krebstherapie herbei – utopisch, selbst wenn immer alles funktioniert hätte. »Aber im Grunde hat von den Risikokapitalgebern einfach niemand wirklich zugehört«. Sie hätten das Risiko eher gemieden und stattdessen in Unternehmen investiert, die Medikamentenentwicklungen verfolgen, deren Wirkprinzip schon einmal erfolgreich war – risikoarme, sogenannte »Me too«-Entwicklungen. Für wirklich Neues, bei dem das Investment komplett verloren gehen oder sich erst nach zehn oder zwanzig Jahren auszahlen könnte, sei das Interesse etlicher »nichts wagender Wagniskapitalgeber« auch heute noch, so Hoerr, gleich null.

Doch aufzugeben, bevor es überhaupt richtig losgeht, ist keine Option. Er lernt dazu. Und ändert die Strategie. »Wir mussten einen Weg finden, selbst Geld zu verdienen, ohne dabei das ganz große Ziel, die RNA-Impfung, aus den Augen zu verlieren«, sagt Hoerr. Warum also nicht die RNA, die sie im Labor für ihre Tests ohnehin ständig herstellen mussten, an Institute und Pharmafirmen verkaufen, die die Moleküle für ihre eigenen molekularbiologischen Experimente brauchen? Genug Geld, um etwa eine erste klinische Studie ihrer RNA-Impfung an Menschen zu finanzieren, würden sie damit zwar in absehbarer Zeit wohl nicht verdienen können. Aber es könnte reichen, um die laufenden Labor- und Personalkosten zu decken.

Und sie könnten damit ein Zwischenziel erreichen, das sie auf dem Weg zu einer RNA-Impfung ohnehin angehen müssen: Um überhaupt jemals Patienten mRNA spritzen zu dürfen, müssen die Moleküle bestimmte Sicherheits- und Reinheits-Anforderungen erfüllen, eine Reihe von Normen einhalten, genannt GMP (Good Manufacturing Practice). Das bedeutet, dass die RNA zum einen in einem definierten Prozess aus Bestandteilen synthetisiert werden muss, die ebenfalls nach GMP-Standard produziert wurden. Und sie muss zum anderen professionell gereinigt werden, etwa mittels Hochleistungsflüssigkeitschromatografie (kurz HPLC).

Niemand, weltweit, hatte zuvor RNA auf diesem GMP-Niveau hergestellt.

»Wir produzieren die RNA, die Sie brauchen« – mit diesem Werbespruch bedrucken die Tübinger Gründer Prospekte und Plakate, tingeln über einschlägige Messen wie die »Biotechnica« in Hannover oder die »Medica« in Düsseldorf. Sogar nach Japan reist Hoerr, um den Service anzupreisen und Kontakte zu knüpfen.

Doch das Geschäft läuft nur mäßig an. Nur wenige Labors arbeiten mit RNA. Und mehr als ein paar Hundert Euro sind pro Bestellung kaum zu verdienen. Als sich dann auch noch kaum einer der Messebesucher zu ihrem kleinen CureVac-Stand auf der Biotechnica 2001 verirrt, verlässt Käpt'n Hoerr zum ersten Mal die Zuversicht. »So ein Mist, das bringt doch alles nichts, was machen wir hier eigentlich…«, entfährt es ihm beim Zusammenpacken der Plakate auf dem Messeparkplatz bei strömendem Regen. Da faucht der sonst so zurückhaltende Florian von der Mülbe, der gerade erst das Jobangebot von Roche abgelehnt hatte, zurück: »Also entweder ziehen wir das jetzt durch, oder wir beenden es hier und jetzt.«

Das wirkt. »Das war der entscheidende Impuls, eine Weichenstellung«, sagt Hoerr rückblickend. Ihm sei klar geworden: »Wenn ich so weitermache, werde ich ihn verlieren. Und allein ist das nicht zu schaffen.« Nie wieder hat sich Hoerr seitdem so gehen lassen.

Sie überstehen das erste Jahr, und 2002 scheint sich all das Klinkenputzen, Bittstellen und Anpreisen erstmals auszuzahlen: Ein Investor aus Schottland kontaktiert sie. Lässt sich erklären, was sie vorhaben, ist begeistert, zugewandt, verspricht, seine Kontakte zu Risikokapitalgebern spielen zu lassen – und überweist 100 000 Euro ohne Vertrag, ohne Anteile der Firma zu fordern. Er habe es als »Vertrauensvorschuss« bezeichnet, sagt Hoerr. »Doch der ›Business Angel‹ entpuppte sich als ›Business-Devil‹.« Ein paar Wochen später, nachdem die ersten Gespräche, die der Schotte mit potenziellen Investoren arrangiert hatte, nicht gleich fruchten, verlangt er per Anwaltsbrief sein Geld zurück. Innerhalb weniger Tage soll Hoerr die gesamte Summe, von der die Firma den Großteil bereits ausgegeben hat, zurückzahlen. »Wir sind aus allen Wolken gefallen und waren auch menschlich enttäuscht.«

Hoerr und von der Mülbe bleibt nur der Gang zur Tübinger Kreissparkasse und die Hoffnung auf einen Kredit, für den sie keine Sicherheiten bieten können. Der zuständige Berater hört sich die Geschichte an und sagt, so erinnert sich von der Mülbe: »Ihr seid beide Akademiker, und selbst wenn das mit CureVac nichts wird, dann findet ihr einen Job und werdet das schon irgendwann zurückzahlen.«

Auch im zweiten Jahr nach Gründung kann CureVac so gerade noch die Insolvenz vermeiden. »Die Kreissparkasse hat uns gerettet.« Es ist ein Tiefpunkt und gleichzeitig Ansporn weiterzumachen – schon um den Privatkredit, der jetzt auf ihren Schultern lastet, loszuwerden.

Dann endlich, im Frühjahr 2003, tut sich die erste richtige Chance einer soliden Finanzierung CureVacs auf. Eine Hamburger VC-Investmentgesellschaft und die Mannheimer Leonardo Venture zeigen Interesse. Hoffnungsvoll setzt sich Hoerr in den Zug, um den Vertrag zu unterschreiben. Doch kaum angekommen, wird klar, dass die Hamburger kalte Füße bekommen haben, der Deal platzt. Noch auf der Rückreise telefoniert Hoerr mit Leonardo Venture, die eigentlich nur als Juniorpartner, mit geringerem Volumen, investieren wollten. Und irgendwie gelingt es ihm, die Leonardo-Manager zu überzeugen, den Vertrag ohne die Hamburger zu erfüllen. »Überzeugt hat sie der Service-Gedanke, das Verkaufen von RNA-Molekülen«, sagt Hoerr. Das RNA-Impfen habe dabei überhaupt nicht interessiert, mit Biotechnologie oder Arzneimittelentwicklung hatte Leonardo keine Erfahrung. »Dass man mit einer RNA-Impfung irgendwann mal Milliarden verdienen könnte, war denen viel zu weit weg und auch suspekt, aber dass wir mit dem RNA-Dienstleistungsgeschäft nach drei Jahren ein paar Euro Gewinne erzielen könnten, das konnten sie nachvollziehen.« 1,1 Millionen Euro steuern die Mannheimer bei, die gleiche Summe kommt von der öffentlichen Hand als stille Gesellschafterin, über die tbg Technologie-Beteiligungsgesellschaft der Ausgleichsbank des Bundes. Insgesamt kommen 2,7 Millionen Euro zusammen.

»Das hat uns dann ermöglicht, in den Technologiepark zu ziehen«, sagt von der Mülbe. Den »Technologiepark Tübingen Reutlingen« (TTR) hatte die Gemeinde auf der »Oberen Viehweide« extra bauen lassen, um den Start-up-Boom der 1990er-Jahre zu unterstützen. Dort bekommt CureVac neue, moderne Labors und die Chance, die weltweit erste GMP-Produktion von RNA aufzubauen. »Das war die eigentliche Gründung, die Abnabelung von der Universität.«

Knapp die Hälfte der Firmenanteile erhält Leonardo für das Engagement – und ist fortan bemüht, den Erfolg des Investments sicherzustellen: »Die haben uns ständig angerufen, ob wir jetzt schon eine Telefonmarketingaktion gemacht haben, damit uns die Unis die RNA abkaufen, oder wie wir unseren E-Mail-Verteiler und Flyer und Messeauftritte optimieren können«, erzählt von der Mülbe. »Das war deren Investmenthorizont.« Leonardo suche »Kandidaten«, so der damalige Leonardo-Geschäftsführer Hans-Georg Köglmayr 2007 in einem *FAZ*-Interview, die einen Exit, den Verkauf der Anteile, »innerhalb von drei bis vier Jahren planbar machen«.[18]

Dennoch sieht Hoerr diese Phase der Unternehmensentwicklung im Nachhinein auch positiv. »Leonardo hat geholfen, uns zu erden: dass man um jeden Kunden kämpfen und vor allem Qualität liefern muss.«

Das große Ziel verliert Hoerrs Team im alltäglichen Klein-Klein aber nicht aus den Augen: die mRNA fit zu machen als Impfstoff gegen Krebs. Und da ist viel zu tun. Zum einen muss die mRNA so stabilisiert werden, dass möglichst viele Moleküle in den Zellen ankommen. Zweitens müssen die so optimierten Moleküle am Menschen getestet werden, wofür es – drittens – eine Produktion der mRNA braucht, die den für solche Studien notwendigen Vorschriften für Reinheit und Qualität genügt.

Schon in seiner Doktorarbeit hatte Hoerr die mRNA nicht nur mit Protamin verpackt und mit Liposomen vor dem Zugriff der zerstörerischen RNAsen abgeschirmt, sondern auch die RNA-Moleküle selbst optimiert. Denn Boten-RNA hat eine charakteristische, immer gleiche Struktur (siehe Abbildung Seite 70): Im Zentrum des fadenförmigen Moleküls liegt die eigentliche Geninformation, die Bauanleitung für das Protein. Diese Sequenz kann man zwar nicht grundlegend ändern, ohne dass die Eigenschaften des resultierenden Proteins andere werden, aber sie ist ein Stück weit anpassbar. So erhöht etwa der Anteil an G- und C-Bausteinen im RNA-Strang dessen Stabilität. Das finden Pascolo, Hoerr und von der Mülbe schon im ersten Jahr nach der CureVac-Gründung heraus und lassen sich den Trick im Juni 2002 patentieren.[19]

Direkt vor und nach diesem zentralen Bereich der RNA, der in das Protein übersetzt wird, liegen Abschnitte, die nicht übersetzt werden, untranslatierte Regionen (UTRs). Die Zusammensetzung dieser UTRs ist entscheidend für die Lebensdauer der Boten-RNA in den Zellen. Denn je nachdem, wie sie beschaffen sind, binden in den Zellen schützende und stabilisierende Proteine an die mRNA-Moleküle – ein natürlicher Vorgang, mit dem die Zelle die Herstellung bestimmter Proteine steigern kann, die während der Zellentwicklung gerade gebraucht werden. Die UTRs der Boten-RNA des Globin-Gens etwa, das in Blutzellen sehr lange aktiv ist, laden viele dieser Proteine ein, an die RNA zu binden, sie zu schützen und somit reichlich Protein pro mRNA-Molekül zu produzieren. Schon in seiner Doktorarbeit hatte Hoerr diese besonderen UTRs des Globin-Gens benutzt, um die mRNA möglichst stabil zu machen.

Und schließlich hat mRNA an beiden Enden zwei typische Anhängsel, vorn eine »Kappe« und hinten einen »Schwanz«. Die Kappe ist entscheidend, damit sich die mRNA in der richtigen Orientierung in die Proteinfabrik, das Ribosom, einfädelt und die Bauanleitung für das Protein korrekt abgelesen wird. Ihre chemische Beschaffenheit verrät der Zelle aber auch, ob es sich um fremde, beispielsweise von Viren stammende RNA-Moleküle handelt oder menschliche, ob also eine Abwehrreaktion ausgelöst werden muss. In der Zelle setzen spezielle Enzyme der mRNA die Kappe auf, bei der künstlichen Synthese der mRNA im Labor funktionierte das anfangs nicht immer perfekt. Inzwischen nutzen praktisch alle mRNA produzierenden Firmen das »CleanCap«-System der kalifornischen Firma TriLink, mit der fünffach größere Mengen an korrekt bekappter mRNA produziert werden können.

Der »Schwanz« der mRNA hingegen besteht aus einer Abfolge des immer gleichen Nukleosid-Bausteins Adenosin (A). Und je länger dieser »Poly-A«-Schwanz, idealerweise mindestens 100 Adenosine, umso stabiler die mRNA.

»CureVac hat sehr viel Arbeit investiert, sehr viele Tests gemacht, um herauszufinden, wie man diese Abschnitte der RNA so optimieren kann, dass möglichst viele Moleküle in die Zellen gelangen, möglichst viele in Protein übersetzt werden und am Ende die optimale Immunreaktion auslösen«, sagt Hoerr. Schritt für Schritt legt CureVacs kleines Forschungsteam, das Pascolo aus ehemaligen Doktorandinnen und Doktoranden aus den Jung- und Rammensee-Labors zusammenstellt, die Grundlagen für die mRNA-Impfung: Sie testen, welche Eigenschaften die Kochsalz-Lösung haben muss, in der die mRNA-Moleküle gelöst sein müssen, wenn sie in den Muskel, die Haut oder auch den Lymphknoten gespritzt werden sollen. Sie experimentieren mit Impfstoffverstärkern, Adjuvanzien, ob sie die Wirkung der mRNA auf das Immunsystem verbessern können. Und sie sind die Ersten, die künstlich hergestellte mRNA chromatografisch reinigen, also DNA-Reste und zu kurze oder sonstwie fehlerhafte RNA-Stücke abtrennen von den brauchbaren.

Auch dem Ziel einer GMP-Produktion und damit einer mRNA, die qualitativ hochwertig genug ist, um Menschen in klinischen Studien injiziert werden zu können, kommt CureVac mithilfe des Leonardo-Geldes näher. Obwohl die für eine »Good Manufacturing Practice« nötigen, aufwendigen Reinraumlabors im Technologiepark gar nicht vorgesehen sind, kann CureVac die Geschäftsführung des TTR recht schnell überzeugen: »2001 war der TTR noch zu 120 Prozent überbucht, so viele Start-ups wollten da einziehen«, sagt Hoerr, »aber 2003 waren wir plötzlich die einzigen.« Den übrigen Firmen hatte die Finanzierungsflaute nach dem Platzen der Spekulationsblase den Wind aus den Segeln genommen.

Also wird der einzig verbliebene Mieter hofiert – mit finanzieller Unterstützung der Gemeinden Tübingen und Reutlingen bekommt CureVac seine GMP-Anlage.

So teuer und aufwendig die Reinraumanlage auch ist, das Prinzip der Herstellung der RNA-Impfstoffe ist simpel – fast so einfach wie das Kopieren im Copy-Shop. Als Vorlage dient ein Stück DNA, das Gen, das die Bauanleitung für das Antigen, beispielsweise den »Stachel« des Coronavirus, das S-Protein, enthält. Anhand dieser Vorlage erstellt ein Enzym, die RNA-Polymerase, eine RNA-Kopie von der DNA-Bauanleitung, und dann noch eine und noch eine … bis Abermilliarden von RNA-Kopien vorliegen. Diese »in vitro transkribierten«, also im Labor kopierten und mit »Kappe« und »Schwanz« versehenen RNA-Moleküle werden dann chromatografisch gereinigt und in einem Transportmittel verpackt, das ihnen den Weg in die Zellen im Körper der zu impfenden erleichtern soll. Heutzutage sind es Lipid-Nanopartikel (kurz: LNPs), winzige, Millionstel Millimeter kleine Fetttröpfchen, die in ihrem Inneren die RNA-Moleküle tragen. Doch die gibt es in den Anfangsjahren CureVacs noch nicht, und Pascolo, Hoerr und von der Mülbe greifen auf Protamin zurück, das Verpackungsmittel, mit dem Hoerr schon in der Doktorarbeit gute Erfahrungen gemacht hat.

Ganz zu Anfang hat Steve Pascolo großen Respekt davor, RNA in Mengen zu produzieren. Auch er hat das Vorurteil verinnerlicht, dass RNA ein instabiles, schwieriges Molekül ist. Während es für die Synthese von Proteinen und Peptiden bücherweise Protokolle, Rezepte, Richtlinien und Standardverfahren gibt, sind die Erfahrungen mit RNA bescheiden. Er sei daher regelrecht neidisch auf die Kollegen von »immatics« gewesen, der zweiten aus dem Rammensee-Labor gegründeten Biotech-Firma, die eine Krebstherapie auf Peptid-Basis entwickelten, sagt Pascolo. Die grundlegende Methode der »In-Vitro-Transkription« (IVT) von RNA hatte der amerikanische Biologe Douglas Melton zwar schon 1984 entwickelt, allerdings nur für Laborzwecke, nicht für eine Produktion in größeren, industriellen Dimensionen oder für die klinische Anwendung. »Ich dachte, immatics würde es leichter haben als wir«, sagt Pascolo, »doch es war genau umgekehrt.« Ob Pascolo ein Mikrogramm, ein Milligramm oder gar ein Gramm mRNA produziert, ob die RNA für ein Virusprotein oder ein menschliches kodiert, immer liefert Meltons IVT-Methode das gleich gute Resultat. Bei immatics hingegen schlagen sich die Kollegen mit den ständig wechselnden chemischen Eigenschaften der Peptide herum. Wenn sie es etwa gerade geschafft haben, ein wasserlösliches Peptid in ausreichenden Mengen herzustellen, müssen sie sich beim nächsten wasserabweisenden wieder völlig andere Prozeduren einfallen lassen. Jedes Peptid ist eine neue Herausforderung, bei RNA bleibt immer alles gleich einfach, egal, welche Eigenschaften das Protein hat, das nach dem Impfen in den Zellen dann zusammengebaut wird.

Und auch der angeblich so schwierige Umgang mit RNA im Labor stellt sich als Mythos heraus. »Solange man die RNAsen fernhalten kann, was bei der IVT-Methode kein Problem ist, ist RNA das stabilste aller Biomoleküle«, sagt Pascolo. »Man kann es bei 95 Grad Celsius kochen, und es bleibt, wie es ist.« Die meisten Proteine beginnen hingegen bereits bei Temperaturen über 40 Grad Celsius zu denaturieren, also ihre für die Funktion so wichtige dreidimensionale Struktur zu verlieren – wie jeder beim Gerinnen des Frühstückseis beobachten kann. Und auch bei der DNA löst sich bei hohen Temperaturen die Doppelhelix auf, weil die beiden umeinander gewundenen Einzelstränge sich voneinander lösen. RNA hingegen könne eingefroren, gefriergetrocknet und gekocht werden, »alles ohne Schaden zu nehmen«. Und nach Lösung in Wasser ist sie sofort wieder funktionstüchtig. Vor allem könne gefriergetrocknete RNA »für sehr lange Zeit«, Monate und Jahre, aufbewahrt werden.

»Der erste Mensch weltweit, dem solche gereinigte, aufbereitete mRNA gespritzt wurde, war: ich«, sagt Pascolo. Für den Versuch konstruiert der Forscher eigens eine mRNA, die für das Enzym Luciferase kodiert. In der Natur nutzen es Glühwürmchen-Männchen, um des Nachts mit ihren Leuchtsignalen Partnerinnen zur Paarung zu locken. Forscher wie Pascolo nutzen das Enzym als Signal – etwa, um überprüfen zu können, ob die mRNA, die den Luciferase-Gencode trägt, tatsächlich in die Zellen gelangt, dort in Luciferase übersetzt wird und Biolumineszenz produziert.

Allerdings ist natürlich nicht zu erwarten, dass nach einer winzigen Dosis mRNA Pascolos Wade einem Glühwürmchen gleich grünlich zu leuchten beginnt. Nur mithilfe eines speziellen Geräts, eines Luminometers, wäre – wenn der Versuch überhaupt funktioniert hat – in einer Gewebeprobe etwas zu erkennen. Also lässt er sich – für den Fortschritt bringen Forscher gern auch mal ein Opfer – zwei kreisrunde Stücke Haut und Bindegewebe jeweils fünf Millimeter um die zwei Einstichstellen herum aus der Wade stanzen. Und tatsächlich, im Luminometer ist ein schwaches, grünliches Schimmern zu erkennen. Der Transfer und die Übersetzung der Geninformation haben funktioniert. Aber gewissenhafte Forschung erfordert es, ein Experiment zu wiederholen. Mehrfach. Noch heute erinnern neun kreisförmige Narben Pascolo an diesen besonderen, nicht ganz schmerzfreien Moment in der Entwicklung der mRNA-Technik.

Für den CureVac-Mitgründer Florian von der Mülbe ist es dann ein »ganz besonderer Moment«, als seine Firma schließlich mRNA bei Krebspatienten einsetzt – wieder weltweit als erste: In Zusammenarbeit mit Benjamin Weide und Claus Garbe von der Dermatologischen Onkologie der Universität Tübingen wagt CureVac in den Jahren 2005 bis 2008 erste Heilversuche bei Hautkrebspatienten, deren Melanome bereits Tochtergeschwülste gebildet haben.[20] Die Idee – und Hoffnung – ist, aus den Tumorzellen des

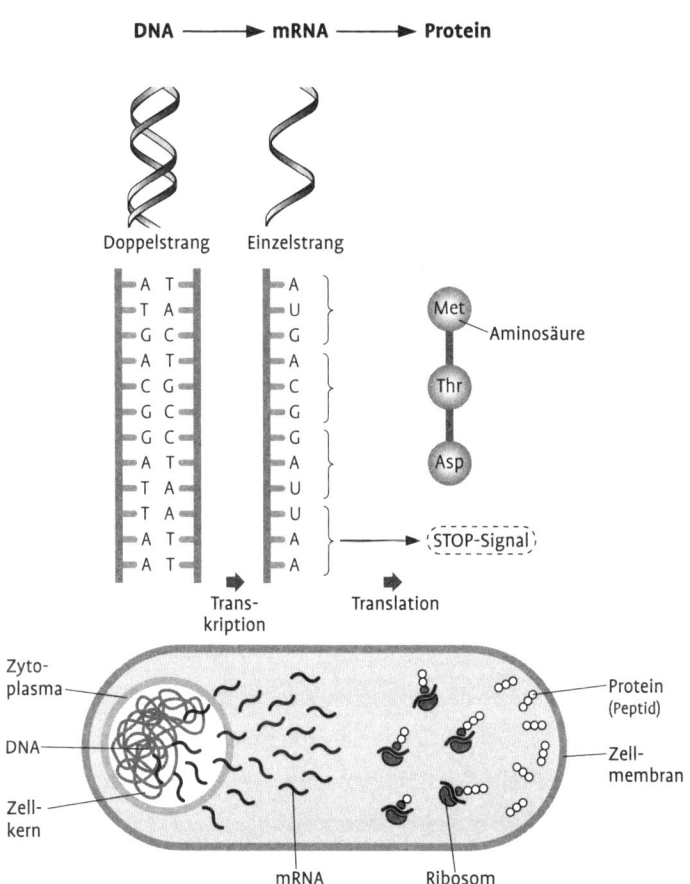

DNA ⟶ mRNA ⟶ Protein

Doppelstrang | Einzelstrang

Met — Aminosäure
Thr
Asp

STOP-Signal

Trans-
kription

Translation

Zyto-
plasma

DNA

Zell-
kern

mRNA   Ribosom

Protein
(Peptid)

Zell-
membran

Abbildung 1: Die in der DNA im Zellkern gespeicherte Geninformation wird in Form von mRNA-Molekülen kopiert (Transkription), und dann im Zytoplasma der Zelle von speziellen Organellen, den Ribosomen, in Proteine übersetzt (Translation), die gemäß dem genetischen Code aus Aminosäuren zusammengesetzt werden.

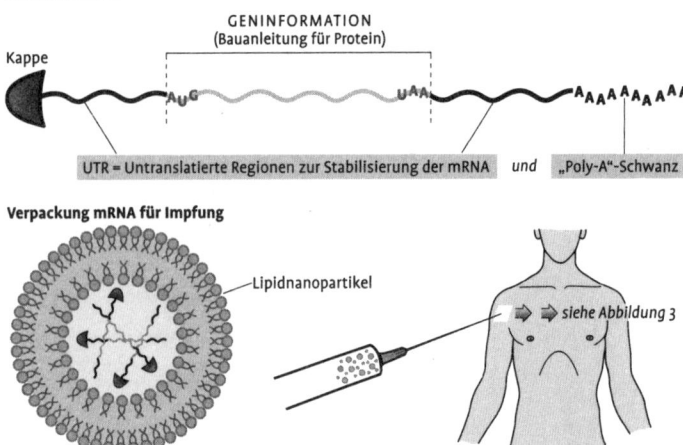

Aufbau: mRNA

GENINFORMATION
(Bauanleitung für Protein)

Kappe

UTR = Untranslatierte Regionen zur Stabilisierung der mRNA   *und*   „Poly-A"-Schwanz

Verpackung mRNA für Impfung

Lipidnanopartikel

⇨ ⇨ *siehe Abbildung 3*

Abbildung 2: mRNA (messenger-RNA, Boten-RNA) besteht vor allem aus dem »kodierenden« Bereich, der die Bauanleitung für ein Protein enthält. Doch davor und danach schließen sich Abschnitte an, die nicht in Protein übersetzt werden (untranslatierte Regionen, UTR), aber wichtige Signale für die Zelle enthalten, etwa, wie lange diese mRNA stabil bleiben soll. Außerdem braucht mRNA immer eine »Kappe«, eine spezielle Form des RNA-Bausteins Guanosin, und einen »Schwanz« aus über hundert Adenosin-Bausteinen – auch künstlich synthetisierte. Um als Impfstoff wirken zu können, werden die mRNA-Moleküle »verpackt«, meist in Lipidnanopartikeln (LNP), kleinen Tröpfchen aus fettartigen Substanzen.

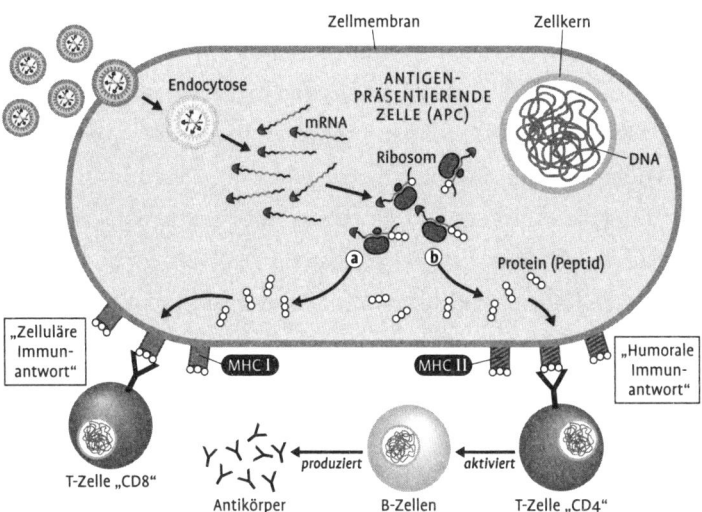

Abbildung 3: Impfstoffe, in denen mRNA in Lipidnanopartikeln verpackt ist, werden von Zellen wahrscheinlich über Vesikel aufgenommen (Endocytose), die sich in der Zelle auflösen und die mRNA-Moleküle ins Zytoplasma freigeben. Dort wird die mRNA in Protein, das als Impfstoff wirksame Antigen, übersetzt. Kurze Bruchstücke dieses Proteins werden dann von speziellen Proteinen (MHC) auf der Zelloberfläche dem Immunsystem präsentiert. Dadurch wird (a) die »zelluläre« Immunantwort ausgelöst, bei der spezielle Killerzellen das Antigen erkennen lernen und jede Zelle abtöten, in der es vorkommt, und (b) die »humorale« Immunreaktion induziert, wodurch Antikörper gegen das Antigen gebildet werden und ein Immungedächtnis entsteht.

Patienten so viele krebstypische mRNAs wie möglich zu gewinnen, im Labor zu vermehren und dann dem Patienten als Impfstoff zu spritzen, um sein Immunsystem doch noch zum Kampf gegen den Krebs zu animieren. Aus den Einzelversuchen wird die erste klinische mRNA-Studie: Insgesamt 15 Patienten behandeln die Tübinger. Und sie finden heraus, dass die Behandlung sicher, also weitgehend nebenwirkungsfrei ist, und einige der Patienten, die zwischen drei und 16 Injektionen von mRNA unter die Haut bekommen haben, tatsächlich eine Immunreaktion zeigen. Bei einem der Patienten bildet sich der Tumor sogar spontan zurück. Doch ob es die mRNA-Moleküle sind, die das Tumorwachstum zumindest vorübergehend aufhalten können, das vermag diese erste Untersuchung nicht zu klären. Es braucht weitere Studien.

Doch das kostet. Das Geld von Leonardo und tbg und die Einnahmen aus dem RNA-Verkauf halten die »RNA people«, wie sich die CureVac-Mitarbeiter in ihrem Logo betiteln, zwar über Wasser. Aber größere klinische Studien, Phase II-Tests, in denen nicht wie in Phase I nur die Verträglichkeit, sondern auch die Wirksamkeit eines Therapieansatzes untersucht wird, sind damit nicht finanzierbar. Mindestens zwei-, besser dreistellige Millionenbeträge wären dafür nötig. Auf jeden Fall mehr als Leonardo Venture an Grundkapital überhaupt zur Verfügung hätte.

Ein Investor, der solche Summen bereitstellen könnte, ist weit und breit nicht in Sicht. Jedenfalls nicht in Deutschland. Während etwa im vergleichsweise guten Jahr 1998 hierzulande 160 Millionen Euro Risikokapital investiert werden, fließen in den USA im gleichen Jahr mehr als zehnmal so viel: 1,9 Milliarden US-Dollar. Zwar verdoppelt sich die Investitionssumme in Deutschland bis 2018 immerhin auf 385 Millionen Euro, doch in den USA sind es im gleichen Jahr 17,7 Milliarden US-Dollar, fast vierzig mal so viel.[21] Die gleiche Entwicklung ist erkennbar in den durchschnittlichen Investitionsbeträgen, die in eine einzelne Firma flossen:

Während US-Firmen 1990 noch etwa doppelt so viel Kapital zufloss, war es zum Jahrtausendwechsel schon bis zu achtmal mehr.[22]

Dass CureVac schließlich dennoch fündig wird und in der Innovationswüste Deutschland einen Sponsor findet, der nicht am Klein-Klein, sondern nur am großen Ganzen interessiert ist, der Geduld, Risikobereitschaft und die nötige Finanzkraft mitbringt, ist ein Glücksfall, wie er nur sehr wenigen Biotechfirmen in Deutschland vergönnt ist.

Nichts zeigt das so prägnant, wie das – traurige – Beispiel von Ribopharma.

Forschung in Deutschland, Gewinne in den USA

So, wie jedes Leben ist auch jede Unternehmensentwicklung einzigartig, Vergleiche verschiedener Firmenschicksale hinken also zwangsläufig. Und dennoch macht das Beispiel von Ribopharma deutlich, wie es auch CureVac hätte ergehen können. Denn die Parallelen sind anfangs verblüffend.

Wie bei CureVac entstand die Idee für die Biotechfirma 1998 in einem süddeutschen Labor, wie bei CureVac ging es um RNA, wie bei CureVac hatte die Idee das Potenzial, eine völlig neuartige Form von Arzneimitteln zur Behandlung unzähliger Krankheiten auf den Markt zu bringen. Und wie bei CureVac schlugen den deutschen Gründern anfangs mehr Skepsis und Spott entgegen als Respekt, Investoren machten sich rar, während der Konkurrenz in den USA die Millionen nur so zuflogen.

Es begann 1998 an einem Stehimbiss in der Mittagspause. »Ganz aufgeregt« berichtete Stefan Limmer seinem Kollegen und Freund Roland Kreutzer, beide Biologen an der Universität Bayreuth, von einem Artikel im Fachmagazin *Nature*. Darin schilderten zwei US-Forscher, Andrew Fire und Craig Mello, die Entdeckung eines Phä-

73

nomens, bei dem die Übersetzung von Geninformation in Proteine mithilfe spezieller, »doppelsträngiger« RNA-Moleküle gestoppt werden kann, genannt »RNA-Interferenz«. Jedenfalls gelang den beiden Forschern dieses gezielte »Stummschalten« jedes gewünschten Gens beim Fadenwurm *Caenorhabditis elegans*.

»Wenn das beim Fadenwurm funktioniert, dann sollte das auch beim Menschen klappen«, sagten sich die beiden Forscher. »Wir haben sofort an eine therapeutische Anwendung gedacht«, so Kreutzer, obwohl damals nicht einmal die Forscher Fire und Mello so recht erklären konnten, was da in den Zellen eigentlich passierte.

Heute weiß man, dass Fire und Mello auf ein Regulationssystem gestoßen sind, das es in praktisch allen Pflanzen- und Tierarten gibt. Es dient dazu, die Menge bestimmter Boten-RNA zu begrenzen – wenn etwa ein Gen abgeschaltet werden soll, von dem gerade noch massenhaft Boten-RNA-Kopien für die Übersetzung in Proteine gemacht wurden. Die Zellen schicken dann gewissermaßen Abfangjäger los, die die Boten-RNA-Flut unterbinden sollen: Mikro-RNA (miRNA). Diese kurzen RNA-Moleküle haben die besondere Eigenschaft, aus zwei komplementären, zueinander passenden RNA-Strängen zu bestehen – ähnlich wie die DNA-Doppelhelix. Normalerweise schwimmen RNA-Moleküle nicht als ein solcher Doppelstrang durch die Zellen, sondern in Form eines Einzelstrangs. Die doppelsträngigen Mikro-RNAs enthalten eine Bausteinabfolge, die identisch ist mit einer Sequenz in der Boten-RNA des stummzuschaltenden Gens. Ein spezieller Enzym-Komplex (»RISC« – RNA-Induced Silencing Complex) in der Zelle erkennt diese Sequenzübereinstimmung und zerschreddert daraufhin jegliche Boten-RNA, die diese Sequenz enthält, sodass sie nicht mehr in Protein übersetzt werden kann. Die doppelsträngige Mikro-RNA wechselwirkt oder »interferiert« also mit RNA, weshalb Fire und Mello den Vorgang RNA-Interferenz nannten.

Als Fire und Mello zufällig künstlich hergestellte doppelsträngige RNA in Fadenwürmer schleusten, imitierten sie diese Mikro-RNA, nutzten also die natürliche RNA-Interferenz, um die Übersetzung der Geninformation in ein Protein stillzulegen. Sobald aber Kreutzer und Limmer die doppelsträngige RNA an menschlichen Zellen testeten, merkten sie schnell, dass diese anders reagieren als Wurmzellen. Denn Wirbeltierzellen reagieren mit einer Panikreaktion auf lange doppelsträngige RNA, wohl, weil auch viele Viren doppelsträngiges RNA-Erbgut enthalten: Sie stürzen sich in den programmierten Selbstmord, um eine eventuelle Virusvermehrung zu verhindern und die Nachbarzellen vor vermeintlichen Eindringlingen zu schützen.

Kreutzer und Limmer jedoch fanden einen Weg, diese Selbstmord-Reaktion zu unterlaufen: Sie schufen besonders kleine, aus höchstens 22 Bausteinen aufgebaute, doppelsträngige RNA-Moleküle: short interfering RNA (siRNA). Sie ist zu kurz, um die Selbstmord-Reaktion auszulösen, aber lang genug, um gezielt ein krank machendes Gen verstummen zu lassen. Es klappte – früher als in irgendeinem anderen Labor der Welt – auf Anhieb. Die Idee für eine neue Sorte von Medikamenten, die krank machende Gene abschalten, war geboren.

Im selben Jahr der ersten Patentanmeldung Ingmar Hoerrs, am 30. Januar 1999, reichten Kreutzer und Limmer ihre Genabschalt-Technik zum Patentschutz an – das weltweit erste auf die RNA-Interferenz-Anwendung am Menschen. Ein paar Monate vor CureVac, im Sommer 2000, gründeten die beiden Forscher die Biotechfirma Ribopharma in Bayreuth. Limmer leitete die Forschung und Entwicklung, Kreutzer kümmerte sich ums Management. Immerhin vier Millionen Euro Startkapital bekamen sie noch zusammen – doch dann platzte die Internet- und Biotech-Blase an den Aktienmärkten.

Als sie 2001 nach neuen Investoren für eine zweite Finanzierungsrunde suchten, war die Euphorie unter Risikokapitalgebern verflogen. Bei »bestimmt 50 Risikokapital-Gesellschaften haben wir vorgesungen«, erinnert sich Kreutzer, aber keiner habe sich getraut, das nötige Geld in die Hand zu nehmen. Sie erlebten ähnlich unerfreuliche Gespräche mit den plötzlich risikoscheuen »Risikokapitalgebern« wie Hoerr. Kreutzer rechnete schon »mit dem Schlimmsten«, der Insolvenz, dem Ende des Traums von einer neuen Arzneitechnik – da hörten sie von der Gründung der Biotech-Firma Alnylam in Boston. Die Amerikaner hatten nicht nur die damals wichtigsten RNA-Interferenz-Experten im wissenschaftlichen Beraterstab und ein Biotech-erfahrenes Management, sondern auch 17 Millionen Dollar Startkapital eingeworben. Kreutzer sei sofort klar geworden, dass Ribopharma dagegen nicht konkurrieren kann, nicht unter den schlechten Finanzierungsbedingungen in Deutschland. Aber sie hatten einen Trumpf im Ärmel, das erste Patent auf die Anwendung der RNA-Interferenz beim Menschen. Also luden Kreutzer und Limmer die Amerikaner nach Kulmbach ein, wohin Ribopharma 2002 umgezogen war. Mitte 2003 war die Fusion von Ribopharma und Alnylam beschlossene Sache – »auf Augenhöhe«, hofften Kreutzer und Limmer noch. Aber Ribopharma war Geschichte, der Standort in Kulmbach firmierte fortan unter »Alnylam Europe«.

Bald war klar: Aus der erhofften gleichberechtigten Partnerschaft wurde nichts. 2005 musste Limmer gehen. Denn Alnylam ging es nicht um Know-how, davon hatte die Firma am Bostoner Standort mehr als genug, sondern einzig um die frühen, wichtigen RNA-Interferenz-Patente von Ribopharma, aber auch der Max-Planck-Gesellschaft (MPG).

Der deutsche Biochemiker Thomas Tuschl, einer der Gründer von Alnylam, war, aus dem Labor am Massachusetts Institute of Technology in Boston kommend, in dem auch Andrew Fire an RNA-Interferenz gearbeitet hatte, ans Max-Planck-Institut für Biophysikalische Chemie in Göttingen gewechselt. Dort hatte er

2002 – ohne von Kreutzer und Limmer zu wissen – ebenfalls einen Weg gefunden, die RNA-Interferenz in menschlichen Zellen nutzbar zu machen, und entsprechende Patente mit der MPG angemeldet. Alnylam war darauf angewiesen, diese Patente ihres Mitgründers Tuschl, der heute an der New Yorker Rockefeller University forscht, exklusiv nutzen zu können. Aber die MPG hatte auch Ribopharma Lizenzen gewährt. Für eine exklusive Nutzung stellte der damalige MPG-Präsident Peter Gruss die Bedingung, dass das US-Unternehmen mindestens bis Ende 2007 eine RNAi-Firma in Europa unterhalten müsse – damit das mit deutschen Steuergeldern entstandene Know-how nicht einfach so in die USA abgezogen wird. Wenn es nach Alnylam gegangen wäre, hätte es die Fusion wohl nie gegeben, doch die Klausel der MPG zwang sie praktisch dazu. Also schluckte Alnylam die Kulmbacher Kröte, um sich die MPG- und die Ribopharma-Patente zu sichern – und damit die »in vielerlei Hinsicht deutsche Entwicklung RNA-Interferenz«, so Alnylam-Chef John Maraganore.

Dass es immer nur um die Patente ging, dürfte Roland Kreutzer spätestens im Juni 2007, am Morgen nach der fünfjährigen Geburtstagsfeier von Alnylam, klar geworden sein. Kreutzer wurde eröffnet, dass Alnylam eine Kooperation mit Roche über mindestens 331 Millionen Dollar und Aussicht auf bis zu eine Milliarde Dollar abgeschlossen hat. Im Zuge dessen wurde der Kulmbacher Standort an den Schweizer Pharmakonzern übergeben. »Ein Schock«, sagt Kreutzer, »wir dachten, Roche integriert uns irgendwo in Basel, und Kulmbach wird dichtgemacht«. Doch zunächst garantiert der Konzern Arbeitsplätze und Standort bis 2009. RNA-Interferenz sei ein wichtiges Therapie-Prinzip, und Kreutzers Team solle, fortan als »Roche Center of Excellence«, weiter dazu beitragen.

Aber keine drei Jahre später stoppte Roche plötzlich jegliche RNA-Interferenz-Forschung, legte sowohl die Kooperation mit Alnylam still als auch den Kulmbacher Standort. Als Begründung hielten Umstrukturierungs- und Sparmaßnahmen im Konzern her, im Zuge deren auch 4000 Arbeitsplätze weltweit abgebaut wurden. Frustriert kauften Kreutzer und Mitarbeiter dem Schweizer Konzern das Labor-Equipment ab und gründeten ihre eigene Firma, Axolabs. Der Traum, die weltverändernde Arzneimitteltechnik RNA-Interferenz zur Marktreife zu bringen, ist vorbei.

Auch Alnylams Kooperationspartner wollten nicht mehr mitträumen: Novartis stellte den Großteil der gemeinsamen RNA-Interferenz-Forschungsprojekte mit der Firma ein. Grund war nicht nur die insgesamt leeren Kassen nach der Finanzkrise 2008/2009. Es gab auch handfeste technische Probleme: Die doppelsträngigen RNA-Moleküle in ausreichend großer Menge in die Gewebe und Zellen zu bekommen, in denen sie krank machende Gene stoppen können, erwies sich als schwieriger als gedacht. Die meisten damals verfügbaren Transportvehikel, etwa Liposomen, hatten in den benötigten hohen Konzentrationen noch Nebenwirkungen. Zwar wurde an neuen, besser verträglichen Varianten gearbeitet, doch Novartis wollte nicht warten und stieg aus.

Ein Fehler. Ende 2019 hatte Alnylam die technischen Probleme gelöst, die ersten siRNA-Medikamente waren auf dem Markt. Und Novartis musste zehn Milliarden Dollar bezahlen, um die US-Firma »The Medicines Company« zu kaufen und an das Cholesterinsenkende siRNA-Medikament »Inclisiran« heranzukommen. Alnylam hatte das Medikament in Lizenz mit der Medicines Company entwickelt.

Drei weitere Medikamente hat Alnylam mittlerweile selbst auf den Markt gebracht, darunter das erste RNA-Interferenz-Medikament überhaupt, Patisiran, das im August 2018 sowohl in den USA als auch in Europa unter dem Markennamen Onpattro zugelassen wurde. Es stoppt die Boten-RNA-Moleküle in den Leberzellen von Patienten, die aufgrund einer Erbkrankheit sonst in defekte Transthyretin-Proteine übersetzt würden, die sich in sogenannten Amyloid-Plaques anhäufen und die Zellen schädigen. Die neuartige Therapie ersetzt die ständigen Bluttransfusionen, ohne die Patienten mit einer solchen »hereditären Transthyretin-vermittelten Amyloidose« (hATTR) binnen wenigen Jahren nach der Geburt sterben würden. Weltweit gibt es etwa 50 000 Patienten mit diesem Gendefekt.

Die insgesamt rund fünf Milliarden US-Dollar, die Alnylam in den fast zwanzig Jahren Entwicklung der Technik verbraucht hat, lassen sich allein mit Patisiran zwar nicht wieder erwirtschaften. Doch diese erste Arznei hat das Tor aufgestoßen zu immer mehr RNA-Interferenz-Medikamenten, die nicht nur gegen seltene Erbkrankheiten wie die Transthyretin-Amyloidose helfen, sondern auch gegen häufigere Krankheiten. Über ein Dutzend Wirkstoffe sind inzwischen dank der Plattformtechnologie RNA-Interferenz so weit in der klinischen Entwicklung, dass fast im Jahresrhythmus neue Zulassungen folgen könnten, darunter auch Wirkstoffe gegen Bluthochdruck und Hepatitis B. Zwar gibt die Firma derzeit noch immer mehr Geld aus, als sie einnimmt, aber an der Börse sind die zu erwartenden Gewinne schon eingepreist: der Kurs Alnylams steigt stetig. 17 Milliarden US-Dollar ist das Unternehmen, dessen Erfolgstechnologie auf einer 23 Jahre alten Zufallsentdeckung bei Fadenwürmern beruht, derzeit wert.[23]

In den USA wird jetzt also das große Geld verdient mit einer Technik, die zum Teil einst in Deutschland entstanden ist – weil hierzulande im entscheidenden Moment kein Investor bereit oder in der Lage war, das nötige Risiko einzugehen und die jahrelange Geduld aufzubringen, eine solche Technik zu entwickeln.

Es ist nicht vermessen zu behaupten, dass es CureVac und wohl auch BioNTech ebenso ergangen wäre wie Ribopharma, und dass heute nur die Bostoner Moderna, die erst 2010 mit viel US-Kapital gegründet worden war, von der Boten-RNA-Technologie profitieren würde – wären da nicht zwei »family offices« gewesen, die dem eklatanten Kapitalmangel für die Entwicklung innovativer Start-ups in Deutschland mehrere Milliarden Euro entgegengesetzt haben: BioNTech hatte das Glück, die Zwillinge Andreas und Thomas Strüngmann, die durch den Verkauf von Hexal zu Geld gekommen waren und es in Biotech-Start-ups reinvestierten, von einer Investition überzeugen zu können. Das war 2008.

Doch zuerst, drei Jahre zuvor, kann CureVac einen Mäzen für sich gewinnen.

Kapitel 4: Wachsen

Wer in diesen Tagen von CureVacs COVID-19-Impfstoff liest, weiß zumeist: Es würde diese Vakzine nicht geben, hätte Dietmar Hopp, mit einem Privatvermögen von etwa 12 Milliarden Euro einer der zwanzig reichsten Deutschen, nicht über anderthalb Jahrzehnte hinweg rund 260 Millionen Euro in die Tübinger Firma gesteckt. Der gebürtige Heidelberger, der Nachrichtentechnik studiert, erst für IBM gearbeitet, 1972 mit vier Kollegen – Hasso Plattner, Klaus Tschira, Hans-Werner Hector und Klaus Wellenreuther – die Firma »Systemanalyse und Programmentwicklung«, die spätere SAP, gegründet und zum heute umsatzstärksten Softwarekonzern Europas geführt hat, steckt sein Geld nicht nur in den Fußballverein TSG 1899 Hoffenheim, sondern seit 2004 auch in deutsche Biotech-Start-ups: rund 1,35 Milliarden Euro seien es inzwischen, sagt Hopp, obwohl er sich anfangs mal ein Limit von 250 Millionen Euro gesetzt hatte.

Deutschlands bekanntester Biotech-Unternehmer

Im Hintergrund hingegen agiert der Mann, ohne den Hopp wohl nie von CureVac erfahren hätte, der die Biotech-Szene seit fast dreißig Jahren kennt, der die Biologie dahinter versteht und akademische Träumereien von marktfähigen Visionen unterscheiden kann. Der Mann also, der die Hopp'schen Biotech-Millionen lenkt: Friedrich von Bohlen und Halbach, »Deutschlands bekanntester

Biotech-Unternehmer«. Zumindest war er das mal, glaubt man einem Artikel der Wochenzeitung *Die Zeit* von 2002.[24] In schillernden Farben und mit großen Gesten hatte der schnell denkende, schnell sprechende, schnell entscheidende, gern auch schnelle Autos fahrende heute 58-Jährige in den Millenniumswechseljahren in unzähligen Interviews die Zukunft der deutschen Biotech-Branche gezeichnet. Eine Zukunft, in der das Heidelberger Unternehmen LION Biosciences, das der passionierte Läufer Bohlen 1997 gegründet und in einem spektakulären Sprint schon 2000 an den Neuen Markt der Frankfurter Börse gebracht hatte, eine zentrale Rolle spielen sollte. Doch die euphorischen Zeiten endeten jäh, als dem zum deutschen Biotech-Vorzeigeprojekt stilisierten Unternehmen 2002 die Puste ausging und 90 Prozent seines Wertes verloren gingen.

Den Lauf Bohlens, den er als 19-jähriger Fallschirmjäger bei der Bundeswehr begann, als Doktorand an der ETH Zürich fortsetzte und als Trainee bei Fresenius, Assistent bei FAG Kugelfischer und schließlich LION-Gründer beschleunigte, stoppt das jedoch nicht. Nach dem LION-Strauchler verlegt sich der hagere, immer ordentlich gescheitelte Unternehmer vom schnellen Sprint auf den Marathon, die Langstrecke. 2003 leckt er noch die Wunden der gescheiterten LION Biosciences, doch schon 2004 ist er wieder im Rennen und schlägt einen Weg ein, der ihn zwar hinter die Kulissen führt, aber zu einer der einflussreichsten Figuren der deutschen Biotech-Branche machen wird.

Die Geschichte beginnt 2001, als er – zufällig – Dietmar Hopp trifft: »Eine der wichtigsten Begegnungen in meinem Leben«, sagt Bohlen heute. »Wir hielten beide einen Vortrag auf der Geburtstagsfeier eines gemeinsamen Bekannten.« Während Hopp über zukünftige IT-Systeme redet, skizziert Bohlen die Möglichkeiten der personalisierten Medizin – auf einzelne Patienten zugeschnittene Therapien, je nach deren individueller genetischen Konstitution, ihrer Diagnose, ihrer Lebenssituation. Ein viele Daten integrierender, computergestützter Entscheidungsprozess für die optimale Behandlung. Damals strauchelte die LION-Aktie schon, Bohlen wird kritisiert, beschimpft, bedroht. Doch Hopp interessiert all das nicht. Stattdessen nutzt er die Pausen bei Häppchen und Sekt, sich die besondere Faszination und die Möglichkeiten der Biotechnologie erklären zu lassen.

Dabei bleibt es zunächst. Es ist eine der vielen Begegnungen, die ein von Bohlen und Halbach mit mal mehr, mal weniger prominenten, mehr oder weniger reichen Menschen hat. Der Spross der Krupp-Familie weiß, dass der adlige und mit viel, auch unrühmlicher deutscher Industriegeschichte geschwängerte Name bei vielen Neugier weckt und manche Tür öffnet. Doch als Grundlage für Geschäfte taugen letztlich doch nur Fakten und gegenseitiges Vertrauen, keine Stammbäume. Verleugnen will er die Familiengeschichte keineswegs, doch den langen Namen verkürzt er stets auf Bohlen, sogar beim Unterschreiben.

Jahre nach dem Treffen, Mitte 2004, liest Bohlen in der Zeitung, dass Hopp 26 Millionen Euro in die damals strauchelnde Biotech-Firma Heidelberg Pharma investiert. »Hopp und Biotech?«, wundert er sich. Da er gerade einem Freund behilflich ist, Investoren für ein Schweizer Start-up zu suchen, bittet er den Milliardär um ein Gespräch, der ihn kurzerhand in seinen Golfclub in Sankt Leon-Rot bei Heidelberg einlädt. Dort, in einem mit Teppichboden gemütlich gehaltenen, nur für Hopp reservierten Konferenzraum, redet Bohlen über das Schweizer Unternehmen, und nach kaum einer halben Stunde Smalltalk nickt Hopp und sagt: »Ich mach mit.« Bohlen ist mehr verdutzt als erfreut und fragt: »Warum machen Sie das, Herr Hopp?« Statt einer Antwort greift Hopp zum Telefon und ruft seinen langjährigen Rechtsanwalt, Geschäftspartner und Vertrauten Christof Hettich an: »Sie müssen sich mal mit dem Herrn Bohlen unterhalten.«

Es ist das Signal, ein Konzept für eine Investitionsstrategie in deutsche Biotech-Firmen zu entwickeln. Bohlen braucht nicht lange, um die Möglichkeiten, die sich auftun, zu begreifen: »Wenn wir schon diese Chance haben, mit Dietmar Hopp zusammen langfristig zu investieren, dann müssen wir Dinge machen, die revolutionär sind, die Patienten weltweit mit neuartigen Therapien und Verfahren wirklich helfen und heilen können«, legt Bohlen das Ziel fest – und warnt Hopp zugleich: Biotech sei die »schwierigste, riskanteste und schmerzhafteste Anlageklasse überhaupt«, weil man »brutal viel Geld für brutal lange Zeit investiert« und bis zum Schluss nicht wissen könne, »ob es was wird oder nicht«.

In der Tat scheitern selbst von den wenigen Arzneimittelkandidaten, die es bis in die letzte, entscheidende Prüfphase vor der Zulassung schaffen, noch rund die Hälfte. All das erklärt er Hopp, doch den ficht das nicht an. Er sei sich durchaus »bewusst, dass das Risiko, in Unternehmen zu investieren, die Technologien und Produkte entwickeln, die es noch nie gab, natürlich hoch ist und einen Totalverlust einschließt«, sagt der gebürtige Heidelberger Hopp. »Aber es bietet auch ungleich bessere Perspektiven für Patienten.« Das sieht auch Bohlen so, der von sich sagt, »gedanklich in der Zukunft« zu leben. Statt der Stahl-Dynastie, die seine Familie aufgebaut und reich gemacht hat, schwebt dem Biologen eine Biotech-Landschaft in Deutschland vor, die international konkurrenzfähig ist. »Ich würde lügen, wenn ich sage, dass meine Familiengeschichte mich nicht geprägt hat.« 1812 seien es die innovativen Techniken zur Stahlverarbeitung gewesen, die zukunftsweisend waren, heute sei es die Biotechnologie. Die Industrialisierung, die mit dem Stahl einherging, habe den heutigen Wohlstand mit ermöglicht. »Ich sehe ein ähnliches Potenzial in der Biotechnologie, die die Medizin – und damit erneut die Gesellschaft – nachhaltig verändern wird und die schwerste Krankheiten heilbar oder zumindest behandelbar machen wird.« Das treibe ihn an.

Die Strategie und das Ziel der Beteiligungsgesellschaft, der eigens gegründeten »dievini Hopp BioTech holding GmbH & Co. KG«, sind damit klar: auf »transformative Technologien« setzen. Da hat Bohlen CureVac und die mRNA-Impftechnik längst im Kopf.

Audienz mit Schmiss

Im Frühjahr 2004 hatte ihn ein Freund auf die Firma aufmerksam gemacht, und Bohlen hatte Hoerr umgehend kontaktiert. »Er wollte keinen langen Businessplan, sondern wissen, was unsere Vision ist, auf ein paar Seiten«, erinnert sich Hoerr. Er wählt als Überschrift »Eine neue Technologie zur Krebsbekämpfung« und stellt die Boten-RNA als »ideales therapeutisches Molekül« vor, das gezielt Information in den Körper transportiert, um das Immunsystem zu aktivieren und zu beeinflussen. Er streicht heraus, dass CureVac bereits erste Tests am Menschen durchgeführt hat, dass die Firma erste Hinweise hat, bei Krebspatienten die Entstehung von Tochtergeschwülsten verhindern oder zumindest verzögern zu können. Und er vergisst nicht, darauf hinzuweisen, dass »die RNA-Technologie eine äußerst breite Plattform zur Etablierung einer umfassenden Immunantwort« ist und neben Tumorkrankheiten »auch Patienten mit viralen und bakteriellen Infektionen« behandeln oder schützen könnte.

Er sei sofort begeistert gewesen, sagt Bohlen. Der Biochemiker versteht auf der Stelle, was alles mit mRNA machbar sein könnte – wenn die Technologie tatsächlich funktioniert: ein völlig neues Wirkprinzip, unzählige neue Arzneien. Und der Unternehmer Bohlen erkennt: Das wäre ein Milliardenmarkt.

»Aber am Ende muss man sich ja überlegen, ob das ein Team von Leuten ist, denen man das zutraut und mit denen man auch losziehen und nach Investoren suchen kann«, sagt Bohlen. Denn dass CureVac viel Geld brauchen würde, um die Wirksamkeit der RNA-Impftechnik zu beweisen, »das war klar«. Er macht einen Termin in Tübingen. Und nimmt sich fest vor, seine Begeisterung erst einmal für sich zu behalten.

Als Bohlen im Technologiepark ankommt, sei er ohne lange Begrüßung und mit steinerner Miene gleich an Hoerr und von der Mülbe vorbeigestürmt – »stieren Blicks« und »unnahbar«. Das sei einerseits Taktik gewesen, sagt Bohlen, andererseits aber auch ein sich selbst auferlegtes Verhaltenskorsett, um seine Begeisterung für die mRNA-Idee im Zaum zu halten. Doch je mehr Hoerr, Pascolo und von der Mülbe präsentieren, umso mehr bröckelt Bohlens Fassade. »Die drei, vor allem Ingmar, haben mich sehr schnell überzeugt, nicht zuletzt mit ihrer Bescheidenheit, Bodenständigkeit und der totalen Überzeugung von dem, was sie vorhaben.«

»Er hat nicht lange verheimlichen können, dass er das spannend findet«, sagt Hoerr lächelnd, als er sich an die Begegnung erinnert. Endlich jemand, der die Bedeutung der mRNA-Technik versteht, endlich jemand, der sich begeistert und nicht nur die Risiken und Kosten sieht oder gar mitten im Gespräch verschwindet, sondern die Dimension seiner Idee zu schätzen weiß. »Wenn das funktioniert, dann ist das eine Revolution«, habe Bohlen irgendwann gerufen.

Doch noch hat Bohlen keine Ahnung, woher all das Geld kommen soll, mit dem die Idee der Tübinger Wirklichkeit werden könnte. Die Treffen mit Hopp und Hettich haben noch nicht stattgefunden. Dennoch entschließt sich Bohlen im Herbst 2004, selbst in CureVac zu investieren. Keine Millionen, die hat er nicht, aber ein paar Hunderttausend Euro. Nach dem Gespräch mit Hopp ist CureVac dann einer der ersten Investment-Vorschläge, die Bohlen dem Milliardär macht und der die hohen Ansprüche der dievini-Strategie an »transformative« und »revolutionär neue« Technologien erfüllen soll.

Also wird Hoerr im Mai 2005 nach St. Leon-Rot eingeladen. In den gleichen plüschigen Konferenzraum im Golfclub, in dem Hopp schon Bohlen empfangen hat. Und Hoerr weiß um die Einzigartigkeit dieser Chance. »Ich war so aufgeregt, dass ich mich beim Rasieren am Morgen vor dem Gespräch geschnitten habe«, erinnert er sich. Mit einem »schrecklich peinlichen Schmiss« im Gesicht hält er seinen Vortrag, bringt dem Nicht-Biologen, aber IT-Experten Hopp die RNA als eine Art »Software des Lebens« näher, die man wie eine App auf Zellen überspielen könne und die dann von den Zellen ausgelesen und umgesetzt wird in einen Impfstoff, der vor Krebs oder auch Viren schützen kann.

Hopp hört interessiert zu, sagt nicht viel, fragt wenig, und als Hoerr den Konferenzraum verlässt, kann er nicht sagen, ob er Hopp für CureVac gewonnen hat.

Tatsächlich hatte Hopp vor dem Gespräch zwar Bohlens Begeisterung für CureVacs »brandneues Verfahren«, das die Medizin revolutionieren könnte, verstanden, »aber ich hatte keinesfalls schon eine Entscheidung getroffen, sondern war sehr gespannt auf Ingmar Hoerr«. Am meisten habe ihm imponiert, erinnert sich Hopp heute, »dass sich der Körper mit mRNA selbst heilen kann – keine Chemie!«

Doch vielleicht ist es weniger die Technik als Hoerr selbst, die Hopp überzeugt. »Ich habe, mit Kollegen aus der IBM, die SAP gegründet und erfolgreich gemacht, da ist es naheliegend, dass man die Gründer der geförderten Unternehmen an sich selbst spiegelt«, sagt Hopp. »Bei Ingmar Hoerr habe ich sehr viele Eigenschaften gesehen, die mich an das, was wir bei SAP gemacht haben, erinnerten.«

Hopp entscheidet sich für CureVac: Seine dievini-Investmentgesellschaft kauft Leonardo Venture die Anteile für 4,3 Millionen Euro[25] ab und investiert insgesamt 27,6 Millionen Euro in die Firma – die ersten von mehr als 250 Millionen Euro in den anderthalb Jahrzehnten bis heute.

»Ab da war mir klar, dass wir jetzt wirklich wachsen können«, sagt Hoerr, »dass wir diese blöden Service-Geschichten hinter uns lassen und uns endlich darauf konzentrieren können, die mRNA zum Impfstoff zu machen.«

Innovationswüste Deutschland

Es ist ein Glücksfall, dass Bohlen Hopp kennengelernt hat, ein Glücksfall, dass er von CureVac hörte, ein Glücksfall, dass Hoerr sowohl Bohlen als auch Hopp von der Idee des RNA-Impfens überzeugen konnte. Es ist ein Glück für die gesamte deutsche Biotech-Branche, dass Hopp bereit ist, im Laufe von jetzt fast 17 Jahren über 1,35 Milliarden Euro in 16 teils hochriskante Firmenprojekte zu stecken. Und, dass es ihm die Gebrüder Strüngmann ein paar Jahre später mit ähnlich hohen Investitionssummen in ähnliche Konzepte und Unternehmen gleichtun.

Und es ist ein bisschen zu viel Glück und Zufall, als dass man jetzt so tun könnte, als wäre in Biotech-Deutschland alles gut, als schnurre der Innovationsmotor, als gäbe es ein gut aufgestelltes System, das revolutionär neue Ideen in marktfähige Technologien umsetzt. »Das ist das Narrativ, das jetzt gepflegt wird, und das ist eine große Gefahr«, sagt Holger Zinke, Gründer und langjähriger CEO der Zwingenberger B.R.A.I.N. AG, eines der wenigen erfolgreichen Biotech-Unternehmen Deutschlands. »Es besteht ein Anfangsverdacht, dass der Erfolg von BioNTech und CureVac jetzt missbraucht wird, um die Innovationspolitik in Deutschland rückblickend schön zu schminken.«

Es sei vielmehr ein Armutszeugnis für ein hochindustrialisiertes und reiches Land wie Deutschland, dass das Gros der Investitionen in die wahrscheinlich zukunftsträchtigste Technologie dieses Jahrhunderts, die Biotechnologie, im Grunde von zwei »Family

Offices« bestritten wird. Allein im Jahr 2010, beispielsweise, investierten Hopp und die Strüngmanns den Branchen-Analysten Ernst & Young zufolge mit 212 Millionen Euro dreimal so viel wie alle übrigen deutschen Risikokapitalgesellschaften zusammen. »Es müsste jetzt selbst dem Ignorantesten auffallen, dass die mRNA-Impfstoffe gegen COVID-19 aus Deutschland, die gewissermaßen die Menschheit vor der Coronavirus-Bedrohung gerettet haben, letztlich über die Kassen zweier Milliardärsfamilien, der Strüngmann-Brüder und Hopp, finanziert worden sind«, sagt Zinke. »Das kann doch nicht sein!«

Im Grunde kann man den Investmentgesellschaften die Zurückhaltung gegenüber so großen, aber eben auch teuer und langwierig zu entwickelnden Ideen wie die von Hoerr und anderen Forscherinnen und Forschern noch nicht einmal vorwerfen. »Wenn ich die Geduld, das Team und das Geld nicht habe«, sagt der Cure-Vac-Entdecker Friedrich von Bohlen und Halbach, und das sei bei vielen dieser VC-Gesellschaften nun mal der Fall, »dann ist es weiser, gar nicht erst anzufangen, als mit zu wenigen Mitteln oder einem unerfahrenen Team zu starten und dann zu hoffen, dass es schon irgendwie gut gehen wird.« Das tue es eben »leider nicht«. Tatsächlich sei es ein bisschen viel verlangt von einem hoffnungsvollen Risikokapitalgeber, womöglich übcr 15 Jahre lang eine Entwicklung von der Anfangsphase bis zum Marktzugang oder zumindest bis zu einem Börsengang zu begleiten, sagt auch Zinke. »Deshalb braucht es ein Finanzierungsökosystem«, in dem es neben Risikokapitalgebern für die frühen Entwicklungsphasen auch solche gibt, die sich auf die Investition in Firmen in späteren Stadien spezialisiert haben und »im Zweifelsfall auch tiefere Taschen haben«.

Doch derzeit gebe es in Deutschland bestenfalls »ein halbes Dutzend Wagniskapitalgesellschaften«, sagt Zinke. »Viel zu wenige« für ein Land, das für sich in Anspruch nehme, zu den technologisch am weitesten entwickelten zu gehören. »Es müssten hunderte sein«, um die hier generierten Ideen aus der Forschung auch hierzulande umsetzen zu können. Doch wenn es sie nun mal nicht gibt, die risikobereiten Geldgeber, woher sollen sie dann kommen? Der Ansatz von Holger Zinke und anderen Biotech-Unternehmern ist es nicht, nach Geld vom Staat zu schreien. Denn das Geld ist in einem reichen Land wie Deutschland durchaus vorhanden. Schätzungsweise 500 Milliarden Euro privates Kapital werden Jahr für Jahr in Renten-, Immobilien- oder andere, vergleichsweise investitionsrisikoarme Fonds investiert. Zinke et al. fordern, nur ein Prozent dieses »anlagesuchenden Kapitals« so zu lenken, dass es in risikoreiche Technologieentwicklungen geleitet wird »und wohlgemerkt nicht nur in Biotechnologien, sondern auch andere Hochtechnologien«, sagt Zinke. Derzeit seien es bestenfalls Promille und weniger, die in wirklich innovative Unternehmungen flössen. »Aufgabe des Staates wäre es, das Steuerrecht so zu ändern, dass dieses eine Prozent für Innovationen mobilisiert wird«, so der Unternehmer. »Es macht jedenfalls volkswirtschaftlich keinen Sinn, wenn 100 Prozent des anlagesuchenden Kapitals in Kapitallebensversicherungen oder dergleichen versickern.« Um Zinkes Idee, erstmals 2014 formuliert im Deutschen Biotechnologie-Report der Beraterfirma Ernst & Young, umzusetzen, müsste der Staat lediglich einen »klaren Anreiz« für das anlagesuchende Kapital schaffen: »Wer Hochtechnologieunternehmen Eigenkapital für Wachstum zur Verfügung stellt und damit langfristige Bindung und Verlustrisiko eingeht, der soll und muss belohnt werden«, erklärt Zinke.[26] »Er soll nach einer mehrjährigen Haltedauer von einer Besteuerung der Erträge ausgenommen werden, denn Verluste trägt er selbst.« Eine solche Regelung sei »ordnungspolitisch sauber, jederzeit umsetzbar und wirkungsvoll«.

Mit diesem regelungspolitischen Kniff ließe sich ein Finanzierungsmarkt für Innovationen, ein »Finanzierungsökosystem« aufbauen. Der Staat müsse gar nicht selbst Geld in die Hand nehmen und über Fördermaßnahmen einzelne Unternehmen unterstützen, das sei »ein komplett falscher, weil planwirtschaftlicher Ansatz«, sagt Zinke. »Was wir brauchen, ist die Lenkung von Kapitalströmen.« Und dieses Kapital suche sich dann schon die vielversprechendsten Projekte.

Die bisherigen Maßnahmen des Staates zur Unterstützung innovativer Technologie-Unternehmen hält Zinke zwar für löblich, aber letztlich für nicht ausreichend und daher für »Innovationsfolklore«. Der Staat stellt über diverse Förderprogramme zwar viel Geld für die Gründungs- und frühe Entwicklungsphase der Unternehmen bereit. So fördert etwa GO-Bio, die 2005 gestartete »Gründungsoffensive Biotechnologie« des Bundesministeriums für Bildung und Forschung, sowohl Forscherinnen und Forscher in ihren Gründungsbemühungen als auch frisch gegründete Start-ups – vorausgesetzt, sie können private Co-Investoren von der Geschäftsidee überzeugen. Auch das Bundeswirtschaftsministerium fördert seit 2005 über den »High-Tech Gründerfonds« (HTGF) junge Start-ups mit jeweils bis zu drei Millionen Euro.

Aber das eigentliche Problem der Firmen entsteht erst im nächsten Schritt, in der Wachstumsphase, in der die kleinen Start-ups nicht mehr nur ein paar Experimente und technische Angestellte im Labor finanzieren müssen, sondern teure klinische Studien an Probanden und Patienten. Doch ohne die Ergebnisse aus solchen Studien, in denen die Ideen auf ihre Verträglichkeit und Wirksamkeit getestet werden, gehen etwa die großen Pharmafirmen in der Regel auch keine Kooperationen mit den kleinen, innovativen Biotech-Firmen ein – sie brauchen Anhaltspunkte, in welche der vielen Entwicklungsprojekte es sich zu investieren lohnt. Die Katze beißt sich in den Schwanz: Ohne »proof of concept« kein Geld, und ohne Geld kein »proof of concept«.

Bleibt der warme Geldregen aus, um zumindest erste Hinweise

auf ein Funktionieren einer neuer Technik oder eines neuen Wirkprinzips zu bekommen, dann verdorren die mit Steuergeld mühsam herangezogenen Start-ups also wie Wassermelonen in der Wüste, bevor sie das Potenzial ihrer Idee überhaupt eruieren konnten. Eine Phase in der Entwicklung innovativer Firmen, die daher nicht umsonst das »Tal des Todes« genannt wird. Aber wie lässt es sich am besten überbrücken, wie lassen sich zumindest die wirklich großen Ideen, die »Sprunginnovationen«, die revolutionär und »disruptiv« sein und neue Industriezweige oder Dienstleistungen ermöglichen könnten, durch dieses Tal retten? Und wie erkennt man überhaupt eine Sprunginnovation, insbesondere in ihrem Embryonalstadium, und unterscheidet sie von nie realisierbaren Utopien?

Machen wir die Probe aufs Exempel: Wie wäre es mit einem Unternehmen, das eine Technik entwickelt hat, die aus einem Tropfen Blut sowohl Infektionen mit verschiedenen Viren als auch Krebs oder diverse andere Krankheiten diagnostizieren kann? Was Ärzte bislang nur nach der Entnahme mehrerer Milliliter Blut und Untersuchung mithilfe verschiedener, teils komplexer Nachweisverfahren in spezialisierten Labors oft erst nach Tagen sagen können, das kann die kleine Maschine »Edison« in kürzester Zeit erledigen, etwa im Supermarkt. 70 Nachweisverfahren innerhalb einer Stunde.

Das klingt doch überzeugend nach einer Sprunginnovation, einer »disruptiven« Technologie, die eine ganze Branche, in diesem Fall die Diagnostik, umkrempelt. Oder? Der Erfinderin der Technik und Gründerin des Unternehmens Theranos Elizabeth Holmes, einer Studienabbrecherin von der Stanford University in Kalifornien, gelang es, die Ex-US-Außenminister George Shultz und Henry Kissinger, den Ex-US-Verteidigungsminister General James Mattis, den Medienmogul Rupert Murdoch und andere Prominente als Berater und Investoren für die Idee zu begeistern.

Die Euphorie um die Möglichkeiten ihrer »Edison«-Technik war so groß, dass Theranos zeitweise einen Marktwert von acht Milliarden US-Dollar erreichte. Doch nirgends hatten Holmes oder ihre Mitarbeiter Details über die von ihnen streng geheim gehaltene Technologie verlauten lassen. Es gab keine wissenschaftlichen Veröffentlichungen, keine plausible technische Erklärung. Niemand hatte eine Ahnung, wie »Edison« funktionieren und die erstaunlichen Testergebnisse produzieren könnte. Spätestens, als die Aufsichtsbehörde Centers for Medicare & Medicaid Services der Firma 2016 die Lizenz zum Durchführen von Bluttests entzog, nahmen die Zweifel überhand, dass die Firma überhaupt eine Technologie hatte, mit der sie ihre Versprechungen erfüllen konnte. Inzwischen existiert Theranos nicht mehr, und gegen Holmes laufen Gerichtsverfahren wegen Betrugs.

Einen Bluff, wie ihn Theranos womöglich zelebrierte, gab es in der deutschen Biotech-Szene bislang nicht. Und sicher handelt es sich um ein Extrembeispiel für hochgesteckte technologische Ambitionen. Doch es macht deutlich, wie schwer einschätzbar die realistischen Chancen einer »revolutionären« Idee eines Start-ups für die Investoren sein können. Zumal das Scheitern einer Idee in der Biotechnologie-Branche eher die Regel als die Ausnahme ist. Dass sich eine Idee nicht umsetzen lässt, eine Technik noch nicht ausgereift oder nicht konkurrenzfähig ist, solche Fehlschläge sind völlig normal. Auch im Portfolio von Dietmar Hopps dievini blieben Misserfolge nicht aus: 2011 und 2012 patzten drei der Arzneimittelentwickler. Wilex, Sygnis und Agennix mussten jeweils das Durchfallen von Wirkstoffkandidaten melden. Sieben der 16 von dievini geförderten Firmen seien auf die eine oder andere Art »gescheitert«, gibt Hopp freimütig zu, aber »immerhin neun davon sind noch intakt«, auch wenn sie zum Teil noch immer Förderung benötigen. Die Investitionsgrenze von 250 Millionen Euro, die sich der Milliardär ursprünglich gesetzt hatte, ist mit 1,35 Milliarden

Euro längst weit überschritten. »Dafür bin ich von vielen verspottet worden.« Aber Hopp sieht das gelassen. »Mir war schon klar, dass das passieren kann«, sagt er schulterzuckend. »Noch immer stecken rund 850 Millionen Euro in dievini, wobei allein CureVac dies nach menschlichem Ermessen überkompensieren wird.« Und dann gebe es immer noch acht weitere Firmen, denen man einen Erfolg zutrauen kann. »Ich wäre froh, wenn am Ende zwei der Investments erfolgreich wären.«

Obwohl das Risiko hoch ist – man müsse es doch zumindest versuchen, meint Bohlen. Daher hat er die Idee einer computergestützten Präzisionsmedizin, die dem Arzt bei der Wahl der passenden Therapie für jeden einzelnen Patienten hilft, nach dem Scheitern von LION Biosciences auch keineswegs aufgegeben. Unbeirrt verfolgt er sie weiter – mit der Anfang 2004 gegründeten und ebenfalls von Hopp unterstützten Firma Molecular Health. »Es braucht den unerschütterlichen Glauben, dass manche Dinge so sind, wie man sie sieht.« Auch wenn man weiß, dass die Wahrscheinlichkeit sehr hoch ist, dass die Vision, die man in schillernden Farben propagiert, platzen kann? Wirkt dieser »unerschütterliche Glaube« dann nicht ein Stück weit arrogant? »Das kann schon sein«, sagt Bohlen, »aber wenn nur eine Immatics, eine CureVac oder eine Molecular Health durchkommt, dann war alles richtig.«

Sprunginnovationen identifizieren

Von CureVacs mRNA-Technologie ist inzwischen bekannt, dass sie funktioniert und dass es sich um eine Sprunginnovation handelt, die nicht nur das Impfen auf völlig neue technologische Füße stellt, sondern auch völlig neue Therapien ermöglichen dürfte. Doch lässt sich eine solche Sprunginnovation schon in ihrem Anfangsstadium erkennen? Taugt etwa die Wissenschaft, auf der die Unternehmensidee des Unternehmens Dewpoint basiert, als Sprunginnovation?

Bei Dewpoint kreist alles um die Frage: Wie schaffen es all die Millionen verschiedenen Moleküle in einer Zelle, zur richtigen Zeit am richtigen Ort zu sein – etwa, um die Erbinformation in den Genen abzulesen? Hunderte und Tausende von Proteinen müssen zusammenarbeiten, damit die vielen lebenswichtigen chemischen Reaktionen in einer Zelle ablaufen können. Doch die Wahrscheinlichkeit, dass diese Moleküle im Zellinneren alle zufällig zur rechten Zeit zueinanderfinden, ist praktisch gleich null. Aber warum funktionieren Zellen dann trotzdem? Die Lehrbücher der Biochemie drückten sich bislang um eine Antwort. Dabei ist sie essenziell wichtig: Denn funktioniert eben diese Zusammenarbeit nicht, sind Krankheiten die Folge – Alzheimer, Parkinson, Krebs und andere. Und wer des Rätsels Lösung kennt, könnte einschreiten und neue Therapien dagegen entwickeln. Der Erste, der einen Anhaltspunkt fand, wie die Moleküle in den Zellen zusammenarbeiten, war Anthony Hyman, Direktor am Dresdner Max-Planck-Institut für Zellbiologie und Genetik: So, wie sich die fein verteilten Wassermoleküle aus der Luft auf einem Blatt oder an einer kalten Fensterscheibe in Form eines Tropfens absetzen, so kondensieren in der Zelle auch die fein verteilten Proteinmoleküle unter bestimmten Bedingungen zu winzigen Tröpfchen.

Ähnlich wie sich Essigtropfen vom umgebenden Öl absetzen, trennen sich dabei zwei flüssige Phasen. Entscheidend bei dieser Phasentrennung ist: In den Tropfen sind die Proteine hundert- bis tausendfach höher konzentriert als außerhalb im Zellplasma. Erst dadurch werden die lebenswichtigen chemischen Prozesse überhaupt möglich. Manche der Tröpfchen tauchen nur auf, wenn die Zelle in Stress gerät, andere bereiten die Entwicklung von Keimzellen vor, und wieder andere bilden sich im Zellkern, wo sie das

Abschreiben der Geninformation aus dem Erbgut bewerkstelligen. Dutzende solcher kugeliger Tropfen mit unterschiedlichsten Funktionen driften durch Zellen. Schätzungsweise 30 Prozent des Volumens eines Zellkerns besteht aus Kondensaten, die für das Abschreiben der Geninformation (die Transkription) und andere dort zu erledigende Prozesse nötig sind.

Kondensate entpuppen sich als ein fundamentaler Faktor in biologischen Systemen. Sie spielen eine Rolle in den Nervenenden, den Synapsen, die Signale weiterleiten; sie sind nötig für die Verdopplung des Erbguts bei der Zellteilung; und sie sind in das Ablesen der Geninformation, die Transkription, involviert.

Die Firma Dewpoint sucht in ihren Labors in Boston, Dresden und Berlin nach Arzneien, die in die Kondensat-Biologie eingreifen und auf diesem Wege Krankheiten wie Alzheimer heilen oder zumindest verlangsamen könnten. Richard Young, Direktor am Whitehead Institute in Cambridge und mit Tony Hyman Gründer von Dewpoint, ist überzeugt, dass die Wirkstoffbanken »außerordentlich reich« an Substanzen sind, die Kondensate beeinflussen können. Bisher habe das nur nie jemand überprüft.

Ein anderes Mittel, um Kondensate zu beeinflussen, könnten RNA-Moleküle sein. »Kondensate enthalten fast immer auch RNA«, sagt Young. »Sie spielen sogar eine ziemlich wichtige Rolle für das Verhalten der Tröpfchen.« Die Menge der RNA-Moleküle in den Kondensaten zu verändern oder deren Eigenschaften im Tropfen, »könne ein vernünftiger Weg zu einer Therapie« sein, meint Young.

Ist das nun eine Sprunginnovation, oder zumindest der Keim für eine hinreichend revolutionäre Technologie? »Eine sichere Identifikation von Sprunginnovationen ist nicht möglich«, sagt Rafael Laguna, Leiter der SPRIND GmbH, einer im Herbst 2019 vom Bundesforschungs- und Bundeswirtschaftsministerium gegründeten Agentur, die nach dem Vorbild der US-amerikanischen

DARPA die Entwicklung »disruptiver« oder einfach revolutionär neuer Technologien fördern soll. »Es ist lediglich möglich, diejenigen Ideen zu identifizieren, die Innovationspotenzial besitzen und deren Umsetzung eine Sprunginnovation ermöglichen könnte«, sagt Laguna. Laut Gesellschaftsvertrag der SPRIND GmbH seien als Sprunginnovationen jene Innovationen definiert, die »sich durch eine radikale technologische Neuheit und/oder eine marktverändernde Wirkung« auszeichnen. »Mit dieser Definition wird der Begriff der Sprunginnovation relativ weit gefasst, sagt Laguna. Daher müsse sich SPRIND mithilfe bestimmter Kriterien einer Entscheidung nähern. Dabei gehe es um die Identifikation von Ideen mit Sprunginnovationspotenzial und zwar, und das sei »besonders wichtig«, »frühzeitig«, zu einem Zeitpunkt, an dem die Wirtschaftlichkeit einer Idee oft noch nicht absehbar ist. Die Analyse der Projektideen beginnt mit der Prüfung von Ausschlusskriterien und der Positionierung der Idee zwischen Forschung und Wirtschaft, um offensichtlich geringwertige Ideen früh auszusortieren. »Anschließend wird die Idee hinsichtlich ihres Sprungpotenzials eingeschätzt, das aus der Bewertung des Veränderungspotenzials, des Nutzenpotenzials sowie ihrer Chancen und Risiken besteht.

Grundsätzlich andere Entwicklungsbedingungen als »normale« Innovationen brauchen Sprunginnovationen nicht, meint Laguna. Aber da es an der Schnittstelle zwischen Forschung und Wirtschaft zu einem »Tal des Todes« zwischen der Erkennung der Chance und der Produktentwicklung komme, sei eine »Überbrückung« mit Geld, Personal und Infrastruktur nötig. Dabei soll SPRIND helfen, so der Auftrag der Agentur. Etwa bei der Entwicklung eines potenziellen Alzheimer-Medikaments (PRI-002),[27] das gegen die Bildung von »Prionen« wirkt, also fehlgefalteten Proteinen, die anderen Proteinen diese Fehlfaltung aufzwingen können. Da solche Prionen wahrscheinlich in die Entstehung neurodegenerativer Erkrankungen wie Alzheimer involviert sind, »denken wir, dass antiprionische Wirkstoffe ein ähnlich großes Potenzial haben könnten wie die mRNA von Herrn Hoerr«, sagt Laguna.

Der Staat als Innovator

Aber kann es wirklich Aufgabe des Staates sein, solche Projekte zu identifizieren und zu unterstützen? Ja, wenn man dem Votum der Mitglieder des »Innovationsdialogs« zwischen Bundesregierung, Wirtschaft und Wissenschaft folgt. Die Experten schlugen 2017 die Gründung eine »Agentur für Sprunginnovationen« vor, nachdem Deutschland Jahr für Jahr attestiert worden war,[28] etwa von der Expertenkommission Forschung und Innovation (EFI), dass im Land »exzellente Grundlagenforschung sowie international anerkannte anwendungsnahe Forschung und Entwicklung« betrieben werde, aber der Transfer in innovative Angebote nur dort gelinge, wo evolutionär auf bestehende Technologien, Produkte und Dienstleistungen aufgebaut wird, radikal neue Ideen aber meist von US-amerikanischen oder asiatischen Wettbewerbern auf den Markt gebracht werden. »Die Bundeskanzlerin Angela Merkel reagierte begeistert auf den Vorschlag«, sagt Rafael Laguna, der die Institution seit ihrer Gründung am 16. Dezember 2019 in Leipzig leitet. Insofern ist er nicht gänzlich unbefangen, wenn er die Rolle des Staates als aktiver Förderer von innovativen Firmen und Innovationsprozessen als relevant, wichtig und positiv einschätzt – insbesondere die Rolle der DARPA, die ausdrückliches Vorbild für die SPRIND-Agentur ist.

Die Aufgabe der »Defense Advanced Research Projects Agency« (DARPA) ist es erklärtermaßen, »entscheidende Investitionen in bahnbrechende Technologien« zu tätigen, mit dem Ziel, den technologischen Vorsprung der USA zu sichern. In erster Linie natürlich in Bezug auf militärische, durchaus aber auch darüber hinaus gehende Bereiche. Anlass für die Gründung in den 1950ern war der »Sputnik-Schock«. Ein kleiner russischer Satellit hatte den USA ihren Rückstand in der Raketentechnologie offenbart. Seitdem stehen der DARPA jährlich bis zu drei Milliarden US-Dollar zur Verfügung, um in »Durchbruch-Technologien für die nationale Sicherheit« zu investieren. Ausdrücklich umfasst das »revolutionäre Konzepte« ebenso wie Projekte, die »scheinbare Unmöglichkeiten in praktische Fähigkeiten« umzusetzen versuchen. Spätestens seit den Terroranschlägen am 11. September 2001 fördert DARPA auch biotechnologische Projekte, etwa im Rahmen der »Pandemie Präventions-Plattform«.

Der DARPA sei es in den letzten Jahrzehnten immer wieder gelungen, »Impulse für radikal neue Innovationen im militärischen, aber gleichermaßen auch zivilen Bereich zu setzen«, so Laguna, dessen Buch über Sprunginnovationen im Herbst 2021 erscheinen wird.[29] Ein wesentliches Instrument seien dabei »ambitioniert angelegte Innovationswettbewerbe zur Lösung konkreter technologischer Herausforderungen« gewesen, etwa die DARPA Grand Challenges. So stieß die Grand Challenge für autonome Fahrzeuge die Entwicklung von Technologien für computergestütztes Fahren entscheidend an und wirkt in der Automobilindustrie bis heute nach. Die DARPA wollte neue Ansätze dafür auch außerhalb des Netzwerks der gängigen Vertragspartner der US-Streitkräfte gewinnen. Ein Innovationswettbewerb sollte einen diversen Teilnehmerkreis inklusive Universitäten, Start-up-Unternehmen und Hobby-Erfindern am Innovationsprozess beteiligen. Die Grand Challenge 2004 scheiterte noch, keines der Roboterfahrzeuge konnte den 240 Kilometer langen Kurs durch die Mojave-Wüste absolvieren. Bei einem erneuten Wettbewerb im Jahr darauf meisterten schließlich fünf von 23 Teams die Herausforderung.

»Das Beispiel der DARPA Grand Challenges führt die Vorteile

von Innovationswettbewerben deutlich vor Augen«, meint Laguna. »Sie helfen, Pfadabhängigkeiten zu durchbrechen, neue Akteure an Innovationsprozessen zu beteiligen und das breite öffentliche Interesse für wesentliche Innovationen zu wecken.« Zugleich minimieren sie finanzielle Risiken für die Veranstalter. Denn Preisgelder werden nur im Nachhinein beim Erreichen definierter Ziele ausgeschüttet. So können vergleichsweise geringe Fördermittel sehr starke Impulse setzen, die der damalige Direktor der DARPA, Anthony Tether so zusammenfasste: »Alles, was wir tun, ist, zu zeigen, dass es möglich ist. Wir wischen die technische Ausrede vom Tisch, damit die Leute nicht mehr sagen können: ›Hey, das ist sehr interessant, aber du weißt ja, dass es nicht möglich ist.‹«

Wertet man also die DARPA Grand Challenges als positives Beispiel für die Rolle des Staates im Innovationsprozess, dann stellt sich die Frage, welche Rolle der Staat als Impulsgeber für Sprunginnovationen auch in anderen Bereichen spielen kann und sollte. Mariana Mazzucato, Wirtschaftswissenschaftlerin am University College in London, vertritt in ihrem Buch »The Entrepreneurial State« aus dem Jahr 2013 die Auffassung, dass »bei den meisten radikalen, revolutionären Innovationen, die den Kapitalismus vorangetrieben haben – von Eisenbahnen über das Internet bis aktuell zur Nanotechnologie und Pharmaforschung – [...] die frühesten, mutigsten und kapitalintensivsten ›unternehmerischen‹ Investitionen vom Staat« kamen. Am Beispiel des iPhone zeigt sie, wie Unternehmen bei der Entwicklung neuer Produkte und Dienstleistungen auf Technologien zurückgreifen, die ursprünglich vom Staat angestoßen und finanziert wurden: vom Internet über GPS-Navigation und Touch-Screens bis hin zur Spracherkennung. Bei vielen solcher bahnbrechenden Entwicklungen spielte wiederum die DARPA eine herausragende Rolle.

Den USA allerdings gelingt es, die Wertschöpfung der mit staatlichen Geldern generierten Innovationen im Land zu halten. In Deutschland hingegen werden Arzneimittelentwicklungen, wie etwa das Hepatitis-Medikament von Myr Pharmaceuticals aus Bad Homburg, mit Geld des Hightech-Gründerfonds anfinanziert, doch der Gewinn wird in den USA vom US-Konzern Gilead gemacht werden, der die hessische Firma Ende 2020 für 1,15 Milliarden Euro aufkaufte. Wie verhindert werden kann, dass Innovationen, die in Deutschland mit Steuergeld ersonnen und angefüttert wurden, zur Markteinführung dann ins Ausland abwandern und nur dort Gewinne erzielen, kann auch Laguna nicht sagen: »Das ist in der Tat eine Herausforderung, die bis dato noch nicht gelöst ist.« Sein Eindruck sei, dass dieser Aspekt erst jetzt von der Bundesregierung wahrgenommen werde.

Wenn die Ideen aus deutschen Forschungsinstituten und Universitäten am Ende ohnehin in den USA landen, auf dem größten Arzneimittelmarkt der Welt, dem Mekka für biotechnologische Entwicklungen, wäre es dann nicht ehrlicher, jungen Gründern von vornherein zu sagen: Packt eure Sachen, zieht nach Boston oder ins Silicon Valley und gründet eure Firma dort und startet durch? »Eine schlimme Frage«, sagt Holger Zinke und windet sich, um dann zuzugeben: »Wahrscheinlich hätten wir einen Faktor zehn und mehr an Bewertung herausholen können, wenn wir ein Unternehmen wie die B.R.A.I.N. von vornherein in den USA angesiedelt und aufgezogen hätten«, so, wie es der Gründer von Sun Microsystems und einer der wichtigsten Investoren in den USA, Andreas von Bechtolsheim, rät: Man solle eine Gesellschaft nach dem Recht des Staates Delaware gründen, von Anfang an groß, in dreistelligen Millionenbeträgen denken, früh mit den Start-up-Experten der Nasdaq den Börsengang planen und die Entwicklung des Unternehmens zum »Einhorn«, zur milliardenwerten Firma, minutiös planen und streamlinen. Vieles spreche dafür, sagt Zinke, aber natürlich könne das für eine Volkswirtschaft nicht der richtige Weg sein.

«Ich würde jungen Gründern nicht raten, nach Amerika zu gehen, weil sie dort viel eher eine Finanzierung bekommen können als bei uns, aber wenn ich ehrlich bin, sollte ich das tun«, sagt Dietmar Hopp, der wie kein anderer Wert darauf legt, Firmen in Deutschland zu fördern und zu halten, der aber nie die Augen verschlossen hat vor den Realitäten des deutschen und des US-Marktes: »Ich war immer dafür, dass CureVac eine deutsche Firma bleiben muss, aber ich war leidenschaftlich dafür, in den USA an die Börse zu gehen, weil in Deutschland die Biotech-Branche gar nicht verstanden wird und wir keine brauchbare Bewertung bekommen hätten.« Die Hoffnung, dass man »in Deutschland aus der Coronakrise lernt und die steuerlichen Hindernisse für Start-ups schnellstens beseitigt und sie wohlwollend unterstützt«, hat Hopp indes nicht aufgegeben. In einer Volkswirtschaft, die zukunftsfähig ist, müsse es »selbstverständlich« eine eigenständige Life-Science-Industrie geben, sagt Holger Zinke, und zwar »mit Firmen in allen Entwicklungsphasen«.

Berlin, das neue Boston?

Aber wie kann in Deutschland eine solche, mit der in den USA halbwegs vergleichbare Biotech-Szene entstehen? Kann etwa in Berlin so etwas wachsen wie in Boston, wo aus den Top-Universitäten wie Harvard und Massachusetts Institute of Technology neue Forschungsergebnisse in Start-ups münden, an den weltberühmten Kliniken wie dem Massachusetts General Hospital getestet und von den dort angesiedelten weltweit größten Pharmafirmen aufgegriffen und auf den Markt gebracht werden? Die Zutaten für ein solches »BOSlin« wären in der Hauptstadt alle da: die exzellente Forschung an der Technischen, der Freien und der Humboldt Universität, die Patienten an den Charité- und Vivantes-Kliniken, und Bayer als ein international tätiges Pharmaunternehmen. Und dessen Forschungschef Stefan Oelrich hält das Ziel, Berlin zu einem europäischen Boston zu machen, durchaus nicht für Hybris. »Wenn man sich das Ziel nicht setzt, kann man es auch nicht erreichen«, äußerte sich Stefan Oelrich Anfang 2020 im *Tagesspiegel*.[30] Vor 20 oder 30 Jahren habe man sich in Cambridge, dem Vorort von Boston, wo heute der Großteil der Biotech-Firmen angesiedelt ist, gar nicht bewegen können, ohne Gefahr zu laufen, überfallen zu werden. Geschweige denn, dass es eine wesentliche Biotech-Ansiedlung jenseits vom Harvard University Campus und dem Massachusetts Institute of Technology gab. »Was die akademischen Institute in Berlin betrifft, haben wir eine einmalige Konstellation, zumindest in Deutschland, vielleicht sogar in Europa. In Boston hat es damals Leute gegeben, die gesagt haben: Lasst uns was zusammen machen, anstatt gegeneinander, und dieses Momentum gibt es gerade auch in Berlin.« Es gebe eine vergleichbare Grundkonstellation, »auch wenn wir natürlich viel später dran sind als Boston«. CureVac, BioNTech, Morphosys, das seien Einzelfälle. »Die Frage ist, wie wir es schaffen, das auf einer größeren Skala aufzuziehen.« Wenn bekannt werde, dass Bayer den Willen habe, in Deutschland, in Berlin zu investieren, dann werde es auch mehr Interessenten geben, sagt Oelrich. »Jedenfalls suchen wir vermehrt nach Kooperationen für den Standort Berlin.«

Ingmar Hoerr ist skeptisch. »Solange die Stellschrauben im deutschen Innovationssystem sich nicht grundlegend (und mit grundlegend meine ich wirklich grundlegend) verändern, wird sich der Traum von einem ›BOSlin‹ sehr schnell ausgeträumt haben«, antwortete der Unternehmer dem Bayer-Forschungschef im *Tagesspiegel*.[31] Die Voraussetzungen seien andere. Boston sei nicht ohne Weiteres zum Biotech-Mekka geworden. 2008 etwa habe der damalige Gouverneur von Massachusetts, Deval Patrick, auf der weltweit größten Biotechnologie-Messe, der Bio Convention in San Diego, einen zehnjährigen Investmentplan in Höhe von einer Milliarde US-Dollar zur Unterstützung der Biotechnologie in dem US-Bundesstaat angekündigt. Und neben den Dutzenden von Risikokapitalgesellschaften der Stadt seien die Elite-Universitäten MIT und Harvard nicht nur Wissensgeneratoren, sondern investieren auch selbst. Nichts Vergleichbares habe es in Deutschland gegeben. Außerdem haben diese Institutionen »ein ganz anderes Verständnis für akademische Forschung als ihre deutschen universitären Pendants«, sagt Hoerr. Dort gebe es »immer kluge Köpfe, die mit ihren Ergebnissen aus der Grundlagenforschung sofort einen Weg in die Anwendung suchen.« Professoren, die eigenes Geld in Gründungen investieren, seien in den USA die Regel. »Dieses vibrierende Umfeld hat die weltweit relevantesten und größten Risikokapitalgeber, große Biotechnologie- und Pharma-Unternehmen angezogen«, so Hoerr. »In diesem Ökosystem kommen die besten Köpfe der Welt zusammen, um ihren Traum von der Wissenschaft und den wissenschaftlichen Anwendungen zu verwirklichen.«

Weder in Berlin noch sonst wo in Deutschland kann Hoerr ein vergleichbares Ökosystem erkennen. Dennoch hat er »die Hoffnung, dass sich die Dinge für die Biotechnologie in Deutschland zum Besseren wenden.« Die COVID-19-Pandemie zeige, wie wichtig biotechnologische Innovationen sind – »nicht nur zur Bekämpfung von Epidemien, sondern auch für unheilbare Krankheiten wie Krebs, für den Gesunderhalt einer immer älter werdenden Bevölkerung, für die Ernährung der Welt und gegen den Klimawandel durch Kohlendioxid-Fixierung und Nutzung neuartiger biologischer Energiequellen«.

Es brauche einen »Paradigmenwechsel« in der Innovationspolitik in Deutschland und Europa. Institutionen wie die SPRIND-Agentur oder das European Innovation Council (EIC), die Technologieentwicklungen finanziell fördern sollen, seien dabei nur zwei von vielen Werkzeugen. Weitaus wichtiger sei ein kultureller Wandel, in dem das »Scheitern« nicht mehr negativ begriffen, sondern als Teil eines nachhaltigen Innovationsprozesses erkannt werde. »Ohne Scheitern sind neue disruptive Technologien nicht denkbar«, sagt Hoerr. Völlig Neues auszuprobieren birgt in sich ein hohes Risiko, zu scheitern. »Die Bereitschaft zur Übernahme eines gewissen Risikos muss in der breiten Bevölkerung ankommen.« Wenn ein jeder bereit wäre, einen von einhundert Euro der persönlichen Rentenvorsorge in Biotechnologie zu investieren, »dann wäre ich tatsächlich bereit, in dem Begriff BOSlin mehr als nur heiße Luft zu sehen.«

»Wir würden uns etwas vormachen, wenn wir so täten, als wären wir in Berlin schon dort angekommen, wo Boston heute ist«, sagt Thomas Sommer, geschäftsführender Vorstand des Max-Delbrück-Centrums für Molekulare Medizin in Berlin-Buch.[32] Aber das Beispiel Boston zeige auch, »welchen Effekt es haben kann, wenn man gemeinsam ein Ziel anpeilt, gemeinsam einen wissenschaftlichen Schwerpunkt setzt und den Standort mit gemeinsamen Projekten weiterentwickelt.« Dann könne eine Start-up-Landschaft entstehen, die wiederum Big Pharma anzieht. Die Zutaten habe Berlin, meint auch Heyo Kroemer, Vorstandsvorsitzender der Charité. »Man findet in Berlin zu jeder Fragestellung jemanden, der daran arbeitet, auch auf internationalem Niveau«, sagt Kroemer. Aber es fehle an Zusammenarbeit, an Koordination und an langfristiger Zielsetzung, die dann auch entsprechend finanziert ist. »Wenn sich Berlin ein realistisches, nicht einfach die USA kopierendes Ziel setzt und es mit einer langfristigen Strategie über 20 bis 25 Jahre verfolgt – dann kann es gelingen, im internationalen Wettbewerb vorn zu sein.« Berlin habe eine starke Life-Science-Forschung, sagt Sommer, man sei »exzellent im Bereich der Einzelzellsequenziertechnologie«, die schnell in der Klinik ankommen und Diagnose und Therapie deutlich verbessern werde. »Hinzu kommt: Berlin hat die kommunale Krankenhauskette nicht verkauft«, sagt Kroemer. »Die Charité hat 3000 Betten, Vivantes hat 5800. Wenn wir das gut strukturieren und informationstechnologisch vernetzen, dann entsteht ein deutschlandweit einzigartiger Raum für Versorgungsforschung.« Dennoch funktioniert die Translation von Grundlagenforschung in die klinische Anwendung in Deutschland noch immer nicht so gut wie in den USA. »Im Ausprobieren neuer Wege sind die Amerikaner schneller und besser«, sagt Kroemer, »wofür es aber eigentlich keinen Grund gibt, denn Neues auszuprobieren kostet nicht unbedingt mehr Geld, es ist eine Frage der Mentalität, der Risikobereitschaft.« Und die sei in Deutschland unterentwickelt. »Wenn in Deutschland jemand das Risiko einer Firmengründung eingeht, statt eine standardisierte berufliche Laufbahn zu verfolgen, wird das nicht als Plus gewertet, jedenfalls nicht, wenn er oder sie scheitert«, sagt Kroemer.

Ohnehin werde die Rolle des Unternehmers im Innovationsprozess in Deutschland kaum beachtet, meint Holger Zinke. »Es gibt eine tendenzielle Überbewertung der Investorenseite und eine tendenzielle Unterbewertung des unternehmerischen Beitrags zum Erfolg eines Technologieunternehmens«, sagt der Unternehmensgründer. »Das nervt.« Er sei sich sicher, dass »ein Gutteil des Erfolgs von CureVac, BioNTech, Morphosys, Qiagen oder anderen Biotech-Unternehmen in Deutschland von den Unternehmerpersönlichkeiten abhängt, die diese Betriebe gegründet und geführt haben«. Aber das lasse sich nun mal schlecht in Zahlen ausdrücken.

Wie man Unternehmer stärkt

«Der Volkswirtschaft fehlt im Kern Unternehmertum«, heißt es in einem »Thesenpapier zu Unternehmertum und Innovationskultur«, das Zinke gemeinsam mit Ingmar Hoerr, Claus Kremoser (Gründer und CEO der Phenex AG) und Andreas Mietzsch (Biocom AG) 2011 verfasste. »Das weitgehende Fehlen von Unternehmern und das geringe gesellschaftliche und politische Verständnis für Unternehmertum ist ein wesentlicher und ursächlicher Mangel«, heißt es in dem Papier. »Die Unternehmer und die durch ihr Handeln neu entstandenen Unternehmen müssen in den Vordergrund der industriepolitischen Zielsetzung gestellt werden.«

Es bedürfe vielfältiger intellektueller, finanzieller, ideeller und sozialer Anreize, um Individuen zur Gründung und Entwicklung von innovativen Unternehmen zu bewegen. »Unternehmer sind die Motoren« und müssten »als Individuen wertgeschätzt werden«. Alles politische Wollen, Förderung, Erhalt und Veränderung einer Volkswirtschaft scheiterten ohne die Handlung von Unternehmern. »Die Unternehmer müssen in den Vordergrund des politischen Handelns.« Politik habe noch niemals Wertschöpfung aus sich selbst schaffen können, einzig und allein der Unternehmer treibe Wertschöpfung mit und durch Unternehmen voran.

Ein Unternehmer sei eben kein Manager, betont Hoerr. Anders als ein angestellter Manager zeichne sich ein Unternehmer durch eine völlig andere Handlungsweise aus. Er »gründet, schafft ein Unternehmen und qualifizierte Arbeitsplätze, übernimmt erhebliche und universelle Verantwortung, übernimmt damit persönliches/finanzielles Risiko, handelt bewusst in Verlustphasen, handelt in Phasen der finanziellen Unsicherheit, gestaltet, statt zu verwalten, motiviert und handelt als Motivator, schafft Unternehmens- und Innovationskultur.«

Zinke, Hoerr et al. wünschen sich einen »geschützten Raum, in dem die Gründer zunächst ohne größeres Risiko und mit einer gewissen Leichtigkeit ihre Geschäftsideen ausdenken und erproben können«, und zwar »mit Spaß, ohne den es absolut nicht geht«. In diesem Prozess müsse auch »Scheitern erlaubt sein«, denn erst das ermögliche eine »Lernkurve«, die dem neuen Unternehmen zugutekomme.

Das »European Innovation Council« (EIC), zu dessen Entstehung Hoerr als Berater und Mitglied der »High Level Group of Innovators« und des »EIC Advisory Boards« der EU-Kommission seit 2017 beigetragen hat, hat sich einige der Hinweise zur Bedeutung des Unternehmertums im Innovationsprozess zu eigen gemacht. »Wir wollen versuchen, den Innovator ins Zentrum unserer Förderung zu stellen«, sagt Keith Sequeira, Abteilungsleiter des EIC-Vorstands. Der Erfinder, derjenige, der eine Idee hat und sie umsetzen will, solle in die Lage versetzt werden, eben das zu tun. Dabei seien etwa die Interessen der Universität, an der der Innovator arbeitet und wo die Idee entstanden ist, zweitrangig. »Wir denken, dass es für die Gesellschaft sehr viel besser ist, wenn die Innovation tatsächlich auf den Markt kommt, als dass die Universität einen möglichst großen Anteil am möglichen Gewinn bekommt.« Tatsächlich zeige die Erfahrung, dass Universitäten zwar mitunter gute Technologietransferstellen vorweisen können, aber auch oftmals eine Barriere für die Innovatoren sind, so Sequeira.

Auch der SPRIND-Leiter Rafael Laguna sieht die Rolle der Universitäten und Forschungseinrichtungen im Innovationsprozess zwiespältig. Das Problem liege darin, dass die Forscherin oder der Forscher ihre oder seine Entdeckung oder Erfindung heutzutage nicht mehr allein zum Patent anmelden kann, sondern die Unis oder Institute, an denen die Forschung stattfand, mit vertreten sind. Das bedeute, dass die Institutionen bei vielen Entscheidungen des Innovators mitreden können und müssen, etwa, wenn es um Verhandlungen mit Wagniskapitalgebern oder anderen Investoren über Lizenzzahlungen oder Firmenanteile geht. Das sei oft »ein langer und schwieriger und kostspieliger Weg«, der die Gründer im sensiblen Start-up-Prozess behindert, sagt Laguna – nicht zuletzt, weil die Unis und Institute nicht die Infrastruktur haben, um schnell und fair zu verhandeln. Eine Vereinfachung dieses Prozesses sei »dringend geboten, wenn wir die Zahl der Ausgründungen aus Universitäten und Forschungseinrichtungen steigern wollen«, sagt Laguna. Hohe Beteiligungen an den Start-ups, Lizenzzahlungen und Umsatzbeteiligungen – wie sie etwa die Fraunhofer-Gesellschaft häufig bei einer Ausgründung verlangt – machten einen Einstieg von Investoren unattraktiv. »Ihr Geld soll ja dem Aufbau der neuen Firma dienen, nicht noch mal den Instituten zufließen«, sagte Laguna der *Wirtschaftswoche* – und forderte Reformen: »Eine dreiprozentige stille Beteiligung, ohne Stimmrechte, aber mit Verwässerungsschutz«, das schrecke keinen Investor ab. »Und sollte die Ausgründung ein Unternehmen mit Milliardenbewertung werden, ist Zahltag – auch für die Institute«, so Laguna.[33]

Letztlich plädiert Laguna damit für eine Stärkung des Unternehmers im Start-up-Prozess. Das Vertrauen in den Unternehmer sei auch noch aus einem anderen Grund wichtig, sagt Keith Sequeira vom EIC. Anfangs sei niemand wirklich interessiert gewesen an der RNA-Technik, weder die Experten in der pharmazeutischen Industrie, noch die Wissenschaft, noch Risikokapitalgeber, »mRNA war einfach nicht auf ihrer Agenda«, sagt Sequeira. Die Gefahr sei groß, die ungewöhnlichen Ideen, die jenseits des Mainstreams liegen, zu verpassen, wenn man sich auf einen Beraterstab aus eben jenem Mainstream verlasse.

Wie sehr das Unternehmertum missverstanden wird, wurde Hoerr erst so richtig klar, als er mit Viola Bronsema, der Leiterin des Branchenverbands BioDeutschland, 2015 an der Abschlussveranstaltung des ersten »Pharmadialogs« zwischen Arzneimittelherstellern, Wissenschaft, Gewerkschaften und den Bundesministerien für Gesundheit, Forschung und Wirtschaft zur »Stärkung der Rahmenbedingungen für Forschung, Entwicklung und Produktion« in Berlin teilnahm. In einer Podiumsdiskussion wurde ein Staatssekretär aus dem Bundeswirtschaftsministerium von der Moderatorin zu Gründern beziehungsweise Unternehmern befragt, woraufhin dieser sie unterbrach und – sinngemäß – sagte: »Gründer? Die wollen ja eh nur ihre Firma möglichst gewinnbringend verkaufen und dann auf der eigenen Insel irgendwas mit Schirmchen trinken«, erinnert Bronsema die Szene. »Ingmar Hoerr wäre auf dem Stuhl neben mir beinahe geplatzt vor Ärger, ich dachte wirklich, gleich springt er auf und stürmt die Bühne.« Für jemanden wie Hoerr, der zu diesem Zeitpunkt bereits anderthalb Jahrzehnte seines Lebens praktisch rund um die Uhr für den Erfolg seiner Firma gekämpft hatte, obwohl ihm mit jeder weiteren Investitionsrunde immer weniger Anteile an CureVac blieben, wirkten diese Worte wie Hohn. »Es zeigt einfach, wie wenig Anerkennung manche Menschen für unternehmerische Leistung übrighaben«, sagt Hoerr, »und gar nicht verstehen, was es heißt, eine Firma zu gründen und zum Erfolg zu führen.«

Kapitel 5: Rennen

Es ist wie beim Segeln. Man lernt es auf einer kleinen Jolle, an der Seite erfahrener Segler, die Anfängerfehler korrigieren, bis der Schüler halbwegs allein zurechtkommt. Allmählich wird der Segler sicherer, das Boot größer, die Mannschaft auch und die Geschwindigkeit nimmt zu, wie auch die seemännischen Anforderungen – Stürme, Flauten, Lecks, gefährliche Untiefen – an den Kapitän.

Mit Hopp im Boot ist Hoerr klar, dass CureVac nun hochseetüchtig gemacht und motorisiert werden wird, um das große Ziel ansteuern zu können. »CureVac war eine Art Kon-Tiki auf dem Pazifik, das pillerte da so rum«, sagt Bohlen. »Das Boot musste an Rumpf und Gliedern professionalisiert werden«, was Abläufe, Verantwortlichkeiten und Strukturen betrifft. Und die Mannschaft.

Der erste, der nach dem Hopp-Deal von Bord geht, ist Forschungsleiter Steve Pascolo. Der Immunologe, der inzwischen zum RNA-Experten geworden ist, hatte den Kontakt zur akademischen Forschung nie abreißen lassen und stets parallel zu den CureVac-Entwicklungen Grundlagenforschung an der Universität Tübingen betrieben. »Ich war 50 Prozent meiner Zeit bei CureVac und 50 Prozent an der Universität in Professor Rammensees Labor.« Doch zum endgültigen Wechsel in die industrielle Forschung kann er sich nicht durchringen. »Mir wurde klar, dass ich ein Wissenschaftler bin, dass ich die Laborarbeit liebe und meinen Tag nicht im Büro mit dem Organisieren von Studien, mit Meetings, Management und Reporting verbringen will«, sagt Pascolo. »Am Anfang war es aufregend, wir hatten so viel zu tun, um die mRNA zu optimieren und zu testen.« Aber nun hat Pascolo das Gefühl, dass »der Zug auf dem Gleis« ist, dass er sich wieder voll seinen Forschungsprojekten widmen kann.

Hoerr kann nicht recht glauben, dass Pascolo ausgerechnet jetzt die Firma im Stich lassen will. Jetzt, wo es doch erst richtig losgeht. Aber Pascolo will zurück ins Labor, in die Wissenschaft, die Grundlagenforschung. Er verlässt die Firma, verkauft seine Anteile und hakt das Thema CureVac ab.

Und Hoerr hakt die Episode Pascolo ab. So gut er kann, denn bei aller Professionalität geht es ganz ohne Enttäuschung eben doch nicht. Mitunter nehme Hoerr die Dinge »persönlich«, sagt Friedrich Bohlen – nicht, ohne zu betonen, dass das »keine Kritik« sei, sondern einfach eine Beobachtung einer »wirklich besonderen Persönlichkeit«. Das Gefühl, dass er für alles im Leben kämpfen müsse, führe mitunter zu »dünnhäutigen« Reaktionen, sagt Bohlen. Nicht immer kann Hoerrs emotionale Verbundenheit, die unerschütterliche Motivation und Euphorie für CureVac, für das mRNA-Impfen, hinter rationalen Erwägungen und Vernunft zurückstehen. Doch das heißt nicht, dass er sich nicht im Griff hätte. Nie sei er gegenüber Mitarbeitern laut oder ausfallend geworden, nie habe er Einzelne vor der Gruppe kritisiert, ist von Angestellten wie Kollegen zu hören. Zwar diskutiere er energisch, oft auch emotional, doch guten Argumenten gegenüber bleibe er immer zugänglich, egal, von wem sie kommen. »Er kann wirklich zuhören«, sagt Bohlen, »und ist auch in der Lage, einzulenken«. Hartnäckig, oh ja, das sei Hoerr, aber eben nicht stur.

Dass beweist Hoerr, als klar wird, dass auch an ihm, dem Gründer, die »Professionalisierung« CureVacs nicht spurlos vorbeigeht: Ihm wird ein Co-Geschäftsführer an die Seite gestellt, der gleichzeitig die medizinische Entwicklung leiten soll (Chief Medical

Officer, CMO): ein Mediziner, einer, der bei großen Pharmakonzernen Erfahrung gesammelt hat, wie eine Idee aus dem Forschungsstadium durch diverse Tests und Studien bis zur Zulassung und auf den Markt geführt werden kann.

Etwas, das der damals gerade 38-jährige Hoerr naturgemäß noch nicht vorweisen kann. »Natürlich konnte ich nicht behaupten, ein erfahrener CEO zu sein«, sagt Hoerr. Doch andere seien in diese Rolle ja auch hineingewachsen, argumentiert er. Nicht zuletzt der CureVac-Mäzen Dietmar Hopp selbst, der die Geschicke der SAP AG zehn Jahre lang als Vorstandsvorsitzender und weitere fünf als Aufsichtsratschef lenkte, ohne das zuvor anderswo gelernt zu haben. »Mein Gefühl war, dass mir das immer unterschwellig vorgehalten wurde: ›Der kann das ja gar nicht, der hat noch nie ein Medikament entwickelt‹«, sagt Hoerr.

Doch solche Gedanken, solche Gefühle sind nichts für offizielle Verlautbarungen. Und anfangs ist Hoerr auch durchaus guten Mutes, dazulernen zu können, steht hinter der Idee eines Zweigespanns aus engagiertem Jungunternehmer und erfahrenem Manager und hofft auf gute Zusammenarbeit.

Es kommt anders.

Vom Forscher zum Unternehmer

Die Besetzung markiert einen Schlüsselmoment in der Entwicklung vieler innovations- und anfangs oft improvisationsgetriebener Start-ups zu erwachsenen, professionell ausgerichteten Technologieunternehmen. Wer führt ein Unternehmen, das eine völlig neuartige Technologie an den Markt bringen will, am besten ans Ziel? Welche Eigenschaften, welche Erfahrungen, welche Qualifikationen sind dafür nötig?

Einerseits ist niemand anderes als die Forscherin oder der Wissenschaftler in der Lage, die innovative Bedeutung der meist von ihnen selbst entdeckten Technologie oder Neuerung in ihrem Frühstadium wirklich zu erkennen und einzuschätzen. Sie verstehen ihre Möglichkeiten und Grenzen, erahnen Schwierigkeiten auf dem Weg zur Zulassung, finden Ansätze zu ihrer Lösung und können die dafür immer wieder nötigen Kontakte zu Grundlagenforschenden herstellen. Es sind daher idealerweise Forscher wie Ingmar Hoerr, die die ersten Schritte gehen, das Start-up gründen, die Idee auf den Weg zum Markt bringen.

Andererseits: Sind eben diese Forscher dann auch diejenigen, die das nötige Wachstum des Unternehmens forcieren können? Sind erfahrene Manager, die bereits Medikamentenkandidaten zur Zulassung geführt haben, die über ein Netzwerk von Investoren verfügen, die die Vorzüge und Schwächen einzelner Experten aus verschiedenen Bereichen kennen und ein an Exzellenz ausgerichtetes Team zusammenstellen können, ab einem bestimmten Punkt vielleicht die besseren CEOs? Braucht es Führungspersönlichkeiten, die nicht emotional an einer Technologie hängen, weil nicht sie selbst im Labor gestanden und sie entdeckt haben, und daher vielleicht im Zweifelsfall objektiver entscheiden, als der innovative Gründer? Oder bildlich gesprochen: Sollte der Schiffseigner dem lernenden Jungsegler vertrauen oder einen erfahrenen Kapitän an Bord holen, der schon viele Schiffe sicher in den Hafen gebracht hat?

Es sind Fragen, die nicht mit ja oder nein beantwortet werden können, in der Entwicklung von Biotechnologie-Unternehmen jedoch immer wieder neu entschieden werden müssen. Und es ist keineswegs so, dass nur das Modell erfolgreich ist, in dem der Forscher, der die zu vermarktende Idee selbst hatte, auch zum Gründer und Unternehmer wird.

Der deutschstämmige Seriengründer Christoph Westphal etwa, der in Boston seit 2001 fast ein Dutzend Biotech-Unternehmen gegründet hat, darunter auch die schon erwähnte RNA-Interferenz-Firma Alnylam (siehe Seite 76 f.), hat einen anderen Ansatz. Der »summa-cum-laude«-Absolvent eines Medizin- und Molekularbiologie-Doppelstudiums an der Harvard University war eine Zeit lang selbst Forscher, bevor er beim Beratungsunternehmen McKinsey, dann bei der Investmentfirma Polaris Ventures anheuerte und inzwischen einen eigenen Risikokapital-Fonds, den Longwood Fund, betreibt. Die für Forscher essenzielle Lektüre von Fachjournalen wie *Cell*, *Nature* oder *Science* stellte er jedoch nie ein. Vielmehr extrahierte er daraus jene Forschungsergebnisse, die von Experten im Wissenschaftsmekka Boston erarbeitet wurden und in denen er Potenzial für eine Vermarktung sah. Als er etwa Studien las über die lebensverlängernde Wirkung des Rotwein-Bestandteils Resveratrol auf Hefezellen und bestimmte Enzyme, die auch beim Menschen vorkommenden Sirtuine, entstand die Idee zur Gründung der Firma Sirtris. Doch Westphal machte nicht etwa den Harvard-Biologen David Sinclair, der hinter diesen Forschungen steckte, zum Geschäftsführer der Firma, sondern übernahm selbst die Geschäftsführung. Nichtsdestotrotz band er Sinclair eng ein, auch in die Vermarktung der Vision, mit Sirtris lebensverlängernde Medikamente oder zumindest Arzneien für ein gesundes Leben im Alter zu entwickeln. Das sorgte nicht nur für gute Presse, sondern auch für Investoreninteresse: 100 Millionen US-Dollar sammelte er so 2006 ein, 2007 kamen beim Börsengang weitere 60 Millionen US-Dollar hinzu. 2008 schließlich kaufte GlaxoSmithKline die Firma für 720 Millionen US-Dollar auf.

Auch bei der RNA-Interferenz-Firma Alnylam bezog Westphal die Forscher Thomas Tuschl, Philip Sharp, Philip Zamore, Paul Schimmel und David Bartel zwar als Mitgründer mit ein, doch als CEO wurde John Maraganore eingesetzt, der das Unternehmen bis heute führt: ein Biochemiker und Molekularbiologe, der zuvor im Management des Biotech-Konzerns Biogen und des Start-ups Millennium Pharmaceuticals Erfahrungen gesammelt hatte. Auch bei den übrigen Firmengründungen – Momenta, Acceleron, Nanosys, Ovascience, Verastem, Alnara, Concert – übernimmt Westphal entweder selbst für eine gewisse Zeit die Geschäftsführung oder wählt Personen aus, die zwar ausgebildete Naturwissenschaftler sind, aber immer auch Erfahrungen im Biotech-Management haben. Sein Ziel sei es, eigenständige Teams zu bilden, die rasch auch ohne sein Zutun gedeihen. Die Überzeugung mancher Unternehmer, dass ohne sie nichts gehe, sei ihm fremd. Seine Hauptaufgabe sei es, ein kompetentes und gut harmonierendes Team zusammenzustellen, den Wagen also in die Spur zu setzen und dann zum nächsten Gründungsprojekt weiterzuziehen.

Eine ähnliche Haltung hat Friedrich von Bohlen und Halbach, seit Beginn des Hopp-Engagements Chef des CureVac-Aufsichtsrats, zu der Frage, ob hervorragende Forscher auch hervorragende Unternehmer sein können. »Ein Pferd, das bis zehn zählen kann, ist ein interessantes Pferd und kein Mathematiker«, zitiert Bohlen einen Spruch aus dem Buch ›Augustines Erkenntnisse‹ von Norman Augustine, ehemaliger Chairman und CEO der Martin Marietta Corporation. »Anders gesagt, ein Wissenschaftler, der ein Unternehmen gut leitet, ist ein interessanter Wissenschaftler und nicht unbedingt ein interessanter Unternehmer.«

Dennoch entschließt sich der Aufsichtsrat CureVacs nicht, Hoerr als CEO abzulösen und durch einen erfahreneren Pharmamanager zu ersetzen. »Mit seiner MBA-Ausbildung aus Krems kannte Hoerr die Grundlagen der Unternehmensführung und hatte in den ersten Jahren CureVacs bewiesen, wie zielstrebig er ist und dass er das Unternehmen so lenken will, dass es seine Idee der RNA-Impfung auch wirklich auf den Markt schafft«, sagt Bohlen und betont. »Wir alle waren überzeugt, dass er eine Glaubwürdigkeit, Passion und Empathie mitbringt, die man schützen und entwickeln muss, weil sie für vieles steht, was diesem Land fehlt, und was es braucht, um solche Ideen zum Erfolg zu führen.«

Und genug Beispiele aus der Vergangenheit, in denen Forscher zu erfolgreichen Unternehmern wurden, gibt es allemal.

Etwa Holger Zinke, ein Biologe, der 1992 an der Technischen Universität Darmstadt promovierte und schon ein Jahr später die Firma B.R.A.I.N. gründete – ein Unternehmen, das allerdings nichts mit Hirnforschung zu tun hat, sondern mit dem smarten Konzept, die noch kaum erforschte Vielfalt an Naturstoffen, die in Bakterien schlummert, systematisch industriell zu nutzen – etwa als natürliche Süßungsmittel, oder als Enzyme für die Waschmittelindustrie. Zinke übernahm erst die Geschäftsführung des »Biotechnology Research and Information Network« (B.R.A.I.N.) und nach Umwandlung der GmbH in eine AG im Jahr 2000 den Vorstandsvorsitz bis zu seinem Wechsel in den Aufsichtsrat 2015, bevor er 2017 auch diese Position niederlegte. Mit rund 40 Millionen Euro Jahresumsatz und Kunden wie BASF, Bayer, Clariant, Henkel und anderen ist das Unternehmen zur größten »Bioökonomie«-Firma Deutschlands aufgestiegen und war 2016 die erste Bioökonomie-Firma im Prime-Standard der Frankfurter Börse – und das, obwohl Zinke und seine Mitgründer es in der Provinz, im südhessischen Zwingenberg, ansiedelten.

Ein Beispiel ist auch Helga Rübsamen-Schaeff, eine Chemikerin mit einer glänzenden wissenschaftlichen Karriere mit Stationen an der Cornell-Universität in New York, dem Institut für Medizinische Virologie in Gießen, dem Paul-Ehrlich-Institut, der Harvard University, bis sie die Leitung der Immuntherapie am Chemotherapeutischen Forschungsinstitut Georg-Speyer-Haus übernahm. Dort gelang es ihr, die ersten HIV-Stämme aus Patienten in Deutschland und schließlich auch aus anderen Ländern zu isolieren und zeigte so die große Variabilität der Aids auslösenden Viren auf – und dass sie schwer zu bekämpfen sein werden. 1994 wechselte sie zum Bayer-Konzern, wo sie die Abteilung für Virus-forschung übernahm. Als sich Bayer 2006 von der Antiinfektiva-Sparte trennte, gründete Rübsamen-Schaeff das Spin-off Aicuris und führte bis 2015 die Geschäfte. Aicuris war das erste Investment der Strüngmann-Brüder. Aus dem einstigen Bayer-Portfolio von Medikamentenentwicklungen gegen virale und bakterielle Erkrankungen hat es Letermovir, ein Mittel gegen Cytomegalovirusinfektionen bei Knochenmarktransplantationen, bereits 2017 zur Zulassung geschafft. Aicuris nahm damit bislang ungefähr 500 Millionen Euro ein. Ein Ausnahmeerfolg in der deutschen Biotechnologie – Rübsamen-Schaeffs Erfolg.

Doch in Deutschland sind diese Beispiele noch immer rar. Einer Studie der Beratungsfirma Korn Ferry zufolge, in der die Lebensläufe der Chefs aller im Nasdaq, im Dow Jones und im DAX gelisteten Unternehmen analysiert wurden, waren die Geschäftsführer der weltweit aktiven und erfolgreichen US-Konzerne in sehr vielen Fällen auch deren Gründer. Am Nasdaq etwa, der Börse für Technologieunternehmen, sind oder waren 29 Prozent der CEOs selbst Unternehmer. Bei den DAX-Unternehmen hingegen leiten der Analyse zufolge fast ausschließlich Manager die Betriebe – Juristen, BWL-Absolventen oder bestenfalls noch ehemalige Ingenieure, die sich in den Managementstrukturen hochgearbeitet haben, aber eben keine Gründungserfahrung haben. Es sind Manager, keine Unternehmer. Wer heute CEO eines gelisteten Großunternehmens in Deutschland ist, »der hat seine Karriere (…) im angestellten Management verbracht«, zitiert die *Wirtschaftswoche* Hubertus Graf Douglas, Geschäftsführer von Korn Ferry in Deutschland.[34]

Ein Grund dafür ist zwar auch, dass im Nasdaq eher junge, technologieorientierte Unternehmen gelistet sind, bei denen die ursprünglichen Gründer allein des Alters wegen noch an Bord sein können, während die DAX-Unternehmen wesentlich ältere Dampfer sind. Das zeigt aber, wie sehr Deutschland hinterherhinkt mit der nötigen Erneuerung seiner Unternehmenslandschaft – und das nicht nur im Bereich der Digitalisierung, sondern eben auch der »Zukunftstechnologie Biotechnologie«. So formulierte es die Bundesministerin für Bildung und Forschung Anja Karliczek 2018 anlässlich der Verkündung der »Hightech-Strategie 2025«, So oder so ähnlich hatten das aber bereits ihre diversen Vorgängerinnen und Vorgänger geäußert, ohne dass die Branche bislang in einer Gegenwart angekommen wäre, in der sie sich international messen könnte.

Unternehmer versus Manager

Die Frage, ob nun der Gründer oder der Manager ein Unternehmen wie CureVac besser leiten kann, salomonisch durch eine Doppelspitze zu beantworten, liegt eigentlich auf der Hand. Doch die Fusion von Gründergeist und Erfahrungsschatz scheitert.

Vielleicht auch, weil ein an die Strukturen eines großen Pharmakonzerns gewöhnter Manager nicht zu der »Garagenkultur« des kleinen Biotech-Unternehmens passte. Oder umgekehrt. Mitarbeiter, die CureVac seit den ersten Tagen mit aufgebaut haben, sehen sich plötzlich mit ungewohnt hierarchischen Denkweisen konfrontiert. Was früher auf dem Flur ausdiskutiert wurde, wird jetzt über Memos verhandelt. Die Kommunikation im Unternehmen leidet, die Abteilungen tauschen sich nicht mehr aus. Ehemalige Mitarbeiter sprechen von »Grabenkämpfen«. Die Aufbruchstimmung, die mit dem Hopp-Engagement einherging, verebbt.

Doch solange der Aufsichtsrat sich daran nicht stört und am Mantra »Professionalisierung« festhält, ändert sich nichts. Aber zieht das Argument, dass gewisse Veränderungen in der Struktur und Hierarchie eines Unternehmen im Zuge der Professionalisierung nun mal nötig sind? Ist die Erfahrung, die ein Pharmamanager mitbringt, der ein klassisches Medikament auf den Markt gebracht hat, wirklich auf die völlig anders gelagerte RNA-Impftechnik übertragbar?

Ein Beispiel: Während einer klinischen Studie den Wirkstoff zu verändern, den man gerade testet, ist ein No-Go, wenn man ein Protein oder ein »small molecule« verwendet. Denn dann ändern sich zwangsläufig die chemischen Eigenschaften des Wirkstoffs. Es wären neue Labortests und Tierversuche nötig, und die werden von den Zulassungsbehörden dann auch gefordert. Doch bei RNA ist das völlig anders. Wenn man die Bausteinabfolge der RNA ein wenig optimiert, dann ändert sich an den grundlegenden chemischen Eigenschaften des RNA-Impfstoffs selbst erst einmal nichts. Es ist und bleibt RNA.

Möglich ist auch, zu einem Mix verschiedener RNA-Moleküle, die etwa für verschiedene krebstypische Antigene kodieren, noch ein weiteres RNA-Molekül hinzuzugeben – um dem Immunsystem noch einen zusätzlichen Hinweis zu geben, woran es die Krebszellen erkennen kann, um gegen sie vorzugehen. Die RNA-Technologie ermöglicht das. Doch in der klassischen Medikamentenentwicklung ist das undenkbar.

Entscheidender noch ist etwas, was nur der aus der Forschung kommende Gründer mitbringen und sich kein noch so versierter und naturwissenschaftlich ausgebildeter Pharmamanager aneignen kann: Das Gespür für die neue Technologie, für die Möglichkeiten und Grenzen der RNA. Das nur jemand wie Hoerr haben kann, der die Technologie selbst entdeckt und ihre Tücken eigenhändig im Labor einzuschätzen gelernt hat. Was kann die Technologie, was noch nicht, und wo soll man hin, um sich weiterzuentwickeln?

Im Sommer 2009 ist klar, dass die Doppelspitze nicht funktioniert. »Ich habe mich vor wichtigen Entscheidungen immer ganz bewusst zum intensiven Nachdenken zurückgezogen«, erzählt Hoerr, der um seine impulsive Ader weiß. »Ich bin ein eher emotionaler Typ, aber ich habe immer versucht, mich abzusichern, dass ich nicht aus dem Affekt heraus entscheide.« Mal sucht er die Erleuchtung an einem der laut »Dark Sky Association« am wenigsten »lichtverschmutzten« Orte der USA, in Borrego Springs, inmitten der bizarren Wüstenlandschaft des Anza-Borrego-Naturparks zwei Stunden Autofahrt hinter San Diego. Mal zieht er sich für Tage nach Schöntal an der Jagst zurück, in »ein Fortbildungskloster, wo man aber auch Zimmer mieten und für sich sein und über Probleme nachdenken kann«.

Auch jetzt listet Hoerr Pro und Contra auf, sucht einen Ausweg aus der verfahrenen Situation. Doch dann sei es ihm klar geworden: Wenn er nicht handelt, riskiert er das Zerbrechen der Firma. Er beschließt, den Aufsichtsrat vor die Wahl und seinen Verbleib im Unternehmen zur Disposition zu stellen. »Es war durchaus nicht ersichtlich, wie sich der Aufsichtsrat entscheiden wird«, sagt Hoerr. »Ich habe darauf gebaut, dass Dietmar Hopp nicht nur in die Idee der mRNA-Technik, sondern auch in mich als Unternehmer investiert hat.« Und dass der Aufsichtsrat ihn deshalb nicht einfach gehen lassen kann. »Aber ich wäre gegangen.«

Bohlen, zu dieser Zeit Aufsichtsratschef bei CureVac, spricht »lange und intensiv« mit Hoerr. »Einen externen Manager dazuzunehmen, ist ja an sich nicht falsch«, sagt Bohlen, nur in diesem Fall habe die eher formal-administrative Kultur nicht zu CureVac gepasst.

Bohlen und der Aufsichtsrat von CureVac halten zum Gründer, der Manager muss gehen.

In den folgenden Jahren lenkt Hoerr seine CureVac wieder allein, mit wachsendem Selbstbewusstsein, selbst durch schwierige Gewässer. Sogar Bill Gates überredet er, an Bord zu kommen. Und das, obwohl es inzwischen Konkurrenten gibt. Klugen Köpfen ist nicht verborgen geblieben, dass CureVac das Impfen mit RNA so weit perfektioniert hat, dass ein Erfolg möglich sein könnte. Sie folgen in CureVacs Fahrrinne – und schließen rasch auf.

Club der Visionäre – Ingmar Hoerr und Uğur Şahin treffen sich

Nun sitzen sie sich zum ersten Mal gegenüber. Im Restaurant Emma Metzler in Frankfurt, auf halber Strecke zwischen Tübingen und Mainz. Auf dem Teller, passenderweise, »Biodynamisches«. Lange haben sich Ingmar Hoerr und Uğur Şahin nur aus der Distanz beäugt, spätestens, seit der Forscher und Professor für experimentelle Onkologie an der Universität Mainz mit Özlem Türeci, seiner Frau, und dem Geld der Strüngmann-Brüder 2008 BioNTech gegründet hat, die erste Biotech-Firma, die auf die gleiche mRNA-Impftechnik setzt wie CureVac. Fast vier Jahre hat es gebraucht, bis zu diesem kühlen, regnerischen 17. Februar 2012. Und das Gespräch kommt nur schleppend in Gang. »Natürlich war das erst mal ein gewisses Abtasten«, sagt Hoerr. Beide wissen, dass sie Konkurrenten sind und nicht zu viele Informationen preisgeben dürfen. Das ungezwungene, offene Plaudern, wie es Forschern häufig zu eigen ist, ist zwischen den Unternehmern nicht möglich. Doch sie wissen auch: Sie brauchen einander, um erfolgreich zu sein, um die mRNA-Technik marktreif zu machen. Macht der eine einen Fehler und schreckt etwa mit einer schlecht geplanten und gescheiterten Studie Investoren ab, kann das auch dem anderen gefährlich werden. Zumal es inzwischen nicht mehr nur CureVac und BioNTech, sondern weitere, potente Wettbewerber gibt, noch dazu in den USA, die mRNA als Therapie-Molekül austesten. Deshalb sitzen sie hier heute zusammen.

Dass Türeci und Şahin die Pionierarbeiten von Hoerr, Pascolo und dem CureVac-Team kannten, dass sie das Paar womöglich mit davon überzeugt haben, auch auf mRNA zu setzen, ist nicht Gesprächsthema. Auch Hoerr kehrt seinen »Riesenrespekt« vor der wissenschaftlichen Leistung Şahins und Türecis nicht nach außen. »Ich war Forscher, aber ich war nie so ein Wissenschaftler, wie Uğur Şahin und Özlem Türeci das waren und ja auch immer geblieben sind.« Anders als Hoerr, der das aktive Forschen mit der Gründung CureVacs an den Nagel hängt und anderen überlässt, bleibt Şahin an der Universität Mainz verwurzelt. Bis heute ist der Gründer von Ganymed und BioNTech auch Professor für experimentelle Onkologie, leitet das 2011 von ihm mitgegründete Universitäre Centrum für Tumorerkrankungen (UCT) in Mainz und ist Gründer und einer der wissenschaftlichen Leiter des 2017 entstandenen Helmholtz-Instituts für Translationale Onkologie »HI-Tron« – all das und mehr neben der Geschäftsführung BioNTechs. Und auch Türeci hält neben ihrer Position als Forschungsleiterin BioNTechs immer wieder Vorlesungen an der Uni Mainz.

Überraschende Parallelen und Berührungspunkte zwischen Hoerr und Şahin gibt es dennoch. Während der Schwabe als Teenager gebannt die Naturfilme des Meeresforschers Hans Hass über Haie und die Biologie der Ozeane verfolgt, faszinieren Şahin die berühmten naturwissenschaftlichen »Querschnitt«-Sendungen des Neurologen und Wissenschaftspublizisten Hoimar von Ditfurth. In einer seiner Sendungen geht es um Krebs, die »tödliche Unsterblichkeit« der entarteten Zellen, und der junge Şahin beschließt, Medizin zu studieren. Hoerr wie Şahin finden beide »ihr« Forschungsthema in der Immunologie, beide suchen nach Wegen, das Immunsystem gegen Krebs zu reaktivieren.

Doch dafür muss der Körperabwehr beigebracht werden, worin sich Krebszellen von den gesunden unterscheiden. Und von diesen krebstypischen Antigenen, jenen nur in und auf Tumorzellen zu findenden Proteinen, kennen Krebsforscher bis heute noch immer viel zu wenige. Şahin und Türeci, die ich im Studium kennenlernten, spezialisieren sich auf die Suche nach ihnen. Und sie werden fündig. Denn sie wissen, dass in Krebszellen oft jene Gene mutiert und daher fälschlich aktiv sind, die in der menschlichen Embryonalentwicklung für das schnelle Wachstum des Fötus gebraucht werden, im ausgewachsenen Organismus aber eigentlich abgeschaltet sind. »Wir arbeiten seit den 1990er Jahren an Tumorantigenen«, erzählt Şahin. »Mitte der 90er haben wir realisiert, dass menschliche Tumoren unterschiedliche Tumorantigene haben. Jeder Tumor hat ein anderes Set von Antigenen.«

Dieses Wissen lässt sich nun auf zweierlei Art nutzen: Zum einen kann man nach Wirkstoffen suchen, die die schädliche, wachstumsfördernde Wirkung dieser embryonalen Proteine unschädlich machen und damit Krebs womöglich eindämmen könnten – eine Aufgabe, für die es viele Experimente und damit Geld braucht. Türeci und Şahin beschließen, eine Biotech-Firma zu gründen: Ganymed – auf Türkisch »das, was man sich erkämpft hat durch schwere Arbeit«.[35] Anders als Hoerr gelingt ihnen dafür 2001 eine Gründungsfinanzierung, noch kurz bevor die Biotech-Spekulationsblase platzt. Doch lange reicht das Geld nicht, und die beiden wenden sich auf der Suche nach neuen Investoren auch an Friedrich von Bohlen und Halbach, den Türsteher zum Hopp'schen Vermögen. »Die beiden haben mit uns gesprochen, noch bevor sie mit den Strüngmann-Brüdern gesprochen haben und dort Erfolg hatten«, erinnert sich Bohlen. Und er ist beeindruckt, nicht nur von der fachlichen Kompetenz, auch vom unternehmerischen »Zielbewusstsein« des Forscherpaars. »Wir haben uns dann aber nicht dafür entschieden, weil die Bewertungsvorstellungen nicht passten«, sagt Bohlen. »Es war uns schlicht zu teuer.« Mit ihrer BioNTech-Idee fragten Türeci und Şahin dann nicht mehr bei Bohlen an.

Die zweite Möglichkeit, das Wissen um die tumortypischen Antigene zu nutzen, ist eine Impfung gegen Krebs. Dass das Paar eine weitere Firmengründung plant, um diesen Weg zu verfolgen und dafür die mRNA-Technik nutzen will, um dem Immunsystem die nötigen Informationen für eine gezielte Krebsabwehr zu übermitteln, ist schon 2006 absehbar: als Şahin eine erste »GO-Bio«-Förderung bekommt, 1,7 Millionen Euro der »Gründungsoffensive Biotechnologie« des Bundesministeriums für Bildung und Forschung. Und 2007 erzählen Türeci und Şahin der *Frankfurter Allgemeinen Sonntagszeitung*, dass sie eine »individualisierte Krebstherapie« planen, einen »individuell zubereiteten Impfcocktail«, der den Krebs »hochselektiv attackiert«: Erst sollen die genetischen Besonderheiten, die krebstypischen Mutationen des Tumors eines Patienten, diagnostiziert und dann in Form eines Impfstoffs, der die Geninformationen über die krebstypischen Proteine enthält, verabreicht werden. Dass dieser »Impfcocktail« am Ende aus mRNA bestehen würde, war anfangs jedoch durchaus nicht klar: »Wir waren an Impfstofftechnologien interessiert, die uns erlauben, das Vakzin zu individualisieren, also eine Technik, mit der wir den Impfstoff auf den Tumor des Patienten zuschneiden konnten«, erzählt Şahin. »Wir haben alle möglichen Ansätze getestet, synthetische Peptide, rekombinante Proteine, wir haben DNA-Vakzine ausprobiert und virale Vektoren und eben auch mRNA.« Die mRNA jedoch hatte einen entscheidenden Vorteil: »Man kann sie in dendritische Zellen einbringen«, sagt Şahin, also in jene Zellen, die spezialisiert sind, dem Immunsystem die krebstypischen Antigene zu präsentieren und so die Immunreaktion und das Immungedächtnis anregen. Allerdings funktionierte das damals nur außerhalb des Körpers. Die dendritischen Zellen mussten aus dem Blut isoliert und in Zellkultur genommen werden, wo dann auch die mRNA eingeschleust werden konnte. »Das war sehr kompliziert«, sagt Şahin, »und keine breit anwendbare Therapiemöglichkeit. Also haben wir uns gefragt, ob man mRNA direkt in den menschlichen Körper und gezielt in die dendritischen Zellen bringen kann.«

Es ist praktisch der gleiche Gedankengang, den auch der junge Ingmar Hoerr in seinem Tübinger Labor 1996 hatte. Denn auch er hatte von den Experimenten Eli Gilboas von der Duke University gehört, der dendritische Zellen erfolgreich mit mRNA aus Tumorzellen beladen hatte.[36] Auch Hoerr befand, dass es viel zu aufwändig sei, Patientenzellen außerhalb des Körpers mit mRNA zu beladen und beschloss, lieber die mRNA so zu optimieren, dass sie im Körper den Weg zu den dendritischen Zellen finden kann. »Wir haben unsere ersten Experimente mit mRNA 1997, 1998 gemacht«, erzählt Şahin, der damals noch an der Universität des Saarlandes forschte, bevor er 2000 nach Mainz zog. Aber erst 2006 veröffentlichen Şahin und Türeci schließlich erstmals die Ergebnisse ihrer mRNA-Experimente.[37] »Wir haben viele Jahre in die Entwicklung der Methode, wie man mRNA verbessern kann, investiert«, sagt Özlem Türeci. Das beginnt schon bei der Herstellung der mRNA im Reagenzglas: So muss der »poly-A-Schwanz« der mRNA, eine Abfolge des immer gleichen Adenosins, mindestens 100 Bausteine lang sein. Auch die untranslatierten Sequenzen, in die der Protein verschlüsselnde Teil der RNA eingebettet ist, spielen eine wichtige Rolle für die Stabilität der RNA und die Menge des übersetzten Proteins. Mit den damals genutzten Sequenzen wurde am Ende zu wenig mRNA in Protein übersetzt, fanden Türeci und Şahin heraus. Eine ganze Reihe solcher scheinbar simpler Optimierungen führte dazu, dass die Zellen bei gleicher mRNA-Menge im Impfstoff zwanzig bis dreißig mal so viel Antigen produzierten – und eine entsprechend kräftigere Immunreaktion ausgelöst wurde.

Das sei extrem wichtig, um überhaupt eine Chance zu haben, mit mRNA erfolgreich gegen Krebs impfen zu können. »Dem gesamten Krebsimpfstoff-Feld war lange nicht klar, dass es nicht ausreicht, nur ein paar krebszellenerkennende Immunzellen zu generieren«, sagt Şahin. Viele Forscher, ob sie nun mit mRNA- oder Protein-basierter Krebsimpfung experimentierten, hätten sich schon über schwache Immunreaktionen gegen den Krebs gefreut. »Aber wenn man sich vorstellt, dass man es mit Tumoren zu tun hat, in denen jeden Tag zehn Milliarden Tumorzellen wachsen, dann ist klar, dass man eine Armee von Immunzellen aufstellen muss, um quantitativ dagegen bestehen zu können«, sagt Şahin. Anfangs sei die Reaktion des Immunsystems auf die mRNA-Impfung um den Faktor 10 000 zu gering gewesen. »Das ist, als wolle man zum Mond und würde sich schon darüber freuen, wenn man zwanzig Zentimeter vom Boden abhebt.« Ihm sei von Anfang an klar gewesen, dass es Jahre brauchen würde, um die mRNA so zu optimieren, dass man »auf dem Mond landen« könne.

Die Tübinger träumen also nicht mehr allein von einer mRNA-basierten Krebstherapie, in Mainz träumt man mit. Oder hängen Hoerr, Şahin und Türeci alle nur derselben Fantasterei nach? »Die Träumer von heute können die Realisten von morgen sein«, heißt es in dem Artikel in der *Frankfurter Allgemeinen Sonntagszeitung*.

Von ihren Träumen, und mögen sie sich noch so sehr gleichen, reden Hoerr und Şahin an jenem Tag im Restaurant in Frankfurt nicht. Der Tübinger legt dem Mainzer vielmehr die Idee einer jährlichen »mRNA-Konferenz« dar, auf der sowohl Wissenschaftler der Universitäten als auch die Forschungsteams der mRNA-Firmen und Vertreter der regulatorischen Behörden sich austauschen sollen – über technische Probleme, Lösungen, neue Forschungsergebnisse und mehr. »Das Feld zusammen erarbeiten und durchdringen – und trotzdem Konkurrenten sein«, sagt Hoerr, »das war die Idee«.

Und sie kommt zum rechten Zeitpunkt. Denn 2012 sind BioNTech und CureVac längst nicht mehr die einzigen, die auf RNA als Impfstoff setzen. Längst hat das Molekül seinen Exoten-Status verloren. Und längst ist es nicht mehr die Frage, welches deutsche Unternehmen den Sieg im mRNA-Rennen davontragen und womöglich zur ersten europäischen Amgen oder Genentech wird, sondern, ob es überhaupt ein deutsches Unternehmen sein wird.

Moderna – der große Beschleuniger

2010 ist in Boston »Moderna Therapeutics« an den Start gegangen. Und wie so häufig mit sehr viel mehr Startkapital, als deutsche Firmen sich in ihrer ersten Finanzierungsrunde erträumen können: 40 Millionen US-Dollar. Wie BioNTech und CureVac setzen die Bostoner auf mRNA. Das Narrativ, das der US-Presse präsentiert wird: Ein Stammzellforscher der Harvard Universität, Derrick Rossi, habe eine Technik entwickelt, mit der mRNA so stabilisiert werden könne, dass sie in Zellen gespritzt und dort in Protein übersetzt werden könne. Damit sei es ihm sowohl gelungen, ausdifferenzierte Zellen zurück zu Stammzellen zu reprogrammieren, als auch Stammzellen in bestimmte Zelltypen zu differenzieren[38]. Die Möglichkeiten der Technik erkennend habe Rossi unter dann anderem Kontakt zu Robert Langer am Massachusetts Institute of Technology in Cambridge aufgenommen – einem Star in der Biotech-Szene, denn der Chemiker hat bereits diverse erfolgreiche Biotech-Firmen mitgegründet. Auch mit Noubar Afeyan, dem CEO des Risikokapitalgebers Flagship Ventures, nimmt Rossi Kontakt auf.

Der Deutsche Ingmar Hoerr, der schon zehn Jahre zuvor mRNA erfolgreich in Mäuse spritzte und die gewünschte biologische Reaktion, eine Immunabwehr, auslösen konnte, wird in der Legende nicht erwähnt. Kein Wort von den erfolgreichen, über Rossis Zellkultur- und Mausversuche weit hinausgehenden Tests und Studien der mRNA von CureVac an Menschen. Kein Wort von den Experimenten Uğur Şahins und Özlem Türecis an der Universität Mainz und mit BioNTech. Und selbst die internationalen Biotech-Fachblätter erwähnen die deutsche mRNA-Szene, zu der inzwischen auch das Münchener Start-up »ethris« oder die Berliner »Pantherna« gehören, kaum.

Dass die Amerikaner sehr wohl über CureVac und BioNTech Bescheid wussten, zeigt ein Treffen des Moderna-CEOs Stéphane Bancel mit Hoerr und Bohlen in Boston im September 2011. »Jungs, passt mal auf, wir machen auch eine mRNA-Firma, aber ihr macht ja Vakzine, das machen wir nicht, wir wollen über die RNA die Geninformationen ersetzen, die in 280 Krankheiten fehlen oder defekt sind, wir kommen uns also nicht in die Quere.« Nicht wörtlich, aber so ähnlich habe Bancel das Konzept Modernas umrissen, erzählt Bohlen.

Kopfschüttelnd verlassen die beiden Deutschen Bancels Büro. Die Idee, dass RNA ein universeller Informationsträger sein könnte, mit dem praktisch jede Zelle so umprogrammiert werden kann wie gewünscht, hat jeder, der sich auch nur ein wenig mit Boten-RNA beschäftigt hat. Doch der theoretischen Möglichkeit stehen mindestens zwei ganz praktische, technische Hürden im Wege.

Zum einen: Wie kommt die RNA in all die Zellen, in denen ein Gen fehlt oder defekt ist? Wenn etwa im Gehirn ein Protein fehlt, wie bringst du die mRNA genau in die Region im Hirn, wo sie gebraucht wird. Wie lässt sich sicherstellen, dass sie nicht in gesunde, benachbarte Zellen gerät, wo das Protein besser nicht produziert wird, weil es womöglich negative Auswirkungen auf die Gesundheit der Zellen hätte? Und wie kontrolliert man die Dosis?

Das andere, kaum überwindbare Problem: Wird mRNA ins Gewebe gespritzt, wird immer die Panikreaktion der Zellabwehr ausgelöst – das Notsystem, das die fremde RNA erkennt und eine erste schnelle Abwehrreaktion auslöst. Beim Impfen mit RNA ist das sogar förderlich, es regt die Bildung des Immungedächtnisses an; der Körper merkt sich, gegen welches Virus- oder Krebsprotein, das über den RNA-Code in die Zelle kam, er künftig vorgehen soll. Doch wenn die RNA mehrfach und in großen Mengen gespritzt werden muss, damit ein defektes Protein immer wieder nachproduziert werden kann, dann ist eben jene Immunreaktion unerwünscht und muss künstlich unterdrückt werden.

Eine Möglichkeit, das zu erreichen, ist, die RNA im Labor so zu verändern, dass sie von dem uralten Abwehrsystem nicht mehr erkannt wird. Doch das zu erreichen, die mRNA so zu verändern, dass das möglich ist, braucht Zeit. »Nach zwei, drei Jahren hat Moderna das dann wohl auch gemerkt«, sagt Bohlen, »und dann haben sie auch auf Vakzinierung gesetzt, so, wie CureVac und BioNTech.«

Das große Geld hat Moderna da aber schon einsammeln können – in schwindelerregendem Ausmaß, selbst für US-Verhältnisse: Nach zwei Rekord-Finanzierungsrunden von 450 Millionen und 474 Millionen US-Dollar im Jahr 2011 wird der Marktwert der Bostoner Firma schon Anfang 2012 auf 4,7 Milliarden US-Dollar geschätzt – keine zwei Jahre nach Gründung. Ein gewaltiger Vertrauensvorschuss der Investoren, und das, obwohl Moderna überhaupt erst Anfang 2012 erstmals Details über die Entwicklungs-Pipeline, die geplanten klinischen Studien und Indikationen, preisgibt.

Der Marktführer CureVac und der Verfolger BioNTech sehen also einen Konkurrenten heranstürmen, der sie bald zu überholen droht. »Innerhalb von sechs bis neun Monaten sollten wir mit CureVac aufschließen, was die Anzahl von Wirkstoffen in klinischen Studien betrifft«, tönt Bancel bei einem Interview im Moderna-Hauptquartier in Boston im November 2016. Noch liege CureVac vorn, aber »Ende 2017 dürften wir in etwa in der gleichen Position sein.«

Hoerr macht sich zu diesem Zeitpunkt Anfang 2017, an dem

CureVac etwa 340 Millionen Euro zur Verfügung hat und Moderna über eine Milliarde US-Dollar, keine Illusionen mehr, dass der Vorsprung zu halten ist: »Das ist utopisch«. Dennoch sieht er in der US-Konkurrenz auch etwas Positives. Er sei Moderna »dankbar, dass sie die Scheinwerfer auf die RNA gerichtet haben.« Es wäre schlimmer für das Feld gewesen, wenn BioNTech und Curevac weiterhin kaum wahrgenommen worden wären. »Und das war ja jahrelang der Fall.« Letztlich sei das RNA-Feld für alle drei groß genug. »Es sind so viele RNA-Therapien möglich, die kann eine Firma gar nicht alle allein auf den Markt bringen.«

Ganz spurlos geht es an Hoerr aber nicht vorbei, dass die Konkurrenten es einfacher haben, CureVac auf den mühsam erkämpften Pfaden zu folgen und aufzuschließen: »Es ist spannend zu sehen, dass auch Moderna nun klinische Studien in Deutschland durchführt, da haben wir sicherlich durch unsere Studie den Weg zu den hiesigen regulatorischen Behörden für Moderna ein wenig geebnet.« Natürlich werde CureVac ständig mit Moderna und BioNTech verglichen, »aber wir müssen uns auf unsere eigenen Stärken besinnen«, sagt Hoerr. Dazu gehöre die 16-jährige Erfahrung in der Optimierung der RNA-Moleküle für die verschiedenen Therapie-Ansätze.

2017 gibt es also noch immer offene Fragen, Probleme, technische Schwierigkeiten – anderthalb Dekaden nach Hoerrs ersten Experimenten. Umso erstaunlicher die ungetrübte Euphorie und das fast grenzenlose Vertrauen der US-Investoren in Modernas Erfolgsvisionen. Friedrich von Bohlen und Halbach hat durchaus Bewunderung für die Chuzpe der Amerikaner, ganz schnell das ganz Große, wenn auch vielleicht zu Große, versuchen zu wollen: »Die Amerikaner glauben an das Unmögliche«, sagt der Unternehmer, »während die Deutschen viel zu oft schon das Mögliche zerreden.«

Andererseits ist es eben diese vielleicht tatsächlich sehr deutsche

Fähigkeit, Schwächen zu reflektieren und Schwierigkeiten offen anzusprechen und anzugehen, statt sie zu überspielen, die Ingmar Hoerr ein Treffen mit Bill Gates einbringt – und CureVac zum ersten Mal weltweite Aufmerksamkeit verschafft.

Mit Bill Gates im Keller

Wer in die Lobby des Hotels Molitor in der Avenue de la Porte Molitor, unweit des Fußballstadions von Paris Saint-Germain, tritt, weiß spätestens nach dem Blick auf das Graffiti-verzierte Rolls-Royce-Cabrio, das angeblich einst John Lennon fuhr, dass es sich um ein 5-Sterne-Hotel handelt. Und wem das nicht ausreicht, dem gehen die Augen auf, wenn er den Pool der Nobelherberge sieht. Denn das Hotel im 16. Arrondissement ist um das wohl berühmteste Schwimmbecken der französischen Hauptstadt herum arrangiert, das 46 Meter lange, 1929 vom Architekten Lucien Pollet entworfene und im Art-deco-Stil gehaltene »Piscine Molitor«. Der Designer Louis Réard stellte hier erstmals das, nun ja, in seinen Augen »wichtigste Ding seit der Atombombe« vor, den »Bikini«. Und der Protagonist des Romans »Life of Pi«, »Piscine Molitor Patel«, genannt »Pi«, verdankt dem Becken seinen Namen: der schwimmbegeisterte Onkel von Pi nahm dort ein einmaliges, aber für ihn »lebensveränderndes« Bad.[39]

Lebensverändernd könnte die nächste Stunde an diesem 27. Juni 2014 auch für die CureVac-Gründer Ingmar Hoerr und Florian von der Mülbe werden, obwohl sie zum Baden keine Zeit haben. Sie sitzen an einem Tisch nahe des berühmten Pools, nippen nervös an ihrem Kaffee und warten auf ein Treffen mit dem wohl erfolgreichsten und berühmtesten Unternehmensgründer aller Zeiten: William »Bill« Gates. Früh am Morgen haben sie den TGV, das französische Vorbild des ICEs, von Stuttgart nach Paris genommen, jetzt schauen sie den Kindern zu, die kreischend in den Pool springen.

Seit Monaten schon verhandelt Hoerrs Team mit der Bill und Melinda Gates-Stiftung. Nicht nur über eine lose Zusammenarbeit oder ein Projekt. Die Stiftung will in CureVac investieren – zum ersten Mal überhaupt in eine europäische Firma. Schon seit Jahren interessiert sich die Stiftung für die mRNA-Technik, spätestens seit einer Tagung, die Daniel Wattendorf, der damalige Programm-Manager der US-Regierungsorganisation DARPA, im November 2011 organisiert hatte. Die »Defense Advanced Research Projects Agency« hat die Aufgabe, den technologischen Vorsprung der USA zu sichern und fördert daher auch noch die risikoreichsten, mitunter gar völlig abstrus erscheinenden Forschungsprojekte.

Aus gutem Grund: Nach den Terroranschlägen am 11. September 2001 und den folgenden bioterroristischen Anthrax-Angriffen beginnt DARPA auch intensiv die Entwicklung neuartiger Impfstofftechnologien zu fördern, mit deren Hilfe Mittel gegen neuartige Keime im Bioterror- oder Pandemiefall schnell und massenhaft produziert werden könnten. Im Rahmen dieser »Pandemie Präventions- Plattform« (P3) findet auch die Tagung im November 2011 statt, auf der unter anderem die Möglichkeiten und Grenzen der mRNA Technologie diskutiert werden. »Das waren meine ersten Tage bei der Stiftung«, sagt Trevor Mundel, Präsident des Global Health Programms der Gates-Stiftung. Auch Bill Gates persönlich sei »sehr interessiert« gewesen an der mRNA-Technik, nahm mehrere Stunden an den Sessions teil und sprach mit den verschiedenen Forschungsgruppen. »Er liest die Forschungsartikel und ist vermutlich besser informiert als so mancher Pharma-CEO«, sagt Mundel. »Er erkannte schnell, das die RNA-Technik viele der weltweiten Gesundheitsprobleme lösen könnte.« Und die Tagung habe seinen Enthusiasmus nur noch erhöht.

In den Jahren darauf fördert die DARPA diverse mRNA-Vakzin-Forschungsprojekte, auch bei großen Pharmafirmen wie Novartis, Pfizer oder AstraZeneca. Doch die großen Konzerne stellen ihre RNA-Programme bald wieder ein. »Sie hielten sich zurück, irgendein Risiko einzugehen mit einer neuen Impfstoffplattform, obwohl die Daten gut aussahen«, sagt Dan Wattendorf, der damalige Initiator des Programms bei der DARPA.[40]

Doch die auf mRNA spezialisierten Biotech-Firmen Moderna, BioNTech und CureVac bleiben dran, nehmen das hohe Risiko zu scheitern in Kauf. Mit CureVac geht die DARPA noch im gleichen Monat der wegweisenden Tagung im November 2011 eine 33,1 Millionen US-Dollar umfassende Kooperation ein. Die Firmen entwickeln bis Ende 2019 diverse Impfstoffkandidaten gegen Tollwut-, Vogelgrippe-, Cytomegalo-, Chikungunya- und Zikaviren, von denen es etwa ein Dutzend in erste klinische Tests an Menschen schaffen.

Und auch die Gates-Stiftung beginnt nach der DARPA-Tagung eine Kooperation mit den Tübingern zu eruieren. Anfang 2014 nimmt die Stiftung Kontakt auf, es wird telefoniert, geprüft und ein erstes Treffen in Berlin arrangiert. Katey Owen, Leiterin der Abteilung für vernachlässigte tropische Erkrankungen der Stiftung, ist »beeindruckt« vom Stand der mRNA-Technologie CureVacs. Vor allem aber von der Offenheit der Deutschen, »die noch ungelösten Probleme der Technik anzusprechen und offensiv anzugehen«, das sei »der beste Weg zum Erfolg«, erinnert sich Florian von der Mülbe. Mundel kommt zu dem Schluss, dass CureVac das mRNA-Feld anführe, »weshalb uns eine Investition als der kürzeste Weg zum ›proof of concept‹ der Technik erschien«.

Doch noch ist nichts unterschrieben, die Verhandlungen ziehen sich hin. Dann heißt es plötzlich, dass Bill Gates die CureVac-Chefs persönlich sprechen will. In Paris. Im Hotel Molitor. »Die

Gates-Stiftung geht viele Kooperationen ein, aber dass Bill Gates persönlich interveniert, ist eher ungewöhnlich«, sagt Mundel. Das passiere entweder, wenn Gates an einer Technologie besonders interessiert sei – »und er ist bis heute sehr fasziniert von der mRNA-Technik«, sagt Mundel. »Oder wir bitten ihn dazu, wenn wir verfahrene Kooperationsverhandlungen abschließen wollen, weil er sehr überzeugend sein kann.«

Es ist Mundel, der die CureVac-Gründer am Piscine Molitor begrüßt und in den Besprechungsraum führt – doch nicht etwa nach oben in eine der teuren Suiten mit Blick über Paris, sondern nach unten, in den Keller des Hotels, in ein Zimmer mit unverputzten Wänden, metallisch glitzernden und absurd verwinkelten Heizungs- und Belüftungsrohren, ohne Fenster, ohne Tageslicht. »Nur der Tisch in der Mitte war erleuchtet«, sagt Florian von der Mülbe, »und da saßen Bill Gates, Trevor Mundel und eine weitere Expertin – fast wie in einer Poker-Runde«. 30 Minuten sind für das »Spiel« angesetzt. Eine halbe Stunde, von der viel für CureVac abhängt. Hoerr legt los.

Doch die vorbereitete Powerpoint-Präsentation will Gates nicht sehen, ein Beamer steht ohnehin nicht bereit. Stattdessen blättert der damals noch reichste Mann der Welt ungeduldig durch den Ausdruck, den Hoerr erst kurz vor dem Gespräch aus dem Drucker eines Pariser Copyshops gezogen hat. Die Einleitung überspringt er, unterbricht Hoerr mit kenntnisreichen Detailfragen, bleibt kühl und reserviert. Erst allmählich taut er auf. »Ich weiß nicht mehr, was es war, aber irgendwann lächelte er«, sagt Hoerr. »Und da wusste ich, dass wir ihn überzeugt hatten.« Das Gespräch wird lockerer, Gates plaudert, fragt nach diesem und jenem Detail, bis er schließlich von einem Tross Security-Personal zum nächsten Termin abgeholt wird. In der Tür dreht er sich noch einmal um und verabschiedet sich mit einem knappen »I will do it« (»Ich mach's!«) und lässt Dietmar Hopp, dem Gründer des wohl schärfsten Konkurrenten von Gates' Microsoft-Konzern, ausrichten: »Gratulation an Dietmar, großartiges Investment, großartige Firma«.

Das Blut noch voller Adrenalin gönnen sich Hoerr und von der Mülbe noch ein Bier am Hotel-Pool, bevor sie zum Bahnhof Paris-Est zurückschlendern, zufrieden mit dem, was sie erreicht haben. Kurz darauf, noch im März 2015, macht CureVac öffentlich, dass die Bill und Melinda Gates-Stiftung vier Prozent der Firmenanteile für 46 Millionen Euro kauft – damit »eine der vielversprechendsten neuen Technologien in der Medizin dafür verwendet wird, alle Menschen mit bezahlbaren, lebensrettenden Impfstoffen zu versorgen, die sie dringend benötigen«, wird die Vorstandsvorsitzende der Gates-Stiftung, Sue Desmond-Hellmann, zitiert. Vor allem gegen Rotaviren, HIV, aber auch andere virale, bakterielle und parasitäre Infektionskrankheiten wird CureVac nun auch prophylaktische Impfstoffe entwickeln.

Vielleicht noch wichtiger als die Finanzmittel, die Hopp und andere, durch Gates' Engagement aufmerksam gewordene Investoren auf rund 100 Millionen Euro aufstocken, ist die internationale Beachtung, die CureVac – und damit auch die RNA-Impftechnik – mit der Investition der Gates-Stiftung bekommt. Außerdem ändert sich die Bewertung CureVacs, die sich aus dem Preis ergibt, den die Stiftung für die vier Prozent Firmenanteile bezahlt: Wenn vier Prozent 46 Millionen Euro wert sind, dann ist die ganze Firma zu diesem Zeitpunkt rechnerisch 1,1 Milliarden Euro wert. Jenes Unternehmen, auf das in Deutschland anfangs fast kein einziger Risikokapitalgeber einen Cent wetten wollte.

Zu Kopf steigt Hoerr die schwindelerregende Summe nicht. Als er, zurück in Tübingen, der Geschäftsführungs-Assistentin Marina Wurster die Belege für die Spesenabrechnung der Paris-Reise gibt, entschuldigt sich der Schwabe ausdrücklich dafür, dass das Hotel-Bier, mit dem sie das gelungene Gespräch mit Gates ein wenig feierten, so »schrecklich teuer« war.

Hoerr tut gut daran, auf dem schwäbischen Boden zu bleiben, und nicht der Versuchung zu erliegen, den Zahlen mehr Bedeutung beizumessen, als sie tatsächlich haben: kaum eine. Denn solange die RNA-Technik sich nicht bewährt hat, solange es keinen »proof of concept« gibt, einen Beleg für die Wirksamkeit, und kein RNA-Impfstoff auf dem Markt ist und Geld verdient, ist all das Marktwert-Gerede Schall und Rauch. Niemand weiß das so gut wie Friedrich von Bohlen und Halbach, dessen LION Bioscience in den guten Tagen des Biotech-Booms und Hypes um den »Neuen Markt« rund zwei Milliarden Euro Marktkapitalisierung erreichte – um dann binnen weniger Monate erst das Vertrauen der Anleger und dann fast jeden Wert zu verlieren. So berechtigt die Hoffnungen auf Milliarden-Gewinne für den Fall auch sind, dass eine Technik wie das RNA-Impfen den Markt erreicht, so begründet sind selbst 2016 noch die Zweifel, ob die Technik es wirklich so weit schaffen kann. Denn nach wie vor gilt es, viele Hürden zu nehmen.

Die erste ist der Weg der mRNA-Moleküle in den Körper und in die Zellen. Es ist das ewige »Delivery«-Problem, mit dem im Grunde jedes Arzneimittel zu kämpfen hat: Wie kommt das, was wirken soll, so in den Körper, dass es auch wirken kann? Heerscharen von Forschern und Ärzten haben sich immer wieder aufs Neue mit diesem Problem herumschlagen müssen, das sich schon bei jeder simplen Pille stellt: Wie verhindert man, dass der mühsam hergestellte Wirkstoff kaum im Mund, kaum im Magen, kaum im Darm von Enzymen zerstückelt, von Magensäure zersetzt und einfach wieder ausgeschieden wird, bevor er ins Blut übergeht? Und wie kommen die heilsamen Substanzen aus dem Blut etwa in ein Organ wie das Gehirn, das extra abgeschirmt ist durch besonders undurchlässige Zellen, die »Blut-Hirn-Schranke«?

Und vielleicht noch wichtiger als das: Wie hält man den Wirkstoff fern aus jenen Geweben oder Organen, wo er mehr schadet als nützt? Die vielen Tricks des darauf spezialisierten Fachgebiets, Galenik genannt, füllen ganze Bibliotheken, müssen diese und viele weitere Fragen doch für jedes Medikament neu geklärt werden. Jedenfalls für alle chemisch synthetisierten »small molecules« und protein- und peptidbasierten Wirkstoffe, da jeder einzelne dieser Wirkstoffe seine ganz eigenen chemischen Eigenschaften hat.

Das ist bei den auf den Nukleinsäuren DNA und RNA basierenden Arzneimitteln anders. Zwar unterscheidet sich die mRNA im Impfstoff zum Schutz vor COVID-19 in ihrer Sequenz, also in der von ihr übermittelten genetischen Information, von beispielsweise einer mRNA, die für ein krebstypisches Protein wie das »prostataspezifische Antigen« PSA kodiert und das Immunsystem gegen Prostatakrebs aktivieren soll. Doch in ihren chemischen Eigenschaften sind sie praktisch identisch, beide sind mRNAs. Das heißt, hat man einmal einen Weg gefunden, eine mRNA in die Zellen zu bekommen und eine Immunreaktion auszulösen, dann wird auch jede andere mRNA funktionieren, auch wenn sie die genetische Information zum Bau eines anderen Antigens trägt. Man hätte ein universelles Impfprinzip.

Als Hoerr Mitte der 1990er mit mRNA zu experimentieren beginnt, ist die »Delivery«-Frage, wie also mRNA am besten in die Zellen transportiert wird, völlig ungeklärt. In den ersten Jahren nach der CureVac-Gründung wird klar, dass »nackte«, also ungeschützte mRNA zwar – wie von Hoerr bei Mäusen gezeigt – grundsätzlich funktioniert, als Vakzin beim Menschen aber nicht wirksam genug und daher nicht praktikabel ist. Hoerr selbst ahnt das bereits in seiner Doktorarbeit: Zwar könne »nackte und geschützte RNA eingesetzt werden (...), um eine Immunantwort in vivo hervorzurufen, wobei die geschützte RNA vorzuziehen ist, da sie über einen längeren Zeitraum stabil ist und in der Laborpraxis wesentlich einfacher zu handhaben ist«.[41] Was aber die beste »Verpackung« ist, das bleibt viele Jahre lang offen und Gegenstand unzähliger Experimente.

Zumal es nicht nur um den Schutz vor den häckselnden RNAse-Enzymen geht, die RNA muss auch durch die Zellmembran gebracht werden, die Lipiddoppelschicht, die jede Zelle umgibt. Da diese Membran zumindest eine gewisse Durchlässigkeit für fettähnliche Moleküle hat, haben Forscher schon in den 1970ern versucht, DNA und RNA in lipidhaltigen Verpackungen in die Zellen zu schleusen. Dabei werden die Nukleinsäuremoleküle zunächst von den Lipidmolekülen gebunden, die dann ein kugeliges Fetttröpfchen, ein Liposom, bilden. In dessen Innerem ist die mRNA vom Zugriff der RNAsen geschützt. Allerdings hatten diese Liposomen anfangs einige Probleme. Manche wirkten in höheren Mengen giftig auf die Zellen, andere waren zu aufwändig herzustellen, und im Blutkreislauf wurden sie so schnell von Fresszellen aufgenommen, dass sie ihre Wirkung kaum entfalten konnten.

CureVac setzte daher lange Zeit auf Protamin, ein natürlicher Stoff, der die DNA in Spermien besonders dicht und platzsparend verpackt. Doch bei beiden Techniken, und vielen weiteren, mit denen experimentiert wurde, blieben Schwierigkeiten mit der Effektivität des mRNA-Transfers in die Zellen, dem Auslösen unerwünschter Nebenwirkungen durch die Transport-Chemie und andere Fragen offen.

Inzwischen, spätestens mit dem Erfolg der mRNA-Impfstoffe gegen COVID-19, ist klar: Lipidnanopartikel (LNP), eine Weiterentwicklung der Liposomentechnik, sind das ideale Transportmittel, etwa 100 Mal effektiver als Protamin. Alle drei mRNA-Impfstoffhersteller – Moderna, BioNTech und CureVac – setzen mittlerweile darauf und haben Lizenzverträge mit der kanadischen Firma Acuitas, die die Technik perfektioniert hat.

Damit wäre der Impfstoff also ordentlich verpackt und fertig zum Spritzen – aber wohin? Unter die Haut, in den Muskel, in den Bauchfellraum, in die Vene oder in die Lymphknoten? Auch das muss ausgetestet werden. Schon in seiner Doktorarbeit macht Hoerr die Erfahrung, dass die RNA (egal ob »nackt« oder in Protamin verpackt) in den Muskel gespritzt keine Immunreaktion auslösen konnte, reicht hingegen die Nadel nur bis unter die Haut, dann gelingt das. Jedoch nur mit Protamin-geschützter RNA, nackte RNA scheitert auch an dieser Stelle. Aber spritzt Hoerr ins knorpelige Ohr der Mäuse, dann löst das die beste Immunreaktion aus, sowohl mit nackter als auch Protamin-geschützter RNA. In Liposomen verpackte RNA hingegen vermag das nicht. »Das ist sonderbar«, schreibt Hoerr in der Doktorarbeit, »da davon ausgegangen werden kann, dass die Verpackung von RNA in Liposomen die Transfektionseffizienz«, also das Einschleusen der RNA in Zellen, »wesentlich erhöht«.

Bei den COVID-19-Impfstoffen reicht es, die mRNA in den Muskel zu spritzen, um genug Moleküle in die antigenpräsentierenden Zellen zu bekommen und eine starke Immunantwort auszulösen. Bei den Impfstoffen gegen Krebs hingegen wird die mRNA in die Blutbahn, intravenös, gespritzt oder auch in die Lymphknoten – abhängig vom Krebstyp und der verwendeten mRNA.

Der kurze Exkurs in diese eine von so vielen, scheinbar simplen, Detailfragen zeigt, was es eigentlich heißt, eine neue Arzneimitteltechnik zu entwickeln: Nämlich mithilfe von unzähligen Tests Antworten auf eben solche Details zu finden, die jedoch entscheidend für Erfolg oder Misserfolg einer Therapie sein können. Wie muss die RNA selbst beschaffen sein, wie muss sie geschützt werden, wohin gehört sie gespritzt, um optimal zu wirken? Und viele Fragen mehr.

Und zu allem Überfluss können die Antworten, die man mit

Tierversuchen auf diese Fragen findet, beim Menschen durchaus anders ausfallen. Denn offenbar hängt der Impferfolg von den Eigenschaften des jeweiligen Gewebes ab, in das gespritzt wird. Der Grund dafür ist, dass es nicht ausreicht, die mRNA in irgendeine beliebige Zelle zu schleusen. Sie muss in solche gelangen, die das aus der Bastelanleitung zusammengebaute Antigen auch präsentieren können: dendritische, Antigen-präsentierende Zellen (APC). Sie können das für sie »fremde« Protein außen an der Zellmembran zur Schau stellen, damit spezialisierte Immunzellen es erkennen und eine Immunreaktion auslösen. Diese Erkennung funktioniert über Y-förmige Antikörper-Moleküle, die wie der Schlüssel ins Schloss an das fremde Protein, das Antigen, binden können. Passt der Schlüssel, wird eine komplizierte Kaskade von zellulären und molekularen Reaktionen gestartet, die im besten Fall zu einem langfristigen Immungedächtnis führt. Doch die erste Station dieser Kaskade sind eben die Antigen-präsentierenden dendritischen Zellen. Im Ohr der Maus sind solche Zellen offenbar ausreichend vorhanden, im Muskel eher nicht, so zumindest die Ergebnisse von Hoerrs frühen Experimenten.

Beim Menschen sind dendritische Zellen vor allem in den Lymphknoten zu finden – jenen Orten im Organismus, wo die Immunzellen auf die Antigene reagieren, sich differenzieren und so das Immungedächtnis bilden. Zwar gelangt auch mRNA, die in die Haut oder den Muskel gespritzt wurde, über die Gewebsflüssigkeit (die Lymphe) dorthin. Dennoch liegt die Idee nahe, direkt in die Knoten, von denen es Hunderte im Körper gibt, zu verabreichen, um unnötige Verluste an die RNAsen zu vermeiden. Auch diesen Weg haben CureVac und andere getestet, doch entschieden ist bislang nicht, welcher am Ende für die Behandlung von Krebs nicht nur am wirksamsten, sondern auch am nebenwirkungsärmsten und praktikabelsten ist.

Und damit wäre die höchste Hürde erwähnt: Selbst wenn die

mRNA ausreichend geschützt und in die dendritische Zelle geschleust, das Antigen in angemessener Menge produziert und präsentiert und eine ordentliche Immunreaktion ausgelöst wurde – reicht das dann aus, um das Immunsystem in die Lage zu versetzen, einen weit fortgeschrittenen, metastasierenden Krebs zu stoppen oder gar gänzlich zu beseitigen? Genügt eine Spritze mit mRNA, um das Immunsystem gegen eine Virusinfektion zu wappnen?

Das Impfen gegen den Krebs – die größte Herausforderung

Im Vergleich zu einer Krebszelle ist ein Virus eine vergleichsweise simple Sache. Viren haben kein Eigenleben, sie sind darauf angewiesen, dass Zellen das eingeschleuste Erbgut des Erregers kopieren, ablesen, die Virusbestandteile produzieren und so Zigtausende neue Viren entstehen lassen. Krebszellen hingegen können Stoffe absondern, die das Immunsystem lähmen, sie können wandern, sich abschotten, kurz: sie agieren. Sie zwingen das Immunsystem, sie zu tolerieren und wuchern zu lassen.

Eine therapeutische Impfung gegen Krebs – egal, ob mittels mRNA-, Protein- oder irgendeiner anderen Technik – ist also weit komplexer als eine prophylaktische Impfung gegen Viren. Denn noch immer wissen Krebsforscher viel zu wenig darüber, warum das Immunsystem eigentlich irgendwann, meist erst im fortgeschrittenen Alter der Menschen, die Kontrolle über die hier und dort im Körper zufällig entstehenden Krebskeime verliert, wie es schon Paul Ehrlich vermutete (siehe Seite 26 f.).

Schon allein der Versuch, das Impfen mit mRNA gegen Viren zu etablieren, ist riskant, weil es ein völlig neues Impfprinzip ist. Aber dann obendrein auch noch gegen Krebs zu impfen? Das ist ein doppelt waghalsiges Unterfangen. Tatsächlich scheitert die wichtigste, fortgeschrittenste Studie, in der CureVacs RNA-Impfung ihre Wirksamkeit gegen Krebs unter Beweis stellen soll. Die Nachricht, auf die Hoerr gern verzichtet hätte, bekommt er ausgerechnet an Weihnachten 2016. Vier lange Jahre hatten die Tübinger gehofft, in einer Langzeitstudie an insgesamt 197 Prostatakrebspatienten eine Verbesserung der Gesamtüberlebenszeit erkennen zu können, wenn diese mehrfach mit CV9104 geimpft wurden, einem Mix aus sechs verschiedenen mRNAs, die für krebstypische Proteine kodieren. »Das war eine herbe Enttäuschung«, gibt Hoerr damals auch öffentlich zu. Doch ein Grund, die mRNA-Technik abzuschreiben, sei das »ganz und gar nicht«.

Die RNA-Formulierung, also die Verpackung mit Protamin, und das Studienkonzept stammen aus dem Jahr 2008. »Damals war es üblich, Einzeltherapien zu fahren; die Möglichkeit einer Kombination der mRNA-Impfung mit Checkpoint-Inhibitoren gab es noch nicht«, sagt Hoerr. »Checkpoint-Inhibitoren« sind der wichtigste Fortschritt in der Krebstherapie der vergangenen Jahre. 2018 bekamen der US-amerikanische Forscher James Allison vom MD-Anderson-Krebszentrum im texanischen Houston und der Japaner Tasuku Honjo von der Universität Kyoto für die Entwicklung dieses völlig neuen Therapieansatzes den Nobelpreis für Medizin und Physiologie verliehen. Das sei nichts weniger als »eine Revolution in der Onkologie«, sagt Dirk Jäger, Krebsimmunologe am Deutschen Krebsforschungszentrum in Heidelberg. Denn Allison und Honjo fanden einen Weg, molekulare »Bremsklötze« des Immunsystems zu lösen, etwa die Signalmoleküle CTLA-4 und PD-1. Normalerweise haben sie die Aufgabe, überschießende Reaktionen des Immunsystems, die dem Körper schaden können, zu verhindern. Doch bei einer Krebserkrankung wirkt sich das kontraproduktiv aus: CTLA-4 und PD-1 hindern dann das Immunsystem daran, Krebszellen abzutöten und zu beseitigen. Die beiden Bremsklötze sitzen in der Hülle der T-Zellen, wichtiger Abwehrzellen. Sie funktionieren ähnlich wie eine Kontrollstelle, ein Checkpoint eben. Normalerweise lassen sie die Notfallsignale entarteter Zellen des Körpers passieren, so dass die T-Zellen gegen den Tumor vorgehen. Doch Krebszellen können dieses Notsignal abfangen, der Angriff des Immunsystems bleibt aus.

Die Idee, die Bremsen zu lösen, liegt nahe, allerdings brauchte es eine Weile, bis die richtigen Werkzeuge entwickelt waren: Antikörper gegen CTLA-4 und PD-1, die so wirken, dass die Immunbremse gelöst wird und die Krebsabwehr reaktiviert wird. Und das wirkt sogar bei Patienten mit weit fortgeschrittenem, metastasierendem Krebs. Einer der ersten Erfolge stellte sich bei einer 26-Jährigen Patientin mit schwarzem Hautkrebs und Tochtergeschwulsten in der Lunge ein. Schon nach einer Injektion des Antikörpers Ipilimumab (Yervoy) gegen die CTLA-4-Bremse verschwanden die Geschwulste in Haut und Lunge. Inzwischen kann die Methode jeden fünften Patienten mit fortgeschrittenem schwarzen Hautkrebs auf Dauer heilen.

Allerdings funktioniert die Therapie längst nicht bei allen Patienten – etwa ein Drittel der mit Checkpoint-Inhibitoren behandelten Patienten mit Schwarzem Hautkrebs spricht darauf nicht an. Es gibt zahlreiche Theorien, woran das liegen könnte. Eine ist, dass das Lösen der Bremsen nicht ausreicht, denn das lospreschende Immunsystem muss schon wissen, auf welches Ziel es seine Abwehrkraft ausrichten muss. Hier könnte die Kombination mit mRNA-Impfstoffen helfen, so die Idee, die jetzt in verschiedenen Studien getestet wird. Die RNA hat dabei gegenüber anderen, etwa Protein- oder Peptid-basierten Impfstoffen den Vorteil, dass vergleichsweise rasch nicht nur mehrere krebstypische Antigene in Form von mRNA kodiert und dem Patienten gespritzt werden können, um die Körperabwehr in die richtige Richtung zu lotsen, sondern es kann auch eine Kombination von Antigenen gewählt werden, die auf den individuellen Tumortyp des Patienten zugeschnitten ist.

So sieht etwa die 2014 geschlossene Kooperation CureVacs mit dem deutschen Pharmakonzern Boehringer Ingelheim eine Kombination der mRNA-Impfung mit verschiedenen Checkpoint-Inhibitoren vor. Die Enttäuschung über das Scheitern der »Monotherapie« mit mRNA gegen Prostatakrebs sei daher längst neuem Optimismus gewichen, sagt Hoerr. »Wichtig für uns ist, dass wir jetzt Klarheit haben, der alte Zopf der Monotherapie abgeschnitten ist und wir uns auf die Kombinationstherapie mit Checkpoint-Inhibitoren konzentrieren können.«

2017 ist Hoerr allerdings auch noch zum Zweckoptimismus gezwungen. Einen Nachweis, dass die mRNA-Technik prinzipiell funktioniert, wie er heute durch die hochwirksamen COVID-19-Impfstoffe vorliegt, gab es damals noch nicht. Das Vertrauen, dass das mRNA-Impfen trotz des Rückschlags grundsätzlich auch allein funktionieren kann, darf daher nicht verloren gehen, insbesondere nicht beim Hauptinvestor Dietmar Hopp. Und obwohl jeder andere wohl zumindest darüber nachgedacht hätte, die bisherigen Investitionen in CureVac, in Hoerr, sein Team und die mRNA-Technik abzuschreiben, bleibt der SAP-Gründer dabei: »Ingmar Hoerr hat uns die Gründe für das Scheitern der Phase II-Studie gegen Prostatakrebs erläutert, so dass es keinen Zweifel gab, dass die mRNA-gestützten Verfahren nicht generell scheitern würden«, kommentiert Hopp diese schwierige Phase der Firmenentwicklung.

Ob die Kombination von mRNA und Checkpoint-Inhibitoren allerdings der Heilsbringer sein wird, weiß auch heute noch niemand. Erste Ergebnisse einer Phase I-Studie von BioNTech und Roche[42] zeigen, dass es wohl nicht so einfach ist. Mitte 2020 veröffentlichten sie Daten, nach denen nur neun von 108 Krebspatienten auf die Kombination der mRNA-Impfung mit dem Checkpoint-Inhibitor Atezolizumab positiv reagierten, etwa mit zeitweisem Stopp des Krebswachstums. Die Studienleiterin Juanita Lopez vom Royal Marsden Hospital in London führt die seltene Wirkung allerdings auch darauf zurück, dass die Patienten zuvor bereits drei andere, erfolglose Therapien durchlaufen hatten. »Danach ist das Immunsystem oft so angeschlagen, dass es gar nicht mehr in der Lage ist, auf die mRNA-Impfstoffe zu reagieren«, sagt Hoerr. Man müsste Krebspatienten in früheren Stadien impfen - andererseits sei das eben noch eine experimentelle Therapie, deren Ergebnis unklar sei, während gängige Strahlen- oder Chemotherapien zumindest eine gewisse und nachgewiesene Chance auf Erfolg hätten, den man den Patienten natürlich nicht vorenthalten könne.

Heute kann Hoerr mit mehr Gelassenheit sagen, dass der große Durchbruch der mRNA-Impfung gegen Krebs vielleicht doch noch etwas Zeit braucht: »Krebs ist nun mal ein dickes Brett«, und noch viele wissenschaftliche Fragen sind zu klären, die nichts mit der mRNA-Technik an sich, sondern eher mit der Auswahl der richtigen krebsspezifischen Antigene und Immunmodulatoren zu tun haben. »Wir müssen erst verstehen, wie wir die Toleranz des Immunsystems gegenüber dem Krebs brechen können.« Wenn verstanden ist, welche Signalstoffe dabei die entscheidende Rolle spielen, könnten sie auch kodiert in Form von mRNA in den Körper gebracht werden.

Insgeheim hatte sich CureVac nach dem Scheitern der Prostatakrebsstudie schon darauf eingestellt, erst einmal einen prophylaktischen Impfstoff gegen Tollwut bis zur Zulassung zu bringen. »Einfach, um endlich überhaupt in den Markt zu kommen und der Welt zu zeigen: mRNA-Impfen, das funktioniert!«, sagt Friedrich von Bohlen und Halbach, der seit dem Einstieg Hopps bei CureVac dem Aufsichtsrat des Unternehmens vorsitzt. Auf dem Feld der prophylaktischen Impfstoffe hat eine Phase I-Studie mit dem mRNA-Tollwut-Impfstoff CV7201 Ende 2016 sehr positive Ergebnisse gezeigt: Die rund Hundert Probanden hatten den Impfstoff nicht nur gut vertragen, sondern in einer der Kohorten von 21 Probanden konnten bei allen virusneutralisierende Antikörper festgestellt werden. Bei 17 von ihnen wurde sogar der von der Weltgesundheitsorganisation WHO als schützend angesehene Schwellenwert überschritten.

Aber an die große Glocke hängte Hoerr das damals lieber nicht. Es sollte nicht der Eindruck entstehen, CureVac lege den Fokus auf prophylaktische Impfstoffe und eine Impfung gegen Krebs sei vielleicht doch viel weiter weg von einer Zulassung als bislang erhofft. Noch immer sind die meisten Investoren und Kooperationspartner – von der Impfinitiative CEPI und der Gates-Stiftung abgesehen – an therapeutischen Impfstoffen gegen Krebs und nicht an prophylaktischen gegen Viren oder andere Erreger interessiert.

Also weiter. Den Tiefschlag wegstecken. Und tatsächlich sind Hoerr und die 2017 mittlerweile rund 380 Mitarbeiter nicht die einzigen, die weiter an die RNA-Technik und ihre Möglichkeiten zur Behandlung von Krebs glauben: Im Oktober gibt die US-Firma Eli Lilly, einer der Top-Ten-Pharmakonzerne weltweit, bekannt, mit CureVac bis zu fünf mRNA-basierte Krebsimpfstoffe gegen verschiedene Tumortypen entwickeln zu wollen. 50 Millionen Euro bekommen die Tübinger dafür sofort überwiesen, mit weiteren 54 Millionen Euro sichert sich Eli Lily Anteile an CureVac, und sollten alle fünf Entwicklungsprojekte es bis zur Zulassung schaffen – unwahrscheinlich, aber nicht unmöglich –, könnten noch einmal 1,5 Milliarden Euro an Meilenstein-Zahlungen fließen.

Ein Deal, der den Tübingern wieder Mut macht. Der aber auch zeigt, wie wichtig es für die Entwicklung der Firma ist, in den USA präsent zu sein.

Kaum ein biomedizinisches Unternehmen kann es sich leisten, den US-Markt für pharmazeutische Produkte zu ignorieren. Schon gar keines, das den Anspruch hat, eine revolutionär neue Technologie zu entwickeln. 485 Milliarden US-Dollar wurden auf dem US-Pharmamarkt 2018 umgesetzt, fast die Hälfte des weltweiten Umsatzes von 1,2 Billionen US-Dollar, mehr als dreimal so viel wie auf dem mittlerweile zweitgrößten Pharmamarkt in China (134 Milliarden US-Dollar) und fast zehnmal so viel wie in Deutschland (52 Milliarden US-Dollar).[43]

Zum einen liegt das daran, dass dort Arzneimittelpreise erzielbar sind, mit denen die langjährigen hohen Investitionen in Forschung und Entwicklung schnell amortisierbar sind. Zehnmal so teuer wie in Deutschland ist etwa der Cholesterinsenker Atorvastatin («Lipitor«), 15 mal mehr müssen Diabetes-Patienten in den USA für das Insulin »Lantus« zahlen und die Antibabypille Yasmin hat den siebenfachen Preis, so eine Marktanalyse des britischen Gesundheitsdienstleisters Medbelle aus dem Jahr 2019.[44] Und der Vergleich mit Deutschland fällt noch am mildesten aus. Der Analyse der Preise in 50 Ländern zufolge zahlen US-Amerikaner weltweit am meisten: 420 Prozent mehr als der mittlere Preis aller Länder, die Deutschen landen auf Platz zwei mit rund 100 Prozent Mehrkosten im internationalen Vergleich. Allerdings ist in Deutschland fast jeder krankenversichert, während in den USA rund ein Zehntel der Bevölkerung keine Krankenversicherung hat. Ein Großteil besitzt Verträge mit so hohen Selbstbehalten oder Selbstbeteiligungen, dass sie einen großen Anteil ihrer Medikamentenkosten selbst übernehmen müssen, bevor der Versicherer zahlt. Und wer den internationalen Vergleich Medbelles, in dem auch Länder mit geringerer Wertschöpfung wie Thailand eingeschlossen sind, unfair findet: Auch im Vergleich der OECD, der nur die Preise der 19 führenden Industriestaaten umfasst, zahlen die US-Patienten pro Kopf mehr als 1000 Dollar pro Jahr für Medikamente, im Mittel der 19 Länder sind es nur 452 Dollar. So sehr das aus Sicht der Patienten zu beklagen ist, für Biotech- und Pharmafirmen ergibt sich dadurch ein 485-Milliarden-US-Dollar-Markt, der schwerlich ignoriert werden kann.

Zum anderen lassen sich in den Biotech-Clustern in Boston und der San Francisco Bay Area frühzeitig die nötigen Kontakte zu zahlungskräftigen Pharmafirmen knüpfen, die etwa die kostspieligen Zulassungsstudien mit Hunderten und Tausenden Patienten finanzieren und vor allem auch organisieren können.

Diesen Markt soll nun Daniel Menichella für CureVac erschließen, ein US-Amerikaner, der an der Harvard-Universität und der University of North Carolina at Chapel Hill sein MBA-Studium absolviert hat, und zuvor bei diversen Biotech-Firmen, etwa Bamboo Therapeutics, Applied Genetic Technologies, aber auch der deutschen Pharmafirma Merck als »Business Development Officer« (CBO) gearbeitet hat. Jetzt soll er die 2015 in Boston gegründete US-Filiale, die CureVac Inc., als CEO leiten und in Tübingen die Geschäftsentwicklung als CBO unterstützen.

Und es läuft gut an. Hoerr und Menichella kommen miteinander klar. Der Deal mit Eli Lilly im Herbst 2017 zeugt davon.

Doch der Aufsichtsrat will mehr. Das Unternehmen, auch wenn es mit einem Hauptfinanzier wie Dietmar Hopp im Kern wohl immer schwäbisch-deutsch bleiben wird, muss in den USA noch sichtbarer werden. Die Richtung ist also vorgegeben – allein, der Aufsichtsrat zweifelt, ob Hoerr für diesen Weg noch der Richtige ist.

»Die starke Persönlichkeit eines Firmengründers wie Ingmar Hoerrs ist sehr wertvoll für ein Unternehmen«, sagt Bohlen. Aber sie könne »auch eine Belastung« sein. Etwa, wenn aufgrund fehlender Erfahrung und vielleicht auch wegen der Persönlichkeit in bestimmten Situationen nicht die Impulse gesetzt werden, die das Unternehmen in der Wachstumsphase braucht, so der damalige Aufsichtsratschef Bohlen. »Das ist dann auch nicht mehr mit einem BWL-Studium oder Fortbildungen zu ersetzen.« Zwar sei Ingmar Hoerr durchaus auch ein guter Manager, sei mit viel Ehrgeiz und Engagement in diese Rolle hineingewachsen, sagt Bohlen. »Aber richtig ist auch: Unternehmer und Manager sind nicht dasselbe.« Kritik an Hoerr sei das nicht. »Jeder hat nun mal seine Stärken und Schwächen.«

Als eine solche Schwäche wird Hoerr wohl auch ausgelegt, dass er zu lange am Protamin als mRNA-Verpackung festgehalten hat, während BioNTech und Moderna längst auf neuartige Liponanopartikel (LNP) zum Schutz vor den zerstörerischen RNAsen setzten. Als die so wichtige Prostatakrebsstudie scheitert – mit einer mRNA verpackt mit Protamin – wird klar, dass auch CureVac umstellen muss. »Das hat CureVac Zeit gekostet«, meint Bohlen. Aber hat Hoerr wirklich nur deshalb am Protamin festgehalten, weil er selbst damit im Labor gearbeitet hat? Weil er mit der gleichen Hartnäckigkeit an die Schutzwirkung des Protamins glaubte wie an die Idee der mRNA-Impfung selbst? »Jemand ohne diese emotionale Bindung hätte vielleicht früher auf die LNPs gesetzt«, sagt Bohlen. Allerdings gab es vor der Studie nun mal keine Daten, die auf einen Nachteil des Protamins gegenüber den LNPs hindeuteten. Nichtsdestotrotz »habe CureVac in dieser Zeit seine Vorreiterrolle verloren«, sagt Bohlen.

»Wir mussten das ausprobieren«, entgegnet Hoerr. »Denn es wäre mit Protamin wesentlich einfacher gewesen.« Auch wegen der Patentsituation. Während CureVac für die Nutzung der LNPs Lizenzgebühren an das kanadische Unternehmen Acuitas zahlen muss, wäre das Verpacken mit Protamin kostenlos gewesen – denn für diese Technik hatten Hoerr und seine Kollegen bereits in den ersten Jahren CureVacs Patente angemeldet. Dennoch hatte Hoerr vorsichtshalber bereits mit Acuitas Gespräche gesucht. »Wir waren uns des Risikos bewusst, aber als Biotech-Unternehmen mit begrenzten Ressourcen kann man nicht immer mit mehreren Optionen gleichzeitig arbeiten.« Anfangs habe Protamin auch immer gut funktioniert, in den frühen klinischen Studien gab es immer gute Immunreaktionen. »Heute klingt es so, als hätte jeder schon immer gewusst, dass LNPs besser funktionieren«, sagt Hoerr. »Aber so war es ja nicht.«

Dennoch: Hoerrs Aufgabe sei nicht mehr das tägliche Kleinklein im Unternehmen, erkennen Bohlen und der Aufsichtsrat Ende April 2018. Das Unternehmen werde nur dann in die »nächste Phase« der Entwicklung kommen, wenn Hoerr »anders« eingesetzt wird. Als Aufsichtsratsvorsitzender CureVacs habe er einen Weg finden müssen, Hoerr sowohl als »Unternehmer und Gesicht« als auch als wirksamen »Motivator« der Firma zu erhalten, aber gleichzeitig die breit angelegte operative und strukturelle Weiterentwicklung des Unternehmens voranzutreiben: »CureVac brauchte eine kommerziell und operativ starke Führung, die auch in den USA einen starken Fußabdruck hat.«

Dan Menichella soll die Geschäftsführung der kompletten CureVac übernehmen, Hoerr in den Aufsichtsrat wechseln.

Es sei »ein schwieriger Moment« gewesen, vielleicht der schwierigste überhaupt in den fast anderthalb Jahrzehnten, seit Bohlen und Hoerr sich kennenlernten und über die gemeinsame Begeisterung für die RNA-Impftechnik zu Geschäftspartnern wurden. Längst pflegen sie auch über das Geschäft hinaus freundschaftlichen Umgang, duzen sich, vertrauen einander. »Ich habe Ingmar immer den Rücken freigehalten«, sagt Bohlen. Umso schwerer fällt es ihm nun, Hoerr die Pläne zu vermitteln. Und das Gespräch so zu führen, dass es nicht als persönliche Herabstufung empfunden wird, sondern deutlich wird, dass Hoerr für das Unternehmen weiter sehr wichtig sei, »aber eben nicht mehr als CEO«, sagt Bohlen. Stattdessen bietet er ihm den Wechsel auf seinen Posten, den Aufsichtsratsvorsitz, an. Eine wichtige Funktion für die Geschicke CureVacs, aber eben nicht mehr das tägliche Geschäft, das Ringen um die besten Lösungen, die Suche nach neuen Wegen.

Hoerr habe »sehr souverän« reagiert, die Entscheidung mitgetragen und unterstützt, sagt Bohlen, »aber natürlich war er angefasst.« Dass da ein Gefühl von Vertrauensverlust mitschwang, »dass ich ihm jetzt in den Rücken falle«, sei unverkennbar gewesen. »Aber auch wenn ich nicht der Typ bin, der so etwas in Watte packt – wer hätte es ihm sonst sagen können?«

Tatsächlich sieht auch Hoerr, dass der Schritt in die USA für die Entwicklung »seiner« CureVac, an der er hängt, aber von der er selbst kaum noch Anteile hält, wichtig und richtig ist. Und er vertraut Menichella, den er als Teamplayer wahrgenommen hat, CureVac in die richtige Richtung führen zu können. Er sei »ideal«, lässt sich Hoerr in der offiziellen Verlautbarung zitieren, er habe »ein starkes Netzwerk in den USA und kennt das Unternehmen bereits sehr gut.« Hoerr räumt den CEO-Posten und lässt sich zum Aufsichtsratchef wählen, um sich auf die »langfristige Strategie und Vision des Unternehmens« zu konzentrieren.

Vielleicht fällt Hoerr die Entscheidung auch deshalb leichter, weil er inzwischen Vater geworden ist – obwohl ihm die Option Familie, neben seinem »Baby« CureVac, noch bis vor Kurzem nicht in den Sinn gekommen wäre. Denn auch Sara Hörr geht jahrelang in ihrer Arbeit auf, ist als Leiterin der Öffentlichkeitsarbeit der Staatsoper Stuttgart wie Hoerr bis spät und an Wochenenden beschäftigt, geregelte Arbeitszeiten gibt es auch in Kunst und Kultur nicht. Doch irgendwann ist ihr Wunsch, eine Familie zu gründen, stärker. Als Hoerr allmählich begreift, wie wichtig dies seiner Frau ist, zieht er sich – wie so oft bei wichtigen Entscheidungen – zum Nachdenken zurück, nimmt sich ein Zimmer im Kloster Schöntal und viel Zeit. »Ich wollte wissen, ob ich das wirklich will, und nicht einfach eine Entscheidung nur meiner Frau zuliebe treffen, die wir dann später vielleicht bereuen würden.« Allein und mit vielen Fragen im Kopf blättert Hoerr irgendwann auch eine der Bibeln durch, die im Kloster herumliegen, und bleibt im Alten Testament hängen: »Noah war der Vater von …, Jakob zeugte …, da stehen seitenweise Stammbäume drin.« Und obwohl Hoerr sich als säkular bezeichnet, ändert das seine Perspektive, lässt ihn größere Zusammenhänge sehen. »Aber ich kann nicht der Vater sein, der sich jeden Tag kümmert und den Du Dir vielleicht für unsere Kinder wünschst«, teilt er seiner Frau seinen Entschluss mit. Das lasse die Geschäftsführung CureVacs, die die Hälfte des Jahres auf Meetings in aller Welt herumzureisen und zu Unzeiten Telefonate zu führen erfordert, einfach nicht zu. Da ist sie wieder, denkt Sara Hörr, die unschlagbare Konkurrentin, die CureVac, die so viel von ihrem Mann für sich beansprucht. Und trotzdem ist das der Mann, mit dem sie Kinder haben möchte. Wohl nicht zuletzt deshalb, weil, als die Kinder – Zwillinge – dann da sind, Ingmar Hoerr den Säuglingen eben doch die Flasche gibt, seine Söhne eben doch in den Schlaf schaukelt und sich eben doch, wann immer möglich, Zeit nimmt – auch wenn am nächsten Morgen wieder ein wichtiger Termin ansteht.

Es ist Mitte 2018, fast 20 Jahre sind vergangen, seit der Doktorand Ingmar Hoerr eine erstaunliche Entdeckung machte und sich aufmachte, das Impfen mit RNA möglich zu machen, um Krebs zu bekämpfen. Jetzt hat das einst dreiköpfige Unternehmen rund 400 Mitarbeiter, kooperiert mit großen Pharmafirmen wie Eli Lilly, Boehringer Ingelheim und der Gates-Stiftung, um Krebsimmuntherapien und Impfstoffe gegen virale und bakterielle Krankheitserreger zu entwickeln, und hält in Europa und den USA das

Patent für die Produktion von RNA für die Anwendung im Menschen. CureVac ist auf dem besten Weg, das weltweit erste Unternehmen zu werden, das ein Medikament auf den Markt bringt, dessen Wirksamkeit auf Boten-RNA beruht.

Doch wieder einmal kommt alles ganz anders.

Kapitel 6: Impfen

Es beginnt wahrscheinlich irgendwann im Dezember 2019. Oder womöglich schon Monate vorher: Vermutlich springt ein Coronavirus von einer Fledermaus auf ein anderes Säugetier und von dort auf einen Menschen über. Wer dieser Patient Null ist, wo er lebte, ob er überlebte, weiß bis heute niemand. Unklar ist auch, ob dieser erste Infizierte direkt andere Menschen ansteckte. Oder ob das Virus mehrere Anläufe brauchte, bis ein paar zufällige Mutationen im Erbgut des Erregers es in die Lage versetzte, von Mensch zu Mensch übertragen zu werden.

Sicher ist, dass all das zunächst unbemerkt stattfindet. Doch dann häufen sich Mitte Dezember in den Kliniken der 11-Millionen-Stadt Wuhan Fälle von schweren Atemwegserkrankungen, deren Ursache sich mit den gängigen Tests auf Grippe- und andere Erreger von Lungenentzündungen nicht feststellen lässt. Einige Ärzte schlagen Alarm, unter ihnen Li Wenliang vom Wuhaner Zentralkrankenhaus. Statt seine Warnung ernst zu nehmen, wähnen die lokalen Behörden in dem Augenarzt einen Unruhestifter, verbieten ihm das Wort und leiten keine raschen Eindämmungsmaßnahmen ein, wie etwa eine Isolierung der Patienten und ihrer Kontakte.

Doch schnell wird klar: Wenliang hat recht. In Wuhan und bald ganz China breitet sich eine neuartige, hoch ansteckende und potenziell tödliche Infektionskrankheit aus. Am 31. Dezember 2019 meldet China der Weltgesundheitsorganisation WHO offiziell, dass in Wuhan Stadt, in der chinesischen Provinz Hubei, »Fälle von Lungenentzündungen unbekannter Ursache« aufgetreten seien. Bis zum 3. Januar ist von 44 Patienten die Rede. Eine Woche später identifizieren chinesische Virologen den Verursacher, ein Coronavirus, dessen Erbgutsequenz sofort entschlüsselt und am 10. Januar in eine internationale Datenbank geladen wird. Auf diese haben Speziallabore aus aller Welt Zugriff. So können sie die Besonderheiten des neuen Erregers studieren und Tests entwickeln, etwa den von Coronavirus-Experte Christian Drosten von der Charité in Berlin.

Obwohl die Erbgutsequenz des Virus viele Ähnlichkeiten zum SARS-Virus offenbart, das im Jahr 2002 und 2003 rund 8000 Menschen infizierte und 800 Todesopfer forderte, und die Übertragbarkeit des neuen Virus von Mensch zu Mensch damit sehr wahrscheinlich ist, wird sie erst am 20. Januar offiziell akzeptiert, in einer Meldung der staatlichen chinesischen Nachrichtenagentur Xinhua[45]. Für Eindämmungsmaßnahmen, die eine Ausbreitung des Virus noch verhindern könnten, ist es da längst zu spät – für die Menschen in Wuhan, in China, in der ganzen Welt. Und auch für den frühen Warner Li Wenliang, der sich infiziert, erkrankt und am 6. Februar 2020 an COVID-19 stirbt, noch bevor die Weltgesundheitsorganisation die Krankheit offiziell so benennt und eine internationale Virologenorganisation den Auslöser als SARS-CoV-2 bezeichnet.

Es sind die Tage, in denen die Welt auf ein abgeriegeltes Wuhan blickt, wie das Kaninchen auf die Schlange, und noch nicht recht begreift, dass die scheinbar ferne Gefahr längst ganz nah ist.

Zu diesem Zeitpunkt hat Ingmar Hoerr bereits mehrfach mit Jens Spahn, dem Bundesgesundheitsminister, telefoniert – am 24. Januar zum ersten Mal, als das Ehepaar Hoerr gerade über die »Boot«-Messe in Düsseldorf schlendert. Es will noch einmal den längst bestellten Katamaran sehen, mit dem die Familie im Sommer zur geplanten Weltumsegelung starten will. Seit Hoerr nicht mehr die Geschäfte CureVacs führt, sondern die Entwicklung seiner Firma als Aufsichtsratsvorsitzender lenkt, hat er mehr Zeit – und die will er für die Familie nutzen, für einen lang gehegten Traum, der jetzt wahr werden soll. Sara Hörrs Job an der Staatsoper ist zum Mai gekündigt, die Kita ist informiert, die Grundschule hat dem Aussetzen der Schulpflicht für die Zwillinge für ihr erstes Schuljahr zugestimmt. Sogar einen »Medizin an Bord«-Kurs haben die Hoerrs absolviert und dabei noch darüber gewitzelt, wie sie sich gegenseitig im Notfall Luftröhrenschnitte setzen.

Doch dann klingelt Hoerrs Handy. Eine Stunde lang beantwortet er Spahns Fragen, irgendwo auf der Messe zwischen Booten aller Größen, Formen und Preisen sitzend. »Er wollte wissen, ob CureVac bereits an einem COVID-19-Impfstoff arbeitet, was das mRNA-Impfen für eine Technologie ist, wie die Entwicklung und Produktion beschleunigt werden kann, welche Hilfen nötig wären und noch viel mehr«, erzählt Hoerr. Und seine Frau beginnt zu ahnen, dass dieses Jahr nicht nach Plan verlaufen wird – nicht für ihre Familie, nicht für CureVac und auch für die meisten Menschen auf der ganzen Welt nicht. »Ich habe da so langsam begriffen, dass diese Corona-Sache etwas wirklich Ernstes ist«, sagt Sara Hörr.

In den Tagen darauf reißen die Anrufe aus der Politik nicht ab. Ursula von der Leyen, die Kommissionschefin der EU, die Bundesministerin für Bildung und Forschung Anja Karliczek, Bundeswirtschaftsminister Peter Altmaier ... »Und immer wieder Jens Spahn«, erinnert sich Sara Hörr. Die Dynamik, die sich entwickelte, das plötzliche Interesse von Politik und Medien für CureVac, für die mRNA-Technologie als die rettende Lösung, mit der sich schnellstmöglich ein Impfstoff entwickeln und in ausreichenden Mengen produzieren lassen könnte – »ich konnte sehen, wie Ingmar das Momentum spürte«, sagt Sara Hoerr.

Geschäftsführer Daniel Menichella hat bereits ein COVID-

19-Programm bei CureVac angestoßen. CureVac (wie auch Moderna und BioNTech) machen von der Erbinformation für das »Stachel«-Protein des SARS-CoV-2-Erregers mRNA-Kopien, testen sie in ersten Laborexperimenten, optimieren sie, um einen COVID-19-Impfstoff schnellstmöglich auf den Weg zu bringen. Die bisherigen Entwicklungsprojekte, etwa im Bereich der therapeutischen Krebsimpfstoffe und der prophylaktischen Impfstoffe, lässt CureVac zunächst weiterlaufen. Moderna und BioNTech haben bereits fast alle Kapazitäten auf COVID-19 umgestellt.

Dann wird Dan Menichella zu einem Treffen ins Weiße Haus eingeladen. Am 2. März soll er mit »Mitgliedern der Coronavirus-Task-Force sowie weiteren hochrangigen Pharma- und Biotech-Managern Strategien und Möglichkeiten zur schnellen Entwicklung und Produktion eines Impfstoffes diskutieren«. Neben den Vertretern der großen US-Pharmakonzerne, Paul Stoffels von Johnson & Johnson, Daniel O'Day von Gilead Sciences und Mikael Dolsten von Pfizer, sitzt auch Emma Walmsley, Chefin des britischen Pharmaunternehmens GlaxoSmithKline, mit an dem riesigen Tisch, an dem Trump thront. Wie alle bedankt sich auch Dan Menichella artig für die Einladung, wie alle sagt er, was Trump hören will: Dass CureVac »sehr, sehr schnell« einen Impfstoff gegen COVID-19 entwickeln könne.

Da BioNTech nur über den Pfizer-Forschungs- und Entwicklungschef vertreten ist, wird CureVac als einzige deutsche Firma am Tisch wahrgenommen. Ob das nun gut ist oder eher nicht – darüber kann sich Aufsichtsratschef Hoerr keine Gedanken machen. Viel zu spät, »keine 24 Stunden vorher«, ist die Einladung zu diesem Treffen eingegangen. Keine Zeit, um das mit Menichella auch nur diskutieren zu können.

In den Tagen darauf beschließt der Aufsichtsrat, Menichella abzulösen und Hoerr wieder als CEO zu installieren. Weder von Hoerr noch Bohlen, noch sonst jemandem im Unternehmen ist zu erfahren, ob Menichella gehen musste, weil er zu spät auf die Pandemie reagiert und die Firma zu zögerlich auf die Entwicklung eines COVID-19-Impfstoffs eingeschworen hat. Doch es liegt auf der Hand, dass dies der Grund für den Wechsel war. Hoerr soll nun »eine starke, auf COVID-19 fokussierte Unternehmensführung« gewährleisten.

Damit ist klar, was Sara Hörr längst geahnt hat: Das Familienprojekt Weltumsegelung, auf das sie lange hingearbeitet haben, stirbt. »Nein, wir schieben das nur auf«, versichert Hoerr. »Ich übernehme nur vorübergehend.« Doch seine Frau kann ihm das nicht mehr glauben. Das Paar ringt mit sich, um Prioritäten, um richtige und falsche Loyalität, um Verantwortung, um den richtigen Weg. Alte Wunden – ihm sei die Firma letztlich doch immer wichtiger, ihr sei die Verantwortung, die ein Gründer für sein Unternehmen hat, nicht bewusst – reißen auf.

Doch letztlich weiß Sara Hörr längst, dass »Corona etwas viel Größeres ist als unser privates Ding« und lenkt ein. Weil ihr gar nichts anderes übrig bleibt, als zu akzeptieren, dass das jetzt so sein muss. Doch wirklich ausdiskutiert ist der Konflikt nicht, als CureVac am 11. März mit wenigen offiziellen Worten verkündet, dass Dan Menichella das Unternehmen verlässt und Ingmar Hoerr die Geschäftsführung übertragen wird.

Am nächsten Tag reist er mit seinem Stellvertreter und COO Franz-Werner Haas und weiteren Kollegen nach Berlin zu Gesprächen mit Vertretern der Bundesregierung. Ein Termin, der schneller als üblich zustande kam – wohl nicht zuletzt der Einladung CureVacs ins Weiße Haus wegen. »Mit einer Technik, mit der sich binnen eines Jahres Milliarden Impfstoffdosen herstellen lassen, hatten wir einen Schlüssel für die Lösung des Pandemie-Problems«, sagt Hoerr, der in Aufbruchsstimmung und geradezu euphorisch ist, die Geschicke seiner Firma wieder unmittelbar steuern zu können. Nie waren die Möglichkeiten besser, die mRNA-Technologie zum Erfolg zu führen. Jetzt endlich kann er all den Zweiflern und Nörglern beweisen, was die Moleküle können. Was CureVac kann.

Doch dann kommt der Morgen des 13. März.

Was damals genau passiert ist, weiß niemand. Am wenigsten Ingmar Hoerr selbst. Den ärztlichen Untersuchungen zufolge hat er keine eigenen Erinnerungen an den Freitagmorgen, an dem das Blutgefäß in seinem Kopf platzt. Auch die Ereignisse der Tage und Wochen zuvor sind noch immer nicht alle präsent. Sogar die Geburtstagsfeier seiner Kinder Anfang März, zu der Freunde und Familie in Tübingen eingeladen waren, ist gelöscht und hat erst wieder durch Erzählungen und Fotos neuen Eingang ins Gedächtnis gefunden.

Klar ist, dass Hoerr allein in seinem Hotelzimmer in dem Wissen aufgewacht sein muss, dass jetzt alle Verantwortung auf ihm ruht. Die Verantwortung dafür, dass seine Idee, seine RNA-Impftechnik, auch wirklich hält, was er schon so lange hofft und verspricht, und sie tatsächlich Millionen Menschen vor einem COVID-19-Tod schützen kann. Die Verantwortung für den Erfolg seiner Firma und Hunderter Mitarbeiter. Die Verantwortung, dafür sogar die großen, lange gereiften Pläne seiner Familie enttäuschen zu müssen. »Der Druck war enorm«, sagt Sara Hörr, »die schiere Zahl der Telefonate, der Termine, der Entscheidungen immens.« Doch Hoerr zaudert nicht – im Gegenteil. »Ich habe ihn nie energischer, so von positivem Stress gepackt erlebt wie in den Tagen nach der Entscheidung, die Geschäftsführung von CureVac wieder zu übernehmen.«

So energisch beginnt er auch den 13. März. Kaum aufgestanden, koordiniert er bereits per Whatsapp-Nachrichten die nächsten Termine mit Marina Wurster, die seit 13 Jahren Assistentin der Geschäftsführung ist. »Eigentlich habe ich freitags immer frei, doch weil in dieser Woche so viel los war, habe ich ihm gegen 7 Uhr kurz geschrieben, dass ich die Kinder in die Kita bringe und dann zur Verfügung stehe«, erinnert sich Wurster. Hoerr freut und bedankt sich, schickt ein paar mehr Nachrichten, was heute alles zu tun ist …

Doch dann, es ist kurz nach 8:00 Uhr, bricht der Kontakt plötzlich ab.

»Er antwortete einfach nicht mehr«, sagt Wurster. »Das machte er sonst nie.« Als auch ihre Anrufe unbeantwortet bleiben, ruft sie beunruhigt die Kollegen an, die mit Hoerr in Berlin sind. Doch die sind schon auf dem Weg zum Flughafen, in dem Glauben, dass Hoerr schon dort ist und vielleicht schon eins der zahlreichen Interviews in diesen Tagen gibt, statt wie verabredet mit ihnen gemeinsam ein Taxi zu nehmen.

Aber Wurster hat »ein ungutes Gefühl.« Sie überredet jemanden vom Hotel, in Hoerrs Zimmer nachzuschauen. Quälend lange zwanzig Minuten später wird sie dann zurückgerufen: »Wir haben Herrn Hoerr bewusstlos in seinem Zimmer aufgefunden, der Notarzt ist schon da.«

Ein Übernahmeversuch, den es nicht gab

Während in den Tagen darauf in der Charité um Hoerrs Leben gekämpft wird, bricht über CureVac der erste »Shitstorm« der Firmengeschichte herein. Die »Welt am Sonntag« meldet, US-Präsident Donald Trump habe »offenbar« versucht, CureVac »mit hohen finanziellen Zuwendungen nach Amerika zu locken beziehungsweise das Medikament exklusiv für sein Land zu sichern«. Das habe die Zeitung »aus deutschen Regierungskreisen« erfahren. Eine Quelle nennt sie nicht.[46]

Franz-Werner Haas, der stellvertretende CEO, ist am Samstagabend erst sehr spät aus Berlin zurückgekommen. Erschöpft, erschüttert über das Schicksal seines Chefs, Partners und Freundes

Hoerr und mitgenommen von den Stunden, in denen er versucht hatte, Sara Hörr beizustehen. Doch lange erholen kann er sich nicht. Um 7 Uhr rüttelt ihn seine Frau aus dem Bett: »Du musst aufstehen, ihr seid überall in den Medien, Radio, Fernsehen, überall. Angeblich will Trump CureVac kaufen.« Haas hastet in sein Homeoffice. Er wird es an diesem Sonntag nicht mehr verlassen.

Als Erstes versucht er herauszufinden, was überhaupt los ist, ob an der Meldung vielleicht doch irgendetwas dran ist, irgendetwas, was Hoerr ihm womöglich nicht mehr sagen konnte – auch wenn das »völlig unwahrscheinlich« war: »Ingmar hätte mir so etwas auf jeden Fall erzählt, da bin ich sicher«, sagt Haas. »Jeder im Führungs-Team hätte so etwas sofort besprochen.« Trotzdem ruft er bei Friedrich von Bohlen und Halbach an, rückversichert sich auch bei den anderen Aufsichtsratsmitgliedern und klingelt sogar Daniel Menichella in den USA aus dem Bett. Und auch der versichert, dass es bei den Gesprächen im Weißen Haus nie um einen Verkauf CureVacs ging. Haas kommt zu dem Schluss: Eine wie auch immer geartete Offerte hat es nicht gegeben.

Also dementiert CureVac: »Wir wissen nicht, woher dieses Gerücht kommt«, sagt Haas, der später CureVacs Geschäftsführung übernehmen wird, noch am gleichen Tag dem Berliner *Tagesspiegel*: »Uns liegt kein Angebot vor. Und wir werden uns auch nicht an den Gerüchten darum beteiligen.« Gegenüber dem Sender »Sport1« stellt auch der Hoffenheim-Förderer und Mehrheitseigner CureVacs, Dietmar Hopp, klar, »dass das nicht infrage kommt«.

Doch die Meldung der *Welt* ist in der Welt. Wird überall aufgegriffen, auch von der Tagesschau. Selbst die *New York Times* zitiert den Bericht. Und das hat Folgen. Zuallererst für Sara Hörr. Vor ihrer Rückreise nach Tübingen ruft sie wie besprochen am Sonntagmorgen unter einer bestimmten Nummer bei der Charité an, um sich nach ihrem Mann zu erkundigen. Doch sie bekommt nur zu hören: »Wir dürfen ihnen am Telefon nichts sagen«, sie müsse vorbeikommen. »Ich dachte sofort, jetzt ist er gestorben und sie wollen es mir nur persönlich sagen.« Sara Hörr ist wie gelähmt. Doch kurz darauf ruft ein Arzt sie zurück und erklärt, dass ihr Mann lebt, aber aufgrund des *Welt*-Berichts und des immensen Medieninteresses jegliche telefonischen Auskünfte über ihn ab sofort untersagt sind. Die Charité schirmt Ingmar Hoerr ab und führt ihn fortan unter anderem Namen: als Paul Kern.

Als Sara Hörr am Sonntagabend zu Hause ankommt, um sich wieder um die Kinder zu kümmern, stehen vor ihrem Haus zwei Männer, einer davon mit Kamera, einer mit Notizblock. »Journalisten«, denkt sie sofort. Auf ihrem Handy sind mittlerweile an die Hundert Whatsapp-Nachrichten eingegangen, noch viel mehr E-Mails wird sie später auf dem Laptop ihres Mannes finden: Beschimpfungen, dass er seine »Seele verkaufe«, dass er »verrecken« möge. Hörr bittet ihre Eltern, die Kinder zu sich zu nehmen. Am Montagmorgen werden CureVac-Mitarbeiter auf dem Weg zur Arbeit von empörten Demonstranten empfangen, einige gar bespuckt.

Im CureVac-Gebäude erfahren die Angestellten dann von Haas, dass Ingmar Hoerr »seine Funktion aus gesundheitlichen Gründen für eine gewisse Zeit nicht ausüben kann«, und sein Stellvertreter Franz-Werner Haas nun die Geschäfte führen wird. Details über Hoerrs Gesundheitszustand verbleiben im engsten Kreis.

Zeit zum Innehalten, zum Begreifen der jetzt auf ihn übertragenen Verantwortung hat Haas nicht. Das Unternehmen hinkt den Konkurrenten ohnehin schon hinterher.

Und der Gewinner ist: die mRNA

Während Haas noch dabei ist, die Aufregung um die vermeintliche Trump-Offerte beizulegen, wird in den USA der Start der ersten klinischen Studie eines COVID-19-Impfstoffs verkündet: Die ersten vier von insgesamt 45 Probanden hätten den eilig entwickelten mRNA-Impfstoff mRNA-1273 von Moderna im Rahmen einer Phase I-Studie erhalten – nur zwei Monate nach der Veröffentlichung der Erbgutsequenz von SARS-CoV-2. Einen Monat später, am 22. April, folgt BioNTech. Beide nutzen (wie fast alle COVID-19-Impfstoffentwicklungen) die Erbinformation für das S-Protein, den Stachel in der Außenhülle des Coronavirus, mit dessen Hilfe die Viren ihr Erbgut in die Zellen schleusen.

Modernas Vorsprung vor den Deutschen erklärt sich damit, dass dort bereits an einem Impfstoff gegen das verwandte, in einigen Ländern des Nahen Ostens von Dromedaren auf den Menschen überspringende MERS-Coronavirus gearbeitet wurde, wie auch an einem Impfstoff gegen das SARS-CoV-1, das 2002 und 2003 in China und angrenzenden Ländern kursierte. In Zusammenarbeit mit Forschern des Impfstoff-Forschungszentrums des National Institute of Health sei die Sequenz der Geninformation innerhalb von zwei Tagen entworfen worden, die ein wirksamer mRNA-Impfstoff enthalten sollte. Diese mRNA-Moleküle seien dann in die Produktion gegangen, mit Lipidnanopartikeln verpackt und ab dem 7. Februar einigen Labortests unterzogen worden. Ohne jedoch die Ergebnisse abzuwarten, sei gleich mit der Produktion jener Mengen von mRNA-Vakzin begonnen worden, die nötig sind für diese erste klinische Studie, die von der US-Arzneimittelbehörde FDA bereits am 4. März genehmigt worden war. Und zwar ohne jegliche tierexperimentelle Daten geprüft zu haben, die sonst Voraussetzung für eine solche Genehmigung sind.

»Dass die FDA sich jemals darauf einlassen würde, den Start erster Tests am Menschen zu genehmigen, bevor sie umfangreiche Ergebnisse der präklinischen Studien gesehen hat, das war mehr als verwunderlich«, sagt CureVacs Produktionschef Florian von der Mülbe. »Das hätte auch schiefgehen können.« Offenbar verließen sich die Experten in der Behörde darauf, dass die zuvor bereits problemlos an Tieren getesteten mRNA-Impfstoffe gegen MERS und SARS-CoV-1, die jeweils sehr ähnliche Geninformationen zum Bau der Spike-Proteine dieser nahe verwandten Coronaviren trugen, sich nicht grundlegend anders verhalten würden.

Das »klassische Vorgehen«, verschiedene mRNA-Impfstoffkandidaten im Labor zu testen und mit den Daten des besten die Zulassung zu ersten klinischen Tests zu beantragen, koste zwar mehr Zeit, meint von der Mülbe, könne aber auch »mehr Vertrauen schaffen«. Kein unwichtiger Faktor in einer Pandemie, in der Milliarden Menschen geimpft werden sollen. Zwar bewährte sich der Moderna-Impfstoff letztlich und zeigte bis auf einige sehr wenige Einzelfälle von hyperallergischen Reaktionen keine Nebenwirkungen. Aber die Diskussionen um Wirksamkeit und eventuelle Nebenwirkungen rund um den AstraZeneca-Impfstoff und die daraufhin steigende Skepsis zumindest in Deutschland zeigen, wie rasch Vertrauen durch Unstimmigkeiten in den Studien verspielt werden kann.

Die EMA, die europäische Zulassungsbehörde, die für die Zulassung der ersten klinischen Studien von CureVac und BioNTech verantwortlich ist, hält am »klassischen Vorgehen« fest, will zumindest einige präklinische Ergebnisse vor Start klinischer Tests sehen. BioNTech bekommt das »Go« im April, CureVac hingegen ist erst zwei Monate später so weit.

»Es gibt drei Gründe für den Verzug«, sagt Friedrich von Bohlen und Halbach, der die Frage, »wann CureVac denn endlich so weit sei«, in den vergangenen Monaten oft zu hören bekommen hat. Zum einen hätten Uğur Şahin, Gründer und Chef von BioN-

Tech, und Modernas Geschäftsführer Stéphane Bancel sehr schnell reagiert und ihre Unternehmen schon im Januar und Februar fast völlig auf die Entwicklung eines COVID-19-Impfstoffs ausgerichtet. Beide hätten rasch erkannt, dass mRNA einen technischen Vorteil gegenüber anderen Impfstoff-Technologien hat, wenn es um die Geschwindigkeit der Entwicklung und einer Produktion von Milliarden Impfstoffdosen geht. »Wir haben leider nicht so schnell geschaltet«, sagt Bohlen. Zwar startete auch CureVac Ende Januar 2020 ein COVID-19-Projekt, doch der Fokus blieb zunächst weiter auf den Krebs-Vakzinprogrammen. »Doch selbst wenn wir genauso schnell reagiert und umgestellt hätten, gab es einen viel gravierenderen Nachteil« – das fehlende Geld für die teure Impfstoff-Zulassungsstudie an Zehntausenden Probanden. Im April hat Moderna, »die eh schon viel Geld hatten«, so Bohlen, noch einmal 483 Millionen US-Dollar von der Biomedical Advanced Research and Development Authority (BARDA) bekommen.[47] Und im Juli folgten weitere 472 Millionen US-Dollar für die Bostoner.[48] BioNTech hingegen hatte das Glück, mit Pfizer, dem umsatzstärksten Pharmakonzern der Welt, bereits seit 2018 einen erfahrenen Impfstoffentwickler als Partner zu haben.[49] 748 Millionen US-Dollar stellte Pfizer den Mainzern für die Entwicklung eines COVID-19-Impfstoffs zur Verfügung. Von der chinesischen Fosun Pharma kamen noch einmal 120 Millionen US-Dollar oben drauf.[50] »Zwei Unternehmen mit zwei entschlossenen CEOs und jeweils rund einer Milliarde im Portemonnaie«, sagt Bohlen. »Uns fehlte in diesem Moment beides.«

Zumindest anfangs. Im Juni 2020 fließen CureVac 300 Millionen Euro zu: Die Bundesrepublik Deutschland steigt (über die Kreditanstalt für Wiederaufbau, KfW) – erstmals überhaupt – in ein deutsches Biotech-Unternehmen ein. Für 23 Prozent der CureVac-Anteile.[51] Anfang Juli verspricht die Europäische Investitionsbank EIB CureVac einen Kredit über 75 Millionen Euro.

Im Juli 2020 kauft der britische Pharmakonzern GlaxoSmith-Kline, einer der größten Impfstoffhersteller, für 150 Millionen Euro 10 Prozent der Anteile von Curevac, plus 120 Millionen Euro Einmalzahlung sowie 30 Millionen Euro Zuschuss für den Bau einer Produktionsanlage und stellt weitere 700 Millionen Euro an Meilensteinzahlungen bei Gelingen der vereinbarten Kooperationsprojekte »im Bereich mRNA-Impfstoffe und monoklonale Antikörper« in Aussicht.[52] Und im August gelingt CureVac dann ein »phänomenal erfolgreicher Börsengang«, so das »Handelsblatt«: Knapp 213 Millionen US-Dollar (rund 180 Millionen Euro) spielen die Tübinger ein – aber nicht etwa an der Frankfurter Börse, sondern an der Nasdaq in New York. Dort gibt es die Investoren und die erfahrenen Analysten, die das Potenzial von Biotechnologien wie der mRNA-Impfung einschätzen können. Das deutsche Unternehmen CureVac, dessen Marktkapitalisierung vor dem Börsengang auf 1,6 Milliarden Euro geschätzt wurde, wird seitdem mit rund acht Milliarden Euro bewertet – eine Vervierfachung. Doch entscheidend ist, wie viel Geld auf dem Konto ist: Die »etwa 400 Millionen Euro«, die laut Franz-Werner Haas für die Zulassungsstudie des Corona-Impfstoffs nötig sind, hat das Unternehmen nun bei Weitem zusammen. Fehlt nur noch der große Pharma-Partner, der das COVID-19-Impfstoffprogramm unterstützt, denn das umfasst die GSK-Kooperation nicht.

Ein großer US-Konzern verhandelt lange mit den Tübingern und springt dann doch ab, erst am 7. Januar 2021 kann CureVac dann die so wichtige Kooperation verkünden: mit Bayer. Allerdings wird nicht öffentlich gemacht, was sich Bayer den Deal hat kosten lassen. Entweder sehr viel Geld – dann hätte Bayer kein Interesse an einer Veröffentlichung, da das Unternehmen derzeit finanziell zumindest angeschlagen ist, seit dem Monsanto-Aufkauf und den damit verbundenen Folgekosten. Wenn es eine eher bescheidene Summe gewesen sein sollte, weniger als Moderna oder

BioNTech einsammeln konnte, dann dürfte CureVac an Stillschweigen interessiert sein. Zumal die Leverkusener Firma zwar das größte deutsche Pharmaunternehmen und neben Boehringer Ingelheim das einzige ist, das sich noch zum letzten Viertel der zwanzig umsatzstärksten Pharmafirmen weltweit zählen kann.[53] Als Impfstoff-Entwickler hat sich Bayer jedenfalls bislang eher keinen Namen gemacht. Vielleicht also doch kein idealer Partner?

Für BioNTech dürfte die Erfahrung von Pfizer mindestens so viel wert gewesen sein wie das Geld der Amerikaner – sowohl, was die Impfstoffproduktion und -distribution betrifft, als auch die Planung und Organisation der Zulassungsstudien mit zehntausenden Patienten an diversen Kliniken in verschiedenen Ländern sowie die personelle Unterstützung etwa in der Kommunikation mit den Zulassungsbehörden in den USA und Europa. CureVac hingegen muss sowohl die Phase I-, als auch die Zulassungsstudien, die beide von dem Immunologen Peter Kremsner an der Universität Tübingen wissenschaftlich unabhängig geleitet werden, ohne großen Pharmapartner organisieren und auf ein Dienstleistungsunternehmen, eine Clinical Management Organization, zurückgreifen.

Der dritte Grund, den Bohlen für die Verspätung nennt: Es gab Verzögerungen in der Dosisfindung des CureVac-Impfstoffs »CVnCoV«. Ausgehend von den positiven Erfahrungen mit einem Tollwutimpfstoff, der schon bei einem Mikrogramm mRNA eine kräftige Immunreaktion auslösen konnte, sollten die ersten Probanden mit zwei, dann vier, acht und 16 Mikrogramm geimpft werden. »Doch bei vier Mikrogramm traten – wohl zufällig – Nebenwirkungen auf«, sagt Bohlen. Der Verdacht auf einen Zusammenhang mit der Impfung zerstreute sich später, doch das Paul-Ehrlich-Institut bestand darauf, dass zunächst nur mit sechs Mikrogramm weitergeimpft werden dürfe. Am Ende liegt die optimale Dosis bei zwölf Mikrogramm, also »40 Prozent von 30 Mikrogramm, BioNTechs Dosis, und nur zwölf Prozent von 100 Mikrogramm, Modernas Wirkstoffmenge«, sagt Bohlen. »Da muss man kein Molekularbiologe sein, um zu erkennen, dass das günstiger sein kann.«

Und um so geringe Dosen zu erreichen, mussten die Forscherinnen und Forscher bei CureVac deutlich mehr Zeit in das Design der Impfstoff-mRNA stecken als Moderna und Biontech. Statt einfach nur die Erbgutsequenz aus dem SARS-CoV-2-Virus zu übernehmen, optimierten sie den Code: Wo möglich, erhöhten sie den Anteil der G- und C-Bausteine, und fügten vor und hinter der Bauanleitung für das S-Protein stabilisierende und die Übersetzung in Protein fördernde RNA-Abschnitte hinzu. Ein Prozess, der Zeit erfordert, weil Dutzende verschiedene Impfstoff-Varianten entstehen, von denen der beste Kandidat erst durch Tests an Zellkulturen und in Tierversuchen bestimmt werden kann. Der Lohn für diese zusätzlichen Vorarbeiten ist nicht nur, dass die Impfstoff-Dosis so gering wie möglich gehalten werden kann. Zum einen kann so auch auf künstliche, nicht natürliche RNA-Bausteine, wie sie Moderna und BioNTech verwenden, verzichtet werden. Zum anderen wird so wohl auch sichergestellt, dass die mRNA-Moleküle auch bei normaler Kühlschranktemperatur von bis zu fünf Grad Celsius mindestens drei Monate lang haltbar sind. »Diese Temperaturstabilität und die geringe Dosis waren uns sehr wichtig«, sagt Hoerr. Mit einem Impfstoffkandidaten, der diese Anforderungen nicht erfüllt, habe CureVac nicht in die Erprobung in der Klinik gehen wollen, »denn das ist Voraussetzung, um möglichst viele Impfstoffe herstellen zu können, die dann auch in Ländern verteilt werden können, in denen eine -70- oder -20-Grad-Celsius-Kühlkette nicht aufrechterhalten werden kann.« BioNTech, deren Impfstoff längere Zeit nur bei -70 Grad, für zwei Wochen aber auch bei -25 bis -15 Grad Celsius stabil bleibt, und Moderna, deren Vakzin

-20 Grad Celsius braucht, hätten das zugunsten der Schnelligkeit vernachlässigt. »Das kann man positiv oder negativ sehen.«

Als am 9. November 2020, nicht einmal ein Jahr nach Bekanntwerden des Ausbruchs in Wuhan, die Nachricht um die Welt geht, dass BioNTechs Studie erfolgreich und der mRNA-Impfstoff eine 90-prozentige Schutzwirkung[54] hat, interessieren solche Details kaum jemanden. Uğur Şahin und Özlem Türeci werden gefeiert, hofiert und mit Auszeichnungen überhäuft, bekommen vom Bundespräsidenten Frank-Walter Steinmeier sogar das Bundesverdienstkreuz[55] verliehen. Als eine Woche nach BioNTechs auch noch dem Impfstoff Modernas eine vergleichbar hohe Wirksamkeit attestiert wird, ist der Triumph der mRNA-Impfstoffe perfekt.

Auch für Ingmar Hoerr ist es ein großer Moment. »Natürlich habe ich mich gefreut!« Die Hauptsache sei, dass nun bewiesen ist, dass »das Prinzip der mRNA-Impfung funktioniert«.

Dass nicht CureVac, sondern die Konkurrenten das Rennen um den ersten RNA-Impfstoff, das erste mRNA-Medikament überhaupt, gewonnen haben, dass andere beweisen, dass Hoerrs Idee wirklich funktioniert, das macht den Tübinger einfach nur: »glücklich«. Und nein, Neid empfinde er nicht, sondern Stolz, zu diesem Erfolg beigetragen zu haben. Aber auch »Traurigkeit«, dass er selbst in dieser entscheidenden Phase zum Zuschauen verdammt war, dass er am Ende nicht mittun konnte. Aber vielmehr sei er froh, dass die Technologie genau das gehalten hat, was er von Anfang an in ihr gesehen hat: dass man sehr schnell vom Impfstoffentwurf zum Produkt kommen kann und damit ein ideales Werkzeug gegen Pandemien hat – und vielleicht noch gegen viele andere Krankheiten.

«La madre de la vacuna contra la COVID« – die »Mutter des CO-VID-Impfstoff« schrieb die spanische Tageszeitung *El Pais*[56], »Die Erfinderin der mRNA-Impfstoffe« titelte das österreichische Wochenmagazin *Profil*[57], und *Bild* machte sie zum »heimlichen Star« der COVID-Impfstoffe«. Und sicher ist Katalin Karikó, die 1985 mit ihrer Familie aus Ungarn in die USA übersiedelte und dort an der Universität von Pennsylvania forschte, eine großartige Wissenschaftlerin, die länger als viele andere mit RNA gearbeitet und an die Möglichkeiten des Moleküls geglaubt hat, als Geninformationsträger zu funktionieren.

Aber »die« Mutter, »die« Erfinderin oder »der« Star der mRNA-RNA-Impfstoffe ist sie nicht. Jedenfalls ist die Geschichte allein mit ihr und ihrem langjährigen Kollegen und Mitstreiter Drew Weissman bei Weitem nicht auserzählt. Zumindest fehlt dem Narrativ der Blick auf die frühen Jahre in Europa, wie so oft bei Reportagen in US-Zeitungen mit US-zentrierten Recherchen, die dann allzugern kopiert werden – selbst wenn es eine europäische, sogar deutsche Geschichte zu erzählen gäbe.

Das US-Narrativ geht – in Kürze – so: Seit den 1990er Jahren versuchte Katalin Karikó, Jahrgang 1955, mRNA zu nutzen, um Zellen zu instruieren, jedes gewünschte Protein zu produzieren. Wenn das gelänge, müssten Medikamente nicht mehr in Fabriken aufwändig und teuer produziert werden, sondern der Körper könnte die ihm – etwa aufgrund eines Gendefekts – fehlenden Proteine einfach selbst herstellen.

Karikó, die an der Universität Szeged in Ungarn Biologie studiert und dort auch promoviert hatte, gehörte also zu jenen Weitsichtigen dieser Zeit, die unter Gentherapie nicht nur das Einschleusen von DNA-Molekülen in Zellen verstanden, sondern auch mRNA als Informationsüberträger in Betracht zogen und die

Vorteile des Schwestermoleküls der DNA erkannt hatten: etwa ihre Instabilität (um somit bessere Kontrolle über die Wirkdauer und -stärke des produzierten Proteins zu haben) oder die Unfähigkeit, ins Erbgut zu integrieren (um somit sicherer als DNA zu sein). Allerdings machte sie die Erfahrungen, die auch andere im Labor machten, wenn sie mit RNA arbeiteten: Mal funktionierte es, mal nicht, und außerdem löste mRNA den Abwehrmechanismus der Zellen aus, sobald die Forscherin Versuchstieren die Moleküle spritzte. Zwar glaubte Karikó hartnäckig daran, dass sich diese Probleme würden lösen lassen. Doch ein schneller Erfolg stellte sich nicht ein.

Nach Jahren vergeblicher Experimente blieb allmählich das Geld aus, die meisten ihrer Anträge auf Forschungsförderung für die RNA-Experimente wurden abgelehnt. Ihre Karriere an der University of Pennsylvania, an der sie seit 1989 forschte, nachdem sie 1985 mit Ihrer Familie in die USA ausgewandert war, geriet ins Stocken. Und doch gab sie nicht auf.

Gemeinsam mit ihrem Kollegen Drew Weissman, ebenfalls an der Universität von Pennsylvania, untersuchte sie, welche »Wächter«-Proteine es sind, die fremde RNA erkennen und die Notreaktion der Zellen auslösen, und mit welchen Tricks es etwa Viren wie Influenza, die RNA als Erbgutmolekül verwenden, schaffen, von ihnen unerkannt zu bleiben. Die beiden Wissenschaftler beobachteten, dass die Viren ihre mRNA modifizieren, eine Art Tarnumhang anlegen, indem sie chemische Anhängsel (etwa Methylgruppen) an die RNA-Bausteine A, C, G oder U hängen. Diese Spur verfolgend, gelang ihnen 2005 schließlich der Durchbruch:[58] Wenn sie den Uridin-Baustein der mRNA gegen einen künstlichen, in der Natur nicht vorkommenden Pseudouridin-Baustein austauschten, dann entging die mRNA der Aufmerksamkeit der Wächterproteine, wurde aber dennoch effektiv in Protein übersetzt.

Später fanden Karikó und Weissman noch weitere chemische Modifikationen, mit denen sowohl die zelluläre Notreaktion unterlaufen als auch die Effektivität der Proteinproduktion erhöht werden kann. Beide gründeten sogar eine Firma, um die Entdeckung zu nutzen, RNARx, deren Geschäftsführerin Karikó wird. Doch wie schon zuvor die Forschungsförderungsinstitutionen blieben auch Investoren zurückhaltend, die Firma konnte sich nicht halten, die Patente wurden von der Universität Pennsylvania verkauft.

Erst als 2009 der Forscher Derrick Rossi an der Harvard University Karikós Tricks anwendete, um Zellen mithilfe der modifizierten mRNA zu instruieren, sich in embryonale Stammzellen zu verwandeln, bekam die Technik die Aufmerksamkeit der »richtigen«, nämlich einflussreichen Forscher. Rossi erkannte die Möglichkeiten der mRNA-Technik: dass praktisch jedes Protein mit derart veränderter mRNA in Zellen produziert werden kann. Er wandte sich an den Chemiker Robert Langer vom Massachusetts Institute of Technology, Serien-(Mit-)Gründer diverser erfolgreicher Biotech-Firmen, und Noubar Afeyan, CEO des Risikokapitalgebers Flagship Ventures (siehe Seite 128). Sie gründeten Moderna – und rührten die Werbetrommel derart erfolgreich, dass die Firma binnen weniger Monate zum »Milliarden-Dollar-Biotech«[59] aufstieg, dank einer ganzen Reihe von Kooperationsverträgen mit großen Pharmafirmen, und schon beim Gang an die New Yorker Nasdaq-Börse 2018 mit 7,5 Milliarden US-Dollar Marktkapitalisierung als das wertvollste Biotech-Unternehmen aller Zeiten gehandelt wurde.

Alles gebaut allein auf der Hoffnung, mittels mRNA Zellen zur Proteinproduktion und den Körper zur Medikamentenfabrik umzufunktionieren. Der Patient heilt sich selbst.

Wohlgemerkt: Das Wort Impfstoffe nahm Moderna nicht in den Mund, zumindest nicht anfangs. Denn – und das ist ein Haken an der Geschichte von Karikós Durchbruch – um mRNA als

Impfstoff nutzbar zu machen, sind die von der hartnäckigen Ungarin entwickelten Modifikationen gar nicht nötig.

«Wenn man einen Berg besteigt, dann kann man Pfad A nehmen oder Pfad B», sagt Uğur Şahin. Für den Pfad, den BioNTech zum COVID-19-Impfstoff genommen habe, seien die Nukleosidveränderungen wichtig gewesen. Man habe - wegen der gebotenen Eile – auf einen Aufreinigungsschritt nach der mRNA-Synthese verzichten wollen, was die Modifikationen nötig gemacht habe. »Aber wenn man einen anderen Pfad nimmt, dann braucht man das nicht.« BioNTech verwende etwa in allen klinischen Studien, in denen mRNA-Impfstoffe gegen verschiedene Krebsformen getestet werden, unmodifizierte, also »Uridin-mRNA«, betont Özlem Türeci: »Da sind alle Schritte so gewählt, dass die Uridin-mRNA glänzen und ihr volles Potenzial entfalten kann.«

Das heißt nicht etwa, dass Karikós Entdeckung unnütz wäre. Im Gegenteil. Die Modifikationen sind für mRNA-basierte Enzymersatztherapien vermutlich wirklich unumgänglich. Denn bei dieser Anwendung müssen große Mengen mRNA in die Zellen gelangen, um möglichst viel heilsames Protein produzieren zu können. Die Notreaktion der Zellen darf in diesem Fall nicht aktiviert werden, und das können Karikós Modifikationen sicherstellen. »Die mRNA-Ersatztherapien sind im Gegensatz zu den Impfansätzen klinisch noch nicht so weit, als dass man schon von einem Durchbruch sprechen könnte«, sagt Şahin. »Das muss erst noch gezeigt werden, dass das zu einem Produkt führt. Ich schätze mal, dass das noch mehr als drei Jahre dauern wird.« Und vielleicht ist die Entdeckung dann tatsächlich den Nobelpreis wert, den Katalin Karikó laut Derrick Rossi verdient hätte, wie der Harvard-Forscher dem US-Onlinemagazin *Stat* im November 2020 sagte. Aber der »Startschuss für den Impfstoff-Sprint«, wie in dem Artikel behauptet, war Karikós Entdeckung nicht.[60]

Denn für das Auslösen einer Immunreaktion und das Ausbilden eines Immungedächtnisses kann es im Gegenteil durchaus zuträglich sein, die zelluläre Notreaktion bis zu einem gewissen Grade auszulösen. In zahlreichen Impfstoffen wird eben das durch extra hinzugefügte Adjuvanzien, also Impfverstärker, getan, etwa Aluminiumoxide. Die mRNA-Moleküle hingegen sind sowohl Impfstoff als auch Adjuvans, eben weil sie die Zellen ein Stück weit reizen, also die Notreaktion auslösen, gleichzeitig aber das Antigen für die adaptive Immunreaktion, die Ausbildung von Antikörpern und Killer- und Immungedächtniszellen, liefern.

Dass es mit Modernas und auch BioNTechs COVID-19-Impfstoffen zwei modifizierte Vakzine zuerst auf den Markt geschafft haben, heißt eben nicht, dass die Modifikation einen entscheidenden Vorteil bringt. Moderna beispielsweise hat gar keinen unmodifizierten getestet, BioNTech hingegen hat eine unmodifizierte Impfstoffvariante an Probanden getestet, allerdings kodierte sie nur für einen Teil des S-Proteins des Coronavirus, jenen Abschnitt, mit dem das S-Protein an menschliche Zellen bindet. Der zugelassene Impfstoff von BioNTech, Comirnaty, trägt hingegen das komplette S-Protein und ist chemisch modifiziert.

Der Grund, dass der öffentliche Fokus lange auf Katalin Karikó gelegen habe, sei »nur der Tatsache geschuldet, dass die modifizierten mRNAs von BioNTech und Moderna die ersten waren, die klinische Ergebnisse vorlegen konnten und zum Einsatz kamen«, sagt Trevor Mundel von der Gates-Stiftung. Hätte CureVac das Rennen um den COVID-19-Impfstoff gewonnen, dann »hätten wir heute eine andere Aufmerksamkeit« für Ingmar Hoerrs Beitrag zur mRNA-Geschichte. Aber mit den Ergebnissen der klinischen Tests des CureVac-Vakzins werde es bestimmt eine »gerechtere Verteilung der Anerkennung« geben, hofft Mundel.

In der Wissenschaft ist es nicht anders als in anderen Disziplinen: Der oder dem ersten, dem oder der eine Entdeckung gelingt, gebührt Anerkennung.

Wirklich die ersten waren die Forscherinnen und Forscher der Arbeitsgruppe um Pierre Meulien bei der Firma Pasteur Merieux serums et vaccines in Lyon, heute ein Teil des französischen Pharmakonzerns Sanofi, sagt Steve Pascolo, der ehemalige CureVac-Forschungschef, der heute an der Universität Zürich forscht. Bereits 1993 beschrieben die Forscher die erste per mRNA ausgelöste Immunreaktion in Mäusen. Meuliens Team nahm mRNA, die die Bauanleitung für ein Protein des Grippevirus Influenza enthielt, verpackte sie in Liposomen und spritzte sie den Mäusen. Die injizierte mRNA enthielt die Bauanweisung für das sogenannte Nukleoprotein der Viren. Und tatsächlich fanden sie daraufhin nicht nur frisch synthetisiertes Nukleoprotein in den Zellen der Mäuse, sondern auch Antikörper und cytotoxische Zellen, die das Immunsystem in Reaktion auf das fremde Protein gebildet hatte und die sich gegen das Nukleoprotein beziehungsweise mit dem Nukleoprotein infizierte Zellen richteten. »Es ist ein sehr guter Artikel, der dem sehr ähnlich ist, was wir jetzt, gut zwanzig Jahre später, mit dem COVID-19-mRNA-Impfstoff erreicht haben«, sagt Pascolo.

Doch bei diesem einen Paper bleibt es. Meulien, heute geschäftsführender Direktor der europäischen »Innovative Medicines Initiative« (IMI), erklärt das damit, dass die Technologie nicht hinreichend robust gewesen sei, nur ab und zu funktioniert habe, und sie einfach nicht den Grund dafür finden konnten. 1994 muss er die Arbeiten einstellen, »ohne signifikanten Fortschritt« habe sich das Projekt in dem Unternehmen, das heute zu Sanofi gehört, nicht fortsetzen lassen. 1998 wird auch das Patent fallen gelassen. Die Arbeit gerät in Vergessenheit.

Wie auch eine Arbeit von Robert Conry. Der Forscher von der Universität von Alabama in Birmingham hatte Mäusen 1995 die Bauanleitung für ein krebstypisches Protein (CEA, CarcinoEmbryonic Antigen) in Form von mRNA mehrfach in den Muskel gespritzt und nach drei Wochen bei fünf von sieben Tieren eine Antikörperreaktion gegen CEA beobachtet. Die Studie unterstütze die Durchführbarkeit von mRNA-Impfstoffen, schreibt Conry am Ende der Arbeit und es gebe »Pläne«, die mRNA weiter zu entwickeln. Doch auch dazu kommt es nicht.

Als Ingmar Hoerr 1996 seine Doktorarbeit an der Universität Tübingen begann, wusste er von den Experimenten Meuliens nichts. Online-Literaturdatenbanken gab es noch nicht. Also legte er los und kam zu einem ähnlichen, noch besseren Ergebnis: Sogar nackte, nicht durch Liposomen, Protamin oder andere Moleküle geschützte mRNA kann in Mäusen Immunreaktionen auslösen. Er veröffentlichte die Ergebnisse in seiner Doktorarbeit im November 1999, die Publikation im *European Journal of Immunology* folgt im Februar 2000.

Selbst wenn es Arbeiten vor Hoerrs gab, in denen ähnliche Wirkungen von mRNA beobachtet wurden, war er damals der Erste, der das Konzept der mRNA-Impfung aufgriff, eine Firma gründete und konsequent weiterentwickelte. So, wie Katalin Karikó die Idee verfolgte, mithilfe von mRNA Proteinersatztherapien zu ermöglichen – aber eben keine mRNA-Impfstoffe. Die früheste Arbeit von ihr, die mit einer mRNA-Impfung in Verbindung gebracht werden kann, stammt aus dem Oktober 2000. Dabei schleuste sie mRNA in dendritische, Antigen-präsentierende Zellen und konnte eine Immunreaktion nachweisen - allerdings nur in Zellkultur außerhalb des Körpers, also von der wissenschaftlichen Nachweiskraft her nicht so aussagekräftig wie Tierexperimente.

Neben Karikó und Hoerr haben auch Özlem Türeci und Uğur Şahin, der Gründer von BioNTech, wesentlich zum Erfolg der mRNA-Impfstoffe beigetragen. Anders als Karikó hat das Ehepaar mRNA von Anfang an als Impfstoffoption gegen Krebs entwickelt. »Es gibt nicht den einen Heureka-Moment, das Experiment des einen Forschers, der den Durchbruch für die mRNA-Impfstoffe gebracht hätte«, sagt Uğur Şahin. Es hätte keine 20 Jahre Forschung gebraucht, wenn es durch eine Einzelleistung machbar gewesen wäre. »Man kann das mit der Mondfahrt vergleichen: Da mussten so viele Probleme gelöst werden, um die Leute zum Mond und wieder zurück zu bekommen, dass man da nicht auf eine einzelne Erfindung fokussieren kann.« Auch beim RNA-Impfen seien sehr viele Details zu klären gewesen. Wie man die mRNA im Labor herstellen kann, wie man sie länger haltbar machen kann, wie man sie verpackt, wie man sie in die richtigen Zellen bringt, wie man sie so potent macht, dass man in Menschen starke Immunantworten auslöst – dutzende Forscher trugen über Jahrzehnte dazu bei, solche Fragen zu lösen, ohne dafür besondere Anerkennung zu bekommen. Und so, wie man aus einer Mondrakete auch nicht ein Teil entfernen und sagen kann, das sei das Wichtigste, weil sie ohne dieses eine nicht mehr funktioniere, so könne man auch beim mRNA-Impfstoff nicht sagen, welcher singuläre Beitrag der entscheidende gewesen ist.

Road to Stockholm

Wem steht nun aber die Anerkennung für die Entdeckung und Entwicklung der mRNA-Impftechnik zu und wem, falls das Nobel-Komitee diese Frage überhaupt in diesem oder den nächsten Jahren erörtern sollte, gebührt gar ein Nobelpreis? Ob er sich selbst und den Erstautor der Forschungsarbeit von 1993, Frédéric Martinon, als preisverdächtig bezeichnen würde, will Meulien nicht kommentieren, ebensowenig wie die Frage, wer es sonst verdient haben könnte. Es sei aber »sicher, dass Ingmar Hoerr einen signifikanten Beitrag zum Feld der Nukleinsäure-basierten Vakzine und der mRNA-Impfstoffe im Besonderen geleistet hat.« Auch Katalin Karikó habe Hürden beiseite geräumt, die den Weg zur Industrialisierung blockierten, und das »über viele Jahre hinweg gegen viel Widerstand«.

Dass er selbst seine ersten Versuche mit mRNA nicht fortgesetzt hat, bereut Meulien nicht: »So funktioniert Wissenschaft und es ist jetzt 28 Jahre her!« Er ist vielmehr »sehr froh, zu sehen, dass die mRNA-Impfstoff-Technologie endlich gefährdete Bevölkerungsgruppen erreicht hat«.

Gegen Hoerr als Nobelpreis-Anwärter könnte sprechen, dass er die wissenschaftliche Laufbahn verlassen hat. Zwar hat er mit CureVac nach seiner 2000er Veröffentlichung noch 16 weitere wissenschaftliche Studien publiziert, durchaus auch in hochrangigen Fachblättern wie *Lancet* oder *Nature Biotechnology*. Doch das ist mit den Literaturlisten von Uğur Şahin (365 Einträge), Özlem Türeci (141) und Katalin Karikó (86) nicht vergleichbar.[61] Und Hoerr wäre der Letzte, der die wissenschaftliche Leistung der Kollegen nicht anerkennen würde. »Ich habe großen Respekt davor«, sagt er. Keiner weiß so gut wie er, wie schwierig es zumindest in den ersten zehn Jahren des Jahrtausends war, überhaupt ernst genommen und nicht verspottet zu werden, wenn man mit mRNA herumexperimentierte und versuchte, die vielen Hürden der Technik zu überwinden. »Das war in der wissenschaftlichen Szene für die Karriere ähnlich riskant wie in der Biotech-Branche«, sagt Hoerr.

Die schiere Zahl der Veröffentlichungen oder der wenigstens partielle Verbleib an wissenschaftlichen Institutionen allein kann allerdings nicht Kriterium dafür sein, wer nun den entscheidenden Beitrag zum Erfolg der mRNA-Impf-Technologie geleistet hat.

Aber sicher ist,

(1.) dass in den 1990ern neben Hoerr noch weitere Forscher eine Immunreaktion durch mRNA in Mäusen auslösen konnten, aber nur Hoerr das Prinzip aufgegriffen hat und weiterentwickeln konnte – und zwar so weit, dass

(2.) in CureVacs Labor nicht nur dem ersten Menschen (Steve Pascolo) mRNA gespritzt wurde, sondern

(3.) auch der erste Heilversuch und die erste klinische Studie am Menschen mit mRNA als Impfstoff eingesetzt wurde. Was die Öffentlichkeit weniger interessiert, aber dennoch wichtige Meilensteine sind: CureVac reinigte seine synthetischen mRNA-Moleküle auch als erste mit Hochleistungsflüssigkeitschromatographie (HPLC) auf und baute

(4.) die erste pharmazeutische Produktionsanlage für mRNA, die

(5.) nach GMP (Good Manufacturing Practice) zertifiziert ist, eine Grundvoraussetzung für klinische Studien. Es waren die Tübinger, die

(6.) als Erste mit dem zuständigen Paul-Ehrlich-Institut Gespräche führten, welche Tests gemacht werden müssen, bevor klinische Studien der völlig neuen Technik an Menschen ausprobiert werden dürfen und die

(7.) die Behörde überzeugten, dass mRNA nicht unter den Gentherapie-Regularien geprüft werden muss, weil die Moleküle das Erbgut nicht verändern können.

Ob dies nun ausreichende Argumente für den Nobelpreis sind, sei dahingestellt. Anlass für angemessene Anerkennung ist es aber auf jeden Fall. Nichts davon hat Ingmar Hoerr ganz allein erreicht, sondern alles ist im Forschungsteam der Arbeitsgruppen Günther Jung und Hans-Georg Rammensee an der Uni Tübingen, bei CureVac, in Zusammenarbeit mit Forschern und Ärzten an Universitäten und Instituten in Deutschland und der ganzen Welt, durch Lektüre der Arbeit vieler Forschungsgruppen, durch wissenschaftlichen Erfahrungsaustausch auf Konferenzen entstanden: Eben exakt so, wie wissenschaftlicher Fortschritt immer funktioniert. Nie gründet ein medizinischer Durchbruch nur auf einem einzigen Experiment, so wegweisend und wichtig es auch sein muss, oder ist nur dem Kopf eines einzigen Wissenschaftlers entsprungen. Oder den maximal drei Köpfen, die das Nobelpreiskomitee den Statuten zufolge prämieren darf. Was schon oft genug und berechtigterweise kritisiert wurde.

Der Mann, der nach den CureVac-Gründern als einer der Ersten an das Potenzial der mRNA glaubte, Friedrich von Bohlen und Halbach, hält die Diskussion um die wissenschaftlichen Meriten ohnehin für obsolet: »In zwei Jahren wird kein Mensch mehr die Frage stellen, wer der erste war, der die Methode entdeckt oder auf den Markt gebracht hat«, sagt Bohlen. Jedenfalls nicht, was die Medikamente und Impfstoffe betrifft, die dann auf den Markt kommen werden. »Dann zählt Verfügbarkeit, Sicherheit, Verträglichkeit, Effizienz und – der Preis.« Und was diese Eigenschaften betrifft, sei er »ziemlich optimistisch«, dass CureVacs mRNA-Arzneien da einen guten Stand haben werden. »Alle drei Firmen werden Erfolg haben«, sagt Bohlen. Jetzt sei man zwar die Nummer drei der mRNA-Firmen, was den COVID-19-Impfstoff betrifft. Aber das müsse ja nicht so bleiben.

Kapitel 7: Vorausschauen

Wenn auch CureVacs Impfstoffstudie erfolgreich abschließt, werden drei mRNA-Vakzine von drei verschiedenen Firmen ihre Wirksamkeit unter Beweis gestellt haben; dreimal wird sich Boten-RNA als Arzneimittel bewährt haben.

Und nun? Es liegt auf der Hand, dass die Technik alsbald wohl auch vor anderen Viren Schutz bieten könnte, etwa vor dem so variablen Influenza-Virus, an dem Jahr für Jahr weltweit schätzungsweise bis zu 645 000 Menschen sterben.[62] Aber wie ist es mit dem wachsenden Problem gefährlicher, krankheitserregender Bakterien, die gegen immer mehr Antibiotika-Medikamente resistent werden? Könnte die mRNA den Traum mancher Mediziner verwirklichen, die Menschheit zumindest vor den schlimmsten dieser Erreger per Impfung zu schützen? Und was ist mit Krebs, gegen den Ingmar Hoerrs CureVac vor über zwanzig Jahren begonnen hat, eine therapeutische mRNA-Impfung zu entwickeln, die das Immunsystem in die Lage versetzt, Tumorzellen zu vernichten?

»In 20 Jahren wird mRNA die am weitesten verbreitete Produktklasse in der Medizin sein«, glaubt CureVac-Investor Friedrich von Bohlen und Halbach. Pharmafirmen wie Bayer hätten heute um die 50 Arzneimittel im Portfolio, einige davon seien noch immer die traditionellen chemisch synthetisierten »small molecules«, zu den moderneren zählen die hochwirksamen, aber teuer zu produzierenden Antikörper. »Aber mit mRNA kann man Hunderte von Produkten machen, ob in der Onkologie oder in der Infektiologie, ganz egal.« Diese Produktklasse sei so »skalierbar wie Brötchenbacken«, skizziert Bohlen in den für ihn so typischen großen Zügen die Zukunft der Technologie

Tatsächlich warten auch jenseits des Impfens diverse Anwendungsoptionen auf die mRNA – die auch nur zu erwähnen Hoerr noch bis vor wenigen Jahren nicht nur skeptische Blicke, sondern eher das Image des Träumers einbrachte. So könnte mRNA Antikörper ersetzen, die bereits erfolgreich zur Therapie von Krebs eingesetzt werden, aber auch in der Therapie von Autoimmunerkrankungen wie Multipler Sklerose, Arthritis oder Rheuma sowie zur akuten Behandlung von viralen und bakteriellen Infektionen und Vergiftungen.[63] Damit wären die Fabriken, in denen die Antikörper produziert werden und die jeweils Hunderte Millionen Euro kosten, womöglich überflüssig: Der Körper baut den Antikörper gemäß der Bauanleitung, die in der mRNA steckt, einfach selbst zusammen. Und das funktioniert nicht nur mit Antikörpern, auch die Bauanleitung für jedes andere Protein kann im Prinzip per mRNA in den Körper geschleust werden. So könnten überlebenswichtige Enzyme, die etwa Patienten mit Genmutationen fehlen, ersetzt werden. Bisher werden solche Enzyme in den teuren Biotech-Fabriken produziert, aber das gelingt nicht bei allen. mRNA wäre ein Weg, die betroffenen Organe der Patienten doch noch mit solchen anspruchsvollen, weil chemisch schwierigen Enzymen zu versorgen. An all diesen Anwendungsoptionen wird durchaus geforscht, mal mehr, mal weniger nah an der Anwendung.

»Man muss sich das wie eine Schere vorstellen«, sagt CureVac-Vorstandsvorsitzender Franz-Werner Haas. Das eine Scherblatt symbolisiert die Wissenschaft, das andere die Anwendungsoptionen. Und derzeit, am Beginn der Ära der mRNA-Medizin, ist die Schere noch weit geöffnet. »Dort wo sich Wissenschaft und medizinische Anwendung treffen, da liegen aktuell die Impfstoffe.« Das Prinzip ist verstanden, es ist nachgewiesen, dass mRNA-Impfstoffe eine starke Schutzwirkung haben. »Etwas weiter vorn, Richtung Spitze der Schere, da liegen Wissenschaft und Anwendung noch weiter auseinander, etwa in der Onkologie.« Daher ist da noch kein Schnitt zu machen. Es fehlt das Wissen, welche Antigene das Immunsystem umprogrammieren könnten. Doch diese Information braucht es, um den Patienten die richtigen mRNAs spritzen zu können. Noch weiter Richtung Scherenspitze liegen die »molekularen RNA-Therapien«, der Ersatz fehlender Enzyme oder Proteine durch mRNA. »Aber das wird jetzt alles versucht und getestet werden«, sagt Haas. »Und nicht alles wird allein CureVac machen können.«

Erst Corona, dann Influenza

Es liegt auf der Hand, dass sich die Firmen nun, nach dem Erfolg mit den COVID-19-Impfstoffen, zuallererst darauf konzentrieren werden, weitere prophylaktische mRNA-Vakzine auf den Markt zu bringen. Denn noch immer gibt es diverse Infektionskrankheiten, gegen die es keine oder keine optimalen Impfstoffe gibt, sei es HIV, Malaria, Dengue, Zika, Lassa, Tuberkulose oder eben auch Influenza.

Zwar gibt es Influenza-Impfstoffe, doch sie müssen jedes Jahr erneut an die sich ständig verändernden Viren angepasst werden. Es sind nicht nur einzelne Gene im Viruserbgut, in denen sich beim Vermehren und millionenfachen Kopieren des Genoms Mutationen anhäufen und die Viruseigenschaften verändern. Bei Infektionen eines Menschen (oder auch von Vögeln, woher die meisten Influenza-Viren stammen) mit zwei oder mehr Influenza-Varianten können die Viren auch Teile ihres Genoms untereinander mischen, so dass ganz neue Kombinationen entstehen. Das kann mitunter zu Influenza-Viren mit Pandemie-Potenzial führen.

Während die Menschen gegen saisonale Influenza-Viren trotz ihrer Variationen immer noch einen gewissen Schutz haben, weil sich ihr Immunsystem an ältere, ähnliche Varianten »erinnert«, versagt es bei zu stark veränderten Varianten. Das zwischen 1918 und 1920 grassierende H1N1-Virus, der Erreger der »spanischen Grippe«, war ein solches pandemisches Virus und tötete mindestens 40 Millionen Menschen.[64] Auch 1957 und 1968 starben Millionen Menschen weltweit an neu kombinierten Influenzaviren.

Seit den 1940er Jahren überwacht ein globales Monitoringsystem die Veränderungen der Influenzaviren, um möglichst früh eine Idee davon zu bekommen, welche Variante in der nächsten Saison dominieren und um die Welt gehen wird. Und zwar mindestens sechs Monate im Voraus. Denn so lange dauert mit den bisher zur Verfügung stehenden Impfstofftechnologien die Produktion von ausreichend vielen Impfdosen. Dazu müssen in der Regel die von Experten ausgewählten Virusvarianten in Hühnereiern angezüchtet oder die Virus-Antigene in Zellkulturen vermehrt werden.

Ein mRNA-Impfstoff kann in wesentlich kürzerer Zeit – sechs Wochen – in Millionen Dosen produziert werden. Die COVID-19-Pandemie hat gezeigt, dass das tatsächlich möglich ist. Dass es dennoch weitere neun bis zehn Monate gedauert hat, bis die ersten mRNA-Impfstoffe gegen COVID-19 zugelassen waren, lag an den vorgeschrieben klinischen Studien. So, wie die traditionellen Influenza-Impfstoffe, müsste auch ein mRNA-basierter Influenza-Impfstoff, einmal geprüft und zugelassen, in den Folgejahren nicht ständig neu getestet werden, wenn die mRNA nur an neu entstehende Varianten angepasst werden muss. Der entscheidende Vorteil der mRNA-Impfstoffe wäre, so Franz-Werner Haas, dass man Zeit gewinnt. »Man kommt viel näher an die eigentliche Influenza-Welle ran.« Das heißt, wenn die Experten nicht schon sechs sondern nur zwei Monate vor der nächsten Influenza-Saison entscheiden müssen, welche Antigene in den Impfstoff müssen, dann

185

erhöht das die Wahrscheinlichkeit erheblich, dass der Impfstoff tatsächlich schützt. Die Viren haben dann einfach kaum mehr Zeit, sich noch wesentlich zu verändern, bis der Impfstoff fertig ist.

Vielleicht ist diese vage Wahrsagerei aber bald sogar gänzlich überflüssig. Denn die mRNA könnte einen universellen Impfstoff ermöglichen, einen, der vor allen, auch künftigen Varianten des Grippeerregers schützt. »Ein universelles Influenza-Vakzin – das ist der heilige Gral der Impfstoffforschung«, sagt Haas, »daran wird schon seit zwanzig Jahren gearbeitet.«

Beim derzeitigen saisonalen Influenza-Impfstoff werden drei (trivalente) oder vier (tetravalente) Virusvarianten berücksichtigt, zwei Influenza-A-Viren und ein oder zwei vom Typ Influenza-B. Ein mRNA-Impfstoff könnte Dutzende, vielleicht sogar Hunderte verschiedene mRNA-Typen enthalten, die für diverse, leicht unterschiedliche Influenza-Antigene kodieren. Ob aber ein solcher »multivalenter« mRNA-Impfstoff tatsächlich universell, also auch gegen künftige Influenza-Varianten, schützen würde, ist offen. Denn nur, weil man dem Immunsystem viele Antigene präsentiert, muss das nicht heißen, dass es gegen alle diese Antigene auch eine ausreichend starke Immunreaktion und ein Immungedächtnis aufbaut. Die Erfahrung zeigt, dass sich das Immunsystem einige herauspickt und andere links liegen lässt.

Die weltweit erste Forschungsgruppe überhaupt, die mRNA systematisch als Influenza-Impfstoff testete, war die von Lothar Stitz vom Friedrich-Loeffler-Institut in Tübingen und Riems – mit den optimierten mRNAs aus den Laboren CureVacs.[65] Zwei verschiedene mRNAs wurden sowohl Mäusen als auch Frettchen und Schweinen verabreicht. Die eine enthielt die Bauanleitung für das besonders häufig variierende Virus-Protein Hämagglutinin (HA), die andere für das Nukleoprotein (NP). Im Fachblatt *Nature Biotechnology* schrieben die Forscher 2012, sie hätten eine »ausgewogene, lang anhaltende und schützende Immunität« sowohl in jungen als auch alten Mäusen auslösen können. Und auch bei den Frettchen und Schweinen deute die Stärke und Art der Immunreaktion auf eine Schutzwirkung hin.

Solche »Impfstoff-Ansätze, die im Fall einer Pandemie schnell bereitgestellt werden können, sollten ein Ziel hoher Priorität in der öffentlichen Gesundheit sein«, kommentierten die Influenza- und Impfstoffexperten Sook-San Wong und Richard Webby von der Abteilung für Infektionskrankheiten des St. Jude Children's Research Hospital in Memphis, Tennessee, damals in der gleichen Ausgabe des Fachjournals. »Dank ihrer Geschwindigkeit und Einfachheit in der Produktion können Nukleinsäure-basierte Impfstoffe (…) dieses Ziel womöglich mit höherer Wahrscheinlichkeit erreichen als traditionelle Protein-Impfstoffe.«

Tatsächlich werden mRNAs inzwischen als Influenza-Impfstoffe auch an Menschen getestet. BioNTech etwa kooperiert seit 2018 mit dem US-Pharmakonzern Pfizer ausdrücklich, um einen Influenza-Impfstoff zu entwickeln. »Innovative Impfstoffansätze sind dringend nötig«, wird Kathrin Jansen, Leiterin der Impfstoffforschung und -entwicklung bei Pfizer,[*] in der Ankündigung der 120-Millionen-US-Dollar-Übereinkunft zitiert. Zum einen, »um einen verbesserten Schutz vor der saisonalen Grippe anzubieten«, zum anderen, »um schnell und mit ausreichenden Mengen auf eine pandemische Bedrohung mit Influenza reagieren zu können.«[66]

CureVac hat mit GlaxoSmithKline, einem der größten Impfstoffhersteller, eine Übereinkunft, Impfstoffe in fünf Indikationen zu entwickeln.[67] Welche das sind, kann Geschäftsführer Haas nicht sagen, aber das könne sich ja wohl jeder denken, der die großen und dringlichsten Infektionskrankheiten kennt.

Ob CureVac oder BioNTech sich gleich an einen universellen

* Kathrin Jansen leitet später die Entwicklung des COVID-19-Impfstoffs von BioNTech beim Partner Pfizer.

Influenza-Impfstoff, oder zunächst ein saisonales Grippe-Vakzin heranwagen, ist offen. Die jüngste und eine der wichtigsten Studien, in der solch ein (so die Hoffnung) universeller Influenza-Impfstoff an Menschen getestet wurde, hat eine Forschungsgruppe um die Immunologen Peter Palese und Florian Krammer von der Icahn School of Medicine at Mount Sinai in New York durchgeführt und am 7. Dezember 2020 im Fachblatt *Nature Medicine* veröffentlicht.[68]

Dabei verwendeten sie allerdings noch keine mRNA als Antigen-Transporter, sondern virenartige Konstrukte (Virionen), die sie mit einem speziell konstruierten Grippeprotein als Antigen bestückten: dem Hämagglutinin-Protein (HA). Es ähnelt einem Pilz, einem Champignon mit Kopf und Stiel, wobei der Kopf des Hämagglutinins sehr variabel, der Stiel aber bei allen bekannten Influenza-Varianten verhältnismäßig unverändert bleibt. Für einen universellen Impfstoff wäre also der Stiel als Antigen ideal. Doch leider entwickelt das menschliche Immunsystem nur selten Antikörper gegen diesen HA-Stiel, dafür aber sehr viele gegen den variablen HA-Kopf, weshalb die Impfstoffe jährlich angepasst werden müssen. Den HA-Kopf einfach zu entfernen, funktioniert nicht, weil es den HA-Stiel zu sehr verändert, das haben die vielen Virologen an diversen Instituten, die im Konsortium des Nationalen Instituts für Allergien und Infektionskrankheiten der USA, das Krammer mit leitet, seit Jahren gemeinsam nach einem universellen Grippeimpfstoff suchen, schon erfolglos probiert.

Daher gehen die Forscherinnen und Forscher das Problem jetzt anders an: mit einem »chimären« Hämagglutinin. Sie setzen dem HA-Stiel eine Art »neutralen« Kopf auf, an dem die Antikörper nur selten andocken können, weshalb sie sich auf den Stiel konzentrieren. Das funktioniert offenbar: In der Studie zeigte sich bei den meisten der 48 Proband:innen eine »starke« Immunreaktion, die zu »langlebigen und funktionalen« Antikörpern gegen diesen chimären HA-Stiel führte. Zwar müssen noch die Ergebnisse weiterer Studien mit zwei weiteren chimären HA-Stielen anderer Influenza-Typen abgewartet werden, doch Krammer, Palese und Mitarbeiter bilanzieren schon jetzt: Eine Kombination dieser drei »könnte Schutz vor allen saisonalen, zoonotischen und künftigen pandemischen Influenza-Viren ermöglichen.«

Wäre es möglich, nur die Bauanleitung für das chimäre Hämagglutinin in Form von mRNA als Impfstoff zu verwenden und zu spritzen? Das nach dem Erfolg der mRNA-basierten COVID-19-Impfstoffe zu probieren, liegt auf der Hand. Tatsächlich arbeitet Florian Krammer bereits seit Längerem mit den mRNA-Experten Norbert Pardi und Drew Weissman von der University of Pennsylvania zusammen. »In den nächsten paar Jahren werden wir es vielleicht auch mit mRNA versuchen, also die chimären HA-Stiele Menschen kodiert als mRNA geben«, sagt Krammer. Der HA-Stiel-Ansatz sei nicht an eine bestimmte Impfstofftechnologie gebunden. An Mäusen haben Krammer, Pardi und Weissman das bereits 2018 getestet, wie die Forscher im Fachmagazin *Nature Communications* beschreiben. Tatsächlich schützten schon zwei Injektionen der mRNA, die allerdings noch für den unveränderten HA-Stiel kodierten, im Abstand von vier Wochen die Mäuse vor einer Infektion mit Influenza. Die Tiere hatten nachweislich Antikörper gebildet, die mindestens 30 Wochen lang erhalten blieben. Eine mRNA, die für das chimäre Hämagglutinin kodiert, würde wahrscheinlich »noch besser funktionieren«, meint Krammer. Ähnliche Ergebnisse erzielte das Forschungsteam in Frettchen und Kaninchen. Die drei Versuchstierarten waren nicht nur vor Infektionen mit dem Influenzavirus-Typ, von dem der HA-Stiel stammt, geschützt, sondern auch vor entfernt verwandten Grippestämmen, etwa vom Typ H5.[69]

Auch die mRNA-Firmen haben bereits verschiedene klinische Tests mit mRNA-basierten Influenza-Impfstoffen durchgeführt.

So hat etwa Moderna Influenza-Virusproteine H7 und H10 als Antigene in mRNA-Impfstoffen kodiert und verimpft. »Das hat ganz o. k. funktioniert, wenn auch nicht so überzeugend wie die Impfstoffe gegen SARS-CoV-2«, sagt Krammer. »Aber mRNA-Impfstoffe sind durchaus eine Plattform, die man weiter testen sollte.« Krammers ehemaliger Mitarbeiter und Mitautor der HA-Stiel-Studie Raffael Nachbagauer tut das inzwischen als Modernas Programmleiter und Direktor für Infektionskrankheiten. Zudem entwickelt er, wie Anfang 2021 verkündet, prophylaktische Vakzine gegen HIV, das Nipah-Virus und gegen Influenza. Drei verschiedene Grippeimpfstoffkandidaten hat die Bostoner Firma im Programm, in dem »verschiedene Antigen-Kombinationen gegen die vier saisonalen Viren« ausprobiert werden. Klinische Studien sollen noch 2021 beginnen.[70] Zwar redet man bei Moderna öffentlich bislang nur von saisonalen Influenza-Impfstoffen, doch man kann davon ausgehen, dass dort bereits auch an universellen Vakzinen gearbeitet wird.

Eine Zusammenarbeit seines Labors mit Moderna gebe es jedoch nicht, sagt Krammer. Ohnehin dauere es wohl mindestens noch zwei Jahre, bis genug chimäre Hämagglutinine entwickelt sind, die ausreichend viele Influenza-Stämme repräsentieren und so kombiniert werden können, dass ein wirklich universelles Vakzin entsteht. Und das müsse dann in einer Studie an sehr vielen Probanden und mehrere Jahre getestet werden, um seine Überlegenheit gegenüber den saisonalen Impfstoffen zu beweisen, die in manchen Jahren gut, in anderen schlechter passen.[71]

»Aber ob diese Impfstoffe dann als ›universell‹ zugelassen werden, ist immer noch unklar«, sagt Krammer. Denn nur, weil ein Impfstoff nachweislich gegen saisonale Influenza schützt, heiße das ja nicht, dass er auch vor dem Vogelgrippevirus H5N1 oder deren Varianten schützt. »Daher reden wir eher von ›suprasaisonal‹, das kann man zeigen und dann auch aufs Label schreiben«, sagt Krammer. Aber auch dafür seien riesige Phase 3-Studien über mehrere Jahre nötig, in denen eine Gruppe Menschen den normalen Impfstoff und die andere den neuen bekommt. Wenn sich dann über die Jahre die Viren verändern, sollte nur der neue, suprasaisonale Impfstoff noch ausreichend schützen.

CureVac entwickelt seit spätestens Februar 2018 erklärtermaßen einen universellen Influenza-Impfstoff mit der Unterstützung der Gates-Stiftung.[72] Darüber hinaus wird an einem mRNA-Impfstoff gegen Malaria gearbeitet, der mit etwa 200 Millionen Erkrankten und etwa ein bis zwei Millionen Todesfällen pro Jahr häufigsten Infektionskrankheit der Welt, und gegen das Rotavirus, den hoch ansteckenden Erreger einer Durchfallerkrankung, an der weltweit etwa 453 000 Kinder unter fünf Jahren sterben und wegen der etwa 2,4 Millionen stationär behandelt werden müssen. »Die offensichtliche Nützlichkeit der mRNA ist, dass es einfach ist, verschiedene mRNAs für verschiedene Antigene zu kombinieren, um einen Impfstoff gegen mehrere Erregerstämme zu haben«, sagt Trevor Mundel, Leiter des Global Health Programms der Gates-Stiftung. Diesen Optimismus kann Florian Krammer nur bedingt teilen. »Grundsätzlich sind mRNA-Impfstoffe eine wahnsinnig gute Plattform, die vielleicht Bewegung in gewisse Impfstoffentwicklungen bringen kann, aber ich sehe es nicht als die große Revolution.« Denn es gebe ja Gründe, warum es noch keinen universellen Influenza-Impfstoff, kein Vakzin gegen Malaria oder gegen Tuberkulose oder HIV gibt. »Das sind immunologische Probleme, und die kann man vielleicht mit neuen Plattformen besser angehen, aber nicht lösen.« Die mRNA-Impfstofftechnik sei »kein Allheilmittel«, es brauche mehr immunologische und infektionsbiologische Forschung.

Den vielleicht größten Vorteil der mRNA-Technik gegenüber anderen Konzepten sieht Krammer in der Vorbereitung und Reaktion auf Pandemien: »Der Vorteil, dass man nur die Sequenz der mRNA ändern muss, um einen Impfstoff an neue Erregervarianten anpassen zu können, ist gewaltig! Da spart man viele Monate ein.« Das habe man schon jetzt in der Corona-Pandemie beobachten können. Moderna etwa schickte bereits Ende Februar 2021 Proben eines angepassten COVID-19-Impfstoffs, der vor der zuerst in Südafrika entdeckten SARS-CoV-2-Variante B.1.351 schützen soll, zur klinischen Testung an die amerikanischen National Institutes of Health. Die mRNA enthält ebenso wie die COVID-19-Impfstoffe der ersten Generation die Bauanleitung für das S-Protein des Coronavirus – jedoch eben die leicht veränderte, mutierte.[73]

Daran schließt sich die Frage an: Wie viele präklinische und klinische Tests braucht ein solcher angepasster Impfstoff noch, der ja nach wie vor aus mRNA besteht, noch dazu aus einer, die zu 99 Prozent identisch mit der zuvor bereits getesteten und zugelassenen ist? Wie stark kann man das Antigen also verändern, ohne dass ein neues Test- und Zulassungsverfahren nötig wird?

Was die an neue Coronavirus-Varianten angepassten COVID-19-Impfstoffe betrifft, die »2. Generation« also, könne »die Zulassung in vielerlei Hinsicht auf den bereits bewerteten Unterlagen des Ursprungsimpfstoffs aufsetzen«, sagt Klaus Cichutek, Leiter des Paul-Ehrlich-Instituts (PEI). Eine Möglichkeit wäre ein »Immunobridging«, eine »klinische Prüfung mit begrenzter Proband:innenzahl«, so Cichutek. Beobachtet man in dieser kleinen Gruppe Geimpfter eine Immunreaktion, die mit den bisherigen, wirksamen Impfstoffen vergleichbar ist, kann man mit einer gewissen Wahrscheinlichkeit »eine ausreichende Immunantwort gegen die im jeweiligen Impfstoffprodukt enthaltenen Spike-Protein-Varianten sicherstellen«.

Aber zusätzlich müsse die Impfstoffqualität »selbstverständlich wieder durch Nachweise einer konsistenten Herstellung, der Spezifikationen und experimentelle Prüfungen sichergestellt werden«, so Cichutek. In jedem Fall müsse »die für eine limitierte klinische

Prüfung benötigte Zeit beachtet werden, um die Wirksamkeit sowie die Verträglichkeit und Sicherheit mit einer Nachbeobachtungszeit der Geimpften von sechs Wochen festzustellen.«

Die Frage, ob es dann einen Impfstoff-Mix gegen zwei oder mehr Virusvarianten geben wird, oder zusätzlich zur ersten Schutzimpfung weitere Auffrischimpfungen gegen die Mutanten nötig werden, ist offen. »Beides ist möglich: Entweder man impft gegen eine Virusmutante und später erneut gegen eine andere, oder man macht gleich Mischungen«, sagt CureVacs Mitgründer und Produktionschef Florian von der Mülbe. CureVac prüfe verschiedene Möglichkeiten. Klar sei aber, dass es mit der RNA-Technologie prinzipiell möglich ist, verschiedene RNAs zu mischen. Solche RNA-Cocktails seien bereits getestet worden, etwa bei Behandlungsversuchen von Krebspatienten.

Ein Problem von Impfcocktails könnte sein, dass sie mehrere Wirkstoffe enthalten, und pro Impfdosis den Erfahrungen nach mit mehr Impf-Nebenwirkungen zu rechnen ist. »Das sind Fragen, mit denen wir uns beschäftigen müssen«, sagt von der Mülbe. »Letztlich müssen das die Tests zeigen.« Bisher seien die Nebenwirkungen gering und vertretbar. Wenn man jetzt gegen drei Varianten in einem Impfstoff vorgehen will, dann könnten sich die RNA-Konzentrationen verdreifachen; bei Moderna auf etwa 300 Mikrogramm und bei Biontech wohl auf 90 Mikrogramm. »In unserem Fall würde sich das auf 36 Mikrogramm summieren, und wir sehen über weitere Entwicklungen das Potenzial, die Dosis noch weiter zu reduzieren«, sagt von der Mülbe.

RNA-Impfstoffe böten für derartige Ergänzungen jedenfalls »die besten Möglichkeiten«, davon ist Florian von der Mülbe überzeugt.[74] Trevor Mundel denkt daher bereits über COVID-19 hinaus. So habe auch das Respiratorische Synzytialvirus RSV wie SARS-CoV-2 einen dem Spike-Protein ähnlichen »Stachel«. Muss nach den guten Erfahrungen mit den mRNA-Vakzinen bezüglich der Verträglichkeit der bisherigen mRNA-Impfstoffe auch ein mRNA-basierter RSV-Impfstoff erneut die zahlreichen präklinischen Standardtests auf eventuelle Giftigkeit in Laboruntersuchungen und Tierversuchen durchlaufen? »Ich denke, die Antwort könnte sein: dass viel weniger solcher Tests nötig sein könnten als bisher«, sagt Mundel. Eben weil sich das eingesetzte Impfstoffmolekül – RNA – in seinen chemischen und toxikologischen Eigenschaften nicht wesentlich ändert.

Es sei denn, man verändert die chemischen und toxikologischen Eigenschaften der mRNA absichtlich, etwa um sie langlebiger zu machen. Ob solche Modifikationen wirklich nötig sind, oder ob es andere Wege gibt, die mRNA zu stabilisieren – darüber gibt es unterschiedliche Auffassungen, landläufig würde man es »Streit« nennen.

Ein temperaturstabiler Impfstoff für die Welt

Für Drew Weissman von der Universität Pennsylvania ist es eindeutig: Die mRNA seines universellen Influenza-Impfstoffs müsse chemisch modifiziert sein, um die Schutzwirkung gegen diverse Grippe-Varianten zu erreichen. Das heißt, die mRNA für den Impfstoff wird nicht nur aus den natürlicherweise verwendeten Bausteinen Adenosin, Guanosin, Cytidin, Uridin zusammengesetzt, sondern es werden auch andere, in der Natur nicht vorkommende eingesetzt, etwa »Pseudouridin« anstelle des Uridins. Der genetische Code, die Geninformation, ändert sich dadurch nicht, die Ribosomen können noch immer die Bauanleitung lesen und das richtige Protein zusammenbauen. Aber die Stabilität der mRNA verbessere sich, weil RNA-verdauende Enzyme (RNAsen) derartige RNA-Moleküle nicht mehr so leicht zerschneiden können, so Weissman.

Diese Modifikationen, etwa Pseudouridin, entwickelte vor allem die bereits erwähnte Katalin Karikó, Assistenzprofessorin an der Universität Pennsylvania, langjährige Forschungspartnerin Drew Weissmans und seit 2014 auch für BioNTech tätig. Über Jahrzehnte hat sie studiert, wie Zellen auf eingeschleuste RNA reagieren, hat die »Wächter«-Proteine studiert, die die RNA als Signal einer Virusattacke erkennen, und hat beobachtet, wie die Zellen dann die Proteinproduktion drosseln, um nicht zur Vermehrung der Viren beizutragen. Und sie hat Wege gefunden, die RNA so zu verändern, dass sie von den Wächtern nicht erkannt wird: Mithilfe chemischer Tricks, in der Natur nicht vorkommender mRNA-Bausteine – »Cyborg-mRNA«, wenn man so will.

Weissman zufolge braucht es diese Modifikationen auch beim Impfen mit mRNA, weil die mRNA-Moleküle sonst als »fremd« erkannt und der dadurch ausgelöste Schutzmechanismus, den jede Zelle in sich trägt, dann die eigentliche Reaktion des adaptiven Immunsystems behindern würde, also die Ausbildung eines schützenden Immungedächtnisses. Tatsächlich enthält sowohl die mRNA im COVID-19-Impfstoff Modernas als auch BioNTechs solche Modifikationen. Die Annahme ist, dass der Einbau von Pseudouridinen und andere chemische Modifikationen die mRNA-Moleküle »maskiert« und sie daduich gewissermaßen wie Tarnkappenbomber dem Radar entgehen. Normalerweise erkennen »Wächter«-Proteine (»Toll-like-Rezeptoren« genannt) fremde, von außen in die Zelle gelangende RNA und schlagen Alarm. Während im Zuge dieser Notreaktion der Zelle normalerweise auch die Proteinproduktion gedrosselt wird, passiert das bei modifizierter RNA offenbar nicht mehr oder zumindest seltener. Die Folge ist, dass mehr solche mRNA-Moleküle verabreicht werden können, also mehr Antigene produziert und eine stärkere Immunreaktion mit mehr langlebigen Antikörpern induziert wird. So zumindest erklärt sich BioNTech-

Chef Uğur Şahin den Effekt der Modifikationen auf die Impfstoffe.[75]

Doch dem widersprechen andere Forscher, etwa der mRNA-Experte Steve Pascolo vom Universitätsspital in Zürich, einer der Mitgründer CureVacs, seitdem jedoch ohne geschäftliche oder anderweitige Beziehung zu CureVac, wie er versichert. Auf die Frage, ob die Modifikationen für die Impfreaktion erforderlich sind, sagt er: »Nein, gar nicht. Und nicht nur CureVac verzichtet auf solche Modifikationen, auch BioNTech hat in Impfstoff-relevanten Veröffentlichungen der vergangenen Jahre, vor der Coronakrise, nichtmodifizierte mRNA-Impfstoffe verwendet.«

Katalin Karikó, seit 2014 »Senior Vice President« bei BioNTech, hat die Modifikationen vor allem dafür entwickelt, die Enzymersatztherapie mithilfe von mRNA zu etablieren. Sie wurde ausdrücklich als Leiterin des »Programms für mRNA-basierten Proteinersatz« eingestellt[76] und in diesem Bereich sind Modifikationen der mRNA sehr wahrscheinlich nötig. Doch ob das auch für Impfstoffe gilt, ist umstritten. Auch BioNTech war zumindest Anfang 2020 noch unsicher, ob ihr COVID-19-Impfstoffkandidat nun modifizierte oder unmodifizierte mRNA enthalten sollte, denn sie testeten vier Varianten in zwei klinischen Studien mit der gleichen Zahl an Probanden, gleichem Studienprotokoll, gleichem Injektionsort (intramuskulär) und gleicher Dosiserhöhung, darunter auch zwei ohne Pseudouridine.[77] »Im März 2020 war also unklar, ob ein RNA-Impfstoff mit Modifikationen besser ist oder nicht«, sagt Pascolo. Zugelassen und millionenfach verimpft wurde am Ende Bnt162b2 (»Comirnaty«) – eine modifizierte Variante.

Doch inwiefern (und ob überhaupt) diese modifizierte Variante in den Studien einen Vorteil gegenüber der nicht-modifizierten offenbarte, ist nicht klar. Denn bis zur Drucklegung dieses Buches wurden nur die Daten der Bnt162b2-Studie veröffentlicht, nicht aber die drei Schwesterstudien. »Es wäre sehr wichtig, diese Daten bald zu bekommen, denn der direkte Vergleich könnte erstmals Hinweise geben, ob es einen Unterschied zwischen modifizierten und unmodifizierten mRNA-Vakzinen gibt«, sagt Pascolo. Der Blick auf Modernas COVID-19-Impfstoff kann diese Frage nicht klären, denn die Bostoner testeten von vornherein nur eine modifizierte mRNA. CureVac wiederum entwickelte und testete ausschließlich unmodifizierte, Pseudouridin-freie mRNA-Impfstoffkandidaten gegen COVID-19.

Ob mit oder ohne Modifizierung, letztlich ist es eine Gratwanderung: Einerseits ist es gut, die zelluläre Abwehrreaktion auszulösen. Diese auch als »Reaktogenität« bezeichnete Notreaktion der Zellen trägt nämlich auch dazu bei, das adaptive Immunsystem zu stimulieren, da die Zellen über bestimmte Signalstoffe wie Interferon I Immunzellen alarmieren und helfen, das Immungedächtnis und den Langzeitschutz auszubilden. Anderen Impfstoffen, etwa Protein-basierten, wird daher extra ein Adjuvans, ein Hilfsstoff wie Aluminiumhydroxid beigemischt, um eben diese Reaktion zu provozieren. Darauf kann man bei mRNA verzichten, da die Moleküle selbst bereits als Adjuvans wirken.

Andererseits kann aber eine zu heftige Notreaktion der Zellen, eine zu starke Reaktogenität, auch zu unerwünschten Begleiterscheinungen, etwa zu starken Schmerzen an der Einstichstelle, führen. Die Kunst ist, die richtige Balance zu finden.

Um das zu erreichen, geht CureVac einen anderen Weg als BioNTech: Die Tübinger arrangieren die Bausteine der mRNA an einigen entscheidenden Stellen etwas anders und streuen dort, wo es ohne Veränderung der Geninformation möglich ist, mehr Cytidin- und Guanosin-Bauklötze ein. Dass sie dabei nur »natürliche« Bestandteile verwenden und auf »chemische Modifikationen« wie Nukleosidanaloga verzichten, betont die Firma – und auch Hoerr – gern, was sicher auch ein Stück weit Werbung und Abgrenzung zu den Konkurrenten ist. Zumal auch die Patentsituation zu bedenken ist: Während Moderna und BioNTech die ursprünglich von Karikó und Weissman begonnene Modifikationstechnik über die Jahre perfektioniert und mit Patenten abgesichert haben, hat Hoerrs CureVac sich das Know-How der »Sequenzoptimierung« gesichert. Dabei wird die Abfolge der vier RNA-Bausteine so verändert, dass die genetische Information beispielsweise von den Ribosomen besser abgelesen und in Proteine übersetzt werden kann. Auch auf die Faltung der RNA-Moleküle hat das Einfluss, »RNAsen können dann nicht mehr so gut angreifen, was die Stabilität erhöht«, sagt Hoerr. »Wir haben dabei durch viele Tests Optimierungsmöglichkeiten entdeckt, die nur wir kennen, und die letztlich Einfluss auf die Reaktogenität, Immunogenität und die Expressionsstärke hat«, also die Übersetzung in Proteine.

Allerdings kann man auch »überoptimieren«, so mRNA-Experte Steve Pascolo. Wird die mRNA im Ribosom zu schnell abgelesen und werden die Aminosäuren zu schnell zu Proteinen zusammengebaut, dann kann es zu Fehlfaltungen des Proteins kommen. Daher müssten die Sequenzoptimierungen vorsichtig angewendet und für jede im Reagenzglas hergestellte mRNA neu ausgetestet werden. »Wenn die Zeit fehlt, viele verschiedene optimierte mRNA-Sequenzen zu testen, dann ist die Verwendung von Wildtypsequenz zu empfehlen«, so Pascolo.[78] Zeit, die CureVac in das Optimieren der mRNA für den COVID-19-Impfstoff gesteckt und die im Rennen mit Moderna und BioNTech wohl gefehlt hat.

Doch schaut man nur auf die Eigenschaften des CureVac-Impfstoffkandidaten und vergleicht ihn mit denen von Moderna und BioNTech, könnte sich die Mühe am Ende lohnen. Denn es ist durchaus keine akademische oder nur eine Detailfrage, ob die mRNA nun chemisch modifiziert ist oder nur sequenzmoduliert, da sich die unterschiedlichen Eingriffe unmittelbar auf die Eigenschaften der mRNA auswirken.

Beispielsweise könnten die Tübinger mit der gleichen Menge mRNA fast dreimal so viele Impfstofffläschchen bestücken wie BioNTech und fast zehnmal so viel wie Moderna. Keine Kleinigkeit, wenn Millionen Dosen produziert werden müssen. Und auch ein Faktor, der letztlich den (geringeren) Preis mit beeinflusst. Denn die für die mRNA benötigten Grundbausteine, die alle drei mRNA-Firmen einkaufen müssen, sind begrenzt, allein schon, weil die Nachfrage bei den wenigen Zulieferern in der Pandemie immens ist. Darüber hinaus muss CureVacs mRNA, wie auf Seite 169 f. dargelegt nicht bei -70 oder -20 Grad Celsius gelagert werden. »Dass unsere RNA temperaturstabiler ist und schon bei geringer Dosis schützt, liegt daran, dass unsere Sequenz auf eben diese Eigenschaften hin optimiert ist«, sagt Hoerr. Dass dies für die Versorgung von Ländern, in denen bei der Auslieferung oder in den Krankenhäusern keine Kühlkette garantiert werden kann, entscheidend ist, sah schon die Jury des Preises der Europäischen Union für innovative Impftechnologie so. 2014 verlieh sie den Tübingern die Auszeichnung, weil sie mit ihrer Impfstofftechnik helfen, »eines der größten Hindernisse beim Einsatz von Impfstoffen in Entwicklungsländern zu überwinden: die Notwendigkeit, Impfstoffe bei jeder Umgebungstemperatur stabil zu halten.«[79]

Auch für die Gates-Stiftung ist diese Eigenschaft von großer Bedeutung – jetzt in der COVID-19-Pandemie, aber auch darüber hinaus. CureVacs COVID-19-Impfstoff werde, trotz der Verspätung, »wegen der Temperaturstabilität sehr gebraucht«, sagt Trevor Mundel, Leiter der Global Health Abteilung der Bill und Melinda Gates Stiftung. »Es ist sehr schwierig, die anderen mRNA-Impfstoffe in Ländern mit geringem bis mittlerem Einkommen einzusetzen.« Kühlung sei nur in größeren Städten mit entsprechend eingerichteten Kliniken möglich. »Aber für einen großflächigen Einsatz braucht es ein Produkt mit den Eigenschaften, wie sie der CureVac-Impfstoff hat.« Deshalb setzt die Stiftung große Hoffnung in CureVacs Entwicklung, da sie helfen könnte, eine »ziemlich große Lücke« zu schließen, die Unterversorgung mit Impfstoff in vielen Ländern Afrikas aber auch in Brasilien. »Die gefährlichsten Coronavirus-Varianten kamen bisher aus Südafrika und Brasilien«, sagt Mundel. Die Weltgemeinschaft könne es sich einfach nicht erlauben, dort weiterhin hohe Infektionszahlen zuzulassen, vor allem nicht in Populationen mit einem hohen Anteil an Menschen mit Immunschwächeerkrankungen. »Zwar weiß niemand so recht, ob sich die neuen Varianten aufgrund dessen dort entwickeln konnten«, sagt Mundel. Allerdings wurden die ersten Fälle der B.1.135-Variante in der Port Elizabeth Region entdeckt. Dort sind HIV-Infektionen seit Jahren weit verbreitet und die wenigsten Infizierten haben Zugang zu Medikamenten, die HIV kontrollieren und die Immunschwächekrankheit Aids verhindern helfen. Die Befürchtung ist, dass sich SARS-CoV-2-Varianten in solchen HIV-Infizierten leichter vermehren und anpassen können.

Womit das dritte pandemische Virus angesprochen wäre, das – neben Influenza und SARS-CoV-2 – jährlich Millionen Menschen infiziert und gegen das mRNA-Impfstoffe einen wirksamen Schutz bieten könnten: Das Humane Immundefizienz-Virus HIV, der Erreger von AIDS.

HIV und mehr. Viel mehr

Seit 1983, seit Luc Montagnier und Françoise Barré-Sinoussi vom Pariser Pasteur Institut das HI-Virus in Blutproben von AIDS-Patienten entdeckten, bemühen sich Forscher weltweit, einen Impfstoff zum Schutz vor dem Erreger zu finden, der mittlerweile mindestens 33 Millionen Menschen das Leben gekostet hat. Noch immer ohne Erfolg. Erst im Februar 2020 musste eine Studie mit dem Vakzin HVTN 702 der französischen Pharmafirma Sanofi abgebrochen werden. Nicht einmal die bescheidenen 50 Prozent Schutzwirkung waren bei den 5400 geimpften Südafrikanern festzustellen. Der Nachfolger des RV-144-Impfstoffs, der in Thailand vor fast zehn Jahren zum ersten Mal überhaupt immerhin einen 30-prozentigen Schutz vor HIV gezeigt hatte, war gescheitert – wie schon so viele andere zuvor.

Der Grund dafür ist, dass die Oberfläche des HI-Virus extrem wandlungsfähig ist. Selbst wenn einige Antikörper des menschlichen Immunsystems zufällig einen Ansatzpunkt auf der Oberfläche der Viren finden und die Körperabwehr daraufhin die Produktion dieser passenden Antikörper ankurbelt, haben viele Viren der nächsten Generationen, die sich in den Zellen des Patienten vermehrt haben, schon wieder ihre Oberflächenstruktur geändert und die Antikörper laufen ins Leere. Außerdem haben die Viren die Fähigkeit, ihr Erbgut ins menschliche Genom zu schleusen, wo es ruhen kann, versteckt vor dem Immunsystem, um irgendwann zu erwachen und erneut unzählige Viruskopien zu produzieren. Und zu allem Übel befallen die Viren auch noch bevorzugt die T-Zellen, eine der Schaltzentralen des Immunsystems.

Das bedeutet für die Impfstoffentwicklung, dass nicht nur irgendein Antigen, irgendein Protein aus der Hülle von HIV ausreicht, um das Immunsystem zu schulen und Schutz vor Infektion zu geben. Der Impfstoff muss vielmehr dieser ständigen Variabilität Rechnung tragen. Ein Impfstoff des US-Konzerns Johnson & Johnson, der möglichst viele Subtypen und Varianten von HIV abdecken soll, wird seit 2018 in der Imbokodo-Studie in Südafrika getestet. Ergebnisse werden 2022 erwartet. Eine Weiterentwicklung dieses Impfstoffs wird in der Mosaico-Studie getestet. In Tierversuchen an Affen zeigten beide hohe Schutzwirkungen zwischen 67 und 94 Prozent.[80] Ob diese Ansätze mehr Erfolg haben als die vielen anderen zuvor, ist offen. Und bislang ist auch unklar, ob mRNA-basierte Impfstoffe einen Unterschied machen können.

Der größte Vorteil der Technologie dürfte sein, dass Forschergruppen, die HIV-Impfstoffe entwickeln, damit vergleichsweise schnell neue Impfstoffvarianten ausprobieren können. Denn protein-, peptid- oder vektorbasierte Impfstoffe neu zu konstruieren und in der nötigen Menge und Reinheit herzustellen, um sie dann in Zellkulturexperimenten, Tierversuchen oder an Probanden zu testen, dauert in der Regel lange und ist aufwändig. Jedenfalls länger, als eine neue Charge mRNA-Moleküle, die in wenigen Wochen herstellbar ist.

Wie sehr Forschern dieser Vorteil bewusst ist, zeigt das Beispiel einer der jüngsten Erfolgsmeldungen in der HIV-Forschung: Die Internationale Aids Vakzin Initiative (IAVI) konnte im Februar 2021 gute Ergebnisse eines neuen Impfstoffprinzips an Probanden melden. Das Forscherteam von William Schief, Immunologe am Scripps Research Institute in Kalifornien, wählte als immunstimulierendes Antigen einen Teil aus dem HIV-Hüllprotein »Env« (Envelope) und veränderte es so, dass vor allem jene Immunzellen (naive B-Zellen) darauf reagieren sollten, die sogenannte »breitneutralisierende Antikörper« produzieren, also solche, die möglichst viele HIV-Typen unschädlich machen können. Tatsächlich löste dieses Designer-Antigen »eOD-GT8 60mer« bei fast allen der 48 HIV-negativen Probanden die gewünschte Immunreaktion aus.

Mit mRNA-Forschung hat das zunächst einmal nichts zu tun. Aber in der gleichen Pressemitteilung verkündete IAVI, dass sie nun mit Moderna zusammenarbeite, um eben dieses »eOD-GT8 60mer« künftig in Form von mRNA verabreichen zu können. Die ersten Phase I-Tests an Probanden sollen bereits im dritten Quartal 2021 starten.[81]

Könnten mRNA-Impfstoffe womöglich die lange Liste der Misserfolge in der HIV-Vakzinforschung beenden? Besonders euphorisch klingt die Chemikerin und Virologin Helga Rübsamen-

Schaeff (siehe Seite 117 f.) nicht: »Bei HIV hat man bisher mit allen Impfstofftechnologien versucht, zum Erfolg zu kommen, und es nicht geschafft«, sagt Rübsamen-Schaeff, der es schon Anfang der 1990er Jahre als Erster gelang, HIV aus deutschen Patienten zu isolieren und die hohe Variabilität der Viren nachzuweisen. »Es wäre wunderbar, wenn man mit der mRNA-Technik einen wirksamen HIV-Impfstoff machen könnte, aber ich würde nicht sagen, dass das auf jeden Fall klappen muss«, sagt Rübsamen-Schaeff, Gründerin der Firma Aicuris.

Die Besonderheit der mRNA-Technik, »schnell verschiedene Genfragmente ersetzen zu können in einem mRNA-Impfstoff, und an neue Virusvarianten anzupassen«, sieht Rübsamen-Schaeff als eine definitive Stärke. Ein weiterer Vorteil könnte sein, dass »multivalente« Impfstoffe, mit mehreren Antigenen, mit dieser Technik leicht herzustellen sind: Es werden einfach mehrere mRNAs, etwa kodierend für verschiedene Teile der HIV-Hülle und deren verschiedene Ausprägungen in Virusvarianten, in einem Impfstoff zusammen verabreicht. So halten etwa Zekun Mu, Barton Haynes und Derek Cain von der Duke University in Durham, USA, eine »Serie von Env-basierten«, in Form von mRNA verabreichten Antigenen für den aussichtsreichsten Kandidaten für einen wirksamen HIV-Impfstoff. »Aufgrund der Fähigkeit von HIV, der Antikörperreaktion auszuweichen, sei es wichtig, dass der Impfstoff die B-Zellen zur Produktion verschiedener breit-neutralisierender Antikörper anregt, so dass verschiedene konstante Regionen des Env-Proteins attackiert werden«, schrieben die drei Forscher im Fachblatt *Vaccines* im Februar 2021. Das könne »mehrere Serien von Immunogenen« erfordern. Mithilfe des mRNA-Ansatzes könnte man dann auch andere Virusproteine als Antigene nutzen. Die kurze Herstellungszeit von mRNA in medizinischer Qualität erlaube das gleichzeitige Austesten vieler Immunogene in klinischen Tests: Die Eigenschaften von mRNA-

Impfstoffen »machen sie zu einer erstklassigen Plattform für die Entwicklung von HIV-Impfstoffen«, argumentieren die drei Immunologen in ihrem Fachartikel.[82]

Doch das Beispiel HIV zeigt auch: Die mRNA-Technik an sich kann nicht das Hauptproblem der Impfstoff-Forscher lösen: Wie, mit welchem Antigen, kann das Immunsystem so geschult werden, dass es selbst gegen Erreger wie HIV, Malaria oder Influenza vorgehen kann, die extrem variabel sind und der Körperabwehr bisher immer wieder entwichen sind? »Das ist eine Immunbiologie, die deutlich schwieriger zu bekämpfen ist als ein Coronavirus«, sagt Rübsamen-Schaeff.

Dass es bei COVID-19 so gut und so schnell geklappt hat, lag daran, dass zahlreiche Forscherinnen und Forscher zuvor Coronaviren erforscht und das »Spike«-Protein als höchstwahrscheinlich bestes Impfstoff-Antigen identifiziert und auch bereits getestet hatten, etwa als Impfstoff gegen MERS, die im arabischen Raum gelegentlich von Kamelen auf Menschen überspringende Coronavirus-Variante. Leider ist das Wissen bei vielen anderen Erregern nicht so weit gediehen. Bevor also die Vorzüge der mRNA-Technik zum Zuge kommen können, braucht es immer das spezielle Wissen über die Erreger und ihre Wechselwirkung mit ihrem Wirt, dem Menschen.

Das gilt auch für bakterielle Infektionskrankheiten. Bisher können Ärzte bakterienbedingte Blutvergiftungen, Lungenentzündungen oder dergleichen durch Antibiotika in der Regel gut behandeln. Doch immer häufiger passiert es, dass die Bakterien auf einzelne oder sogar mehrere dieser Wirkstoffe nicht mehr reagieren, die Infektion voranschreitet und der Patient unter Umständen sogar in Lebensgefahr gerät, bevor dann ein, manchmal das letztmögliche Antibiotikum hilft. Allein in Deutschland sterben Schätzungen des Robert Koch-Instituts zufolge etwa 1000 bis 4000 Menschen an solchen Infektionen mit mehrfach resistenten Keimen. Dass diese

Zahl zunehmen wird, gilt als wahrscheinlich. Es überleben vor allem solche Keime (und werden weitergegeben), die zufällig resistent gegen ein Antibiotikum sind. Während die sensitiven also einen Evolutionsnachteil haben, genießen die resistenten einen Wettbewerbsvorteil. Der Mensch beschleunigt diesen Prozess, indem er Antibiotika zu häufig oder unnötigerweise einsetzt und somit zum Selektionsprozess multiresistenter Keime beiträgt. Horrorszenarien, nach denen ab 2050 jedes Jahr weltweit zehn Millionen Menschen an Infektionen mit multiresistenten Keimen sterben würden, sind zwar übertrieben, wie eine Studie nachgewiesen hat. Doch dass die Suche nach neuen Antibiotika verstärkt werden muss, steht außer Frage. Die mRNA-Technik kann bei der Suche nach neuen Antibiotika nicht helfen, wohl aber könnten mRNA-basierte Impfstoffe entwickelt werden, die Menschen vor den gängigsten krankmachenden Bakterien – etwa Campylobacter, Enterokokken, Staphylokokken – schützen und verhindern, dass sie überhaupt Patienten werden.

«Das halte ich für einen sehr interessanten Ansatz«, sagt Helga Rübsamen-Schaeff.»Es gibt schon ein paar Impfungen gegen Bakterien, etwa gegen Pneumokokken, wenn man jetzt auch gegen wichtige andere bakterielle Erreger Impfungen möglich machen kann, wäre das in jedem Fall sehr gut.« Dennoch dürfte es ein mühsames Unterfangen werden. Denn auch hier gilt es, einen wirksamen Schutz vor jedem einzelnen Bakerientyp zu entwickeln – jeweils Organismen mit ganz eigenen Eigenschaften und Mitteln, dem Immunsystem auszuweichen.»Ein pan-bakterielles Vakzin wird es aller Voraussicht nach nicht geben«, sagt Rübsamen-Schaeff, deren Wuppertaler Firma Aicuris, an Antibiotika gegen solche resistenten Bakterienarten sucht.»Aber vielleicht sind die mRNA-Impfstoffe gut geeignet, um verschiedene bakterielle Antigene zusammenzumischen«, um eine Breitband-Immunität gegen verschiedene Bakterien-Stämme zu ermöglichen. Auf jeden

Fall wäre es ein eigenes, riesiges Forschungs- und Entwicklungsfeld.

Allerdings ist es fraglich, ob dafür die nötigen Investitionen fließen werden. Denn bislang krankte schon die Suche nach neuen, wirksamen Antibiotika daran, dass es in den westlichen Industrieländern genug günstige wirksame Mittel gibt, um einen Großteil der bakteriellen Infektionen in den Griff zu bekommen. Die wenigen Patienten, die mit neuen Antibiotika gerettet werden müssen, weil sie mit Bakterien infiziert sind, gegen die die alten Mittel wirkungslos sind, und die Preise, die man bereit ist, für solch lebensrettende Antibiotika zu bezahlen, reichen nicht aus, um die hohen Investitionen in die Forschung zu rechtfertigen. Fast alle großen Pharmafirmen haben sich in den Jahren vor der COVID-19-Pandemie aus der bakteriologischen Forschung verabschiedet. Für Impfstoffe, gleich ob auf mRNA- oder anderer technologischer Basis, gilt das gleiche. Rübsamen-Schaeff sieht den Staat in der Pflicht, Investitionen in solche wichtigen Innovationen mindestens auch steuerlich zu fördern. »Solche hochinnovativen Technologietreiber werden vom Staat her nicht wichtig genug genommen«, so die Gründerin und Managerin. »Bisher rangierte die Biotechnologie immer unter ferner liefen bei der Politik und musste sehen, wie sie selber fertig wird. Sie hat aber am Beispiel von Corona gezeigt, wie stark und wie schnell sie zu den Problemlösungen beiträgt.«

In die Krebsforschung hingegen fließt viel Geld, sowohl von staatlicher Seite als auch von Pharmafirmen und Investoren. Allein, den großen Durchbruch der mRNA-basierten therapeutischen Krebsimpfung hat es bislang nicht gegeben, obwohl CureVac es seit über 20 Jahren versucht, BioNTech immerhin seit dem Jahr 2008, Moderna seit 2010.

2015 stellten die BioNTech-Gründer Uğur Şahin und Özlem Türeci das Konzept einer »Mutanom engineered RNA immunotherapy« (MERIT) im *Journal of Immunology Research* vor. Bis zu zwanzig verschiedene tumorspezifische oder -assoziierte mRNAs vereinten die BioNTech-Forscher in ihrer Krebsvakzine BNT122 und kombinierten sie zudem mit einem weiteren Wirkstoff des Pharmakonzerns Roche, der die Bremsen der Immunabwehr zu lösen vermag. Dennoch sprachen von 108 Patienten, deren verschiedene Tumoren bereits Tochtergeschwulste gebildet hatten, nur neun auf die Behandlung an, ergab eine im Juni 2020 veröffentlichte Auswertung der Studie. Weder CureVac noch Moderna, die ähnliche Ansätze verfolgen, können bislang bessere Daten aus Phase II- oder Phase III-Studien vorlegen. Alle hoffen darauf, dass die mRNA-Impfung womöglich bei Patienten in früheren Krebsstadien, die noch nicht so viele Behandlungsversuche hinter sich und dadurch ein schlagkräftigeres Immunsystem haben, besser abschneidet. BioNTech etwa testet die BNT122-mRNAs jetzt an bislang unbehandelten Hautkrebs-Patienten, mit und ohne Checkpointinhibitor, der die Bremse des Immunsystems lösen soll.[83]

Wann und ob überhaupt eine mRNA-Impfung gegen Krebs erfolgreich sein wird, ist also nach wie vor offen. Doch weder Ingmar Hoerr noch Uğur Şahin oder Özlem Türeci scheinen gewillt, selbst nach Jahrzehnten der Forschung, aufzugeben. »In den vergangenen Jahren haben wir mit den mRNA-Impfstoffen sehr starke Immunantworten und Tumorrückbildungen selbst bei Patienten mit großen Metastasen beobachten können«, sagt Şahin. In einer jüngst im Fachblatt *Nature* veröffentlichten Phase I-Studie an Patienten mit fortgeschrittenem Hautkrebs etwa, die einen mRNA-Cocktail (»FixVac«) bekommen hatten, der für vier tumortypische Antigene kodiert, beobachtete Şahins Team einige Tumorverkleinerungen. Bei sieben von 25 Patienten kam das Tumorwachstum zum Stillstand, bei dreien zeigten sich Rückbildungen, bei einem wurde eine »komplette« Rückbildung von metastatischen Läsionen beobachtet. »Wir sind jetzt quantitativ dort, wo wir sein wollen«, sagt Şahin. Während die mRNA-Impfstoffe der vergangenen Jahre noch keine ausreichend starken Immunreaktionen auslösen konnten, sei man nun »im Bereich von zehn Milliarden Immunzellen«. Genug, um gegen die Milliarden von Krebszellen vorzugehen, die in einem Tumor täglich wachsen. »Jetzt müssen wir beweisen, dass diese Art von Impfstoff nicht nur zu Tumorrückbildungen führt, sondern den Patienten gegenüber der bestmöglichen Standardtherapie einen zusätzliche Nutzen im Kampf gegen den Krebs verschafft.«

Als wäre Krebs zu behandeln nicht schon ein hinreichend hochgestecktes Ziel, wagen sich die mRNA-Experten, wie oben bereits erwähnt, auch an eine völlig andere Klasse von Erkrankungen heran, bei denen das Immunsystem ebenfalls involviert ist, und zwar auf eine krankhaft überschießende Art und Weise: Autoimmunerkrankungen wie Multiple Sklerose, Rheuma, Arthritis und Diabetes Typ 1. Bei solchen Erkrankungen richtet sich das Immunsystem nicht gegen Krebszellen oder Krankheitserreger, sondern attackiert die Zellen und Organe des eigenen Körpers. Im Fall der Multiplen Sklerose (MS) sind es die Myelin-Hüllen der Nervenfasern im Gehirn und im Rückenmark, die schließlich absterben und Sehstörungen und Muskelschwäche auslösen.

Bislang können Ärzte das überschießende Immunsystem lediglich hemmen. Eine Therapie, mit der die fehlgeleitete Immunreaktion aber korrigiert werden könnte, gab es bislang nicht. Doch Uğur Şahins Forschungsteam von der Universität Mainz berichtete kürzlich im Fachmagazin *Science* von Experimenten an Mäusen, bei denen eine Art Umerziehung der Körperabwehr gelang - mithilfe von mRNA.[84] Die Moleküle enthielten die Bauanleitung für einen Teil des Myelin-Proteins aus der Hülle von Nervenfasern. Allerdings veränderte Şahins Team die mRNA-Moleküle so, dass keine Entzündungsreaktion ausgelöst wird, also nicht etwa die immunstimulatorischen Zellen angeregt werden, die Antikörper bilden und den Angriff auf das körpereigene Myelin verschlimmern würden. Das Ziel sind die Gegenspieler, entzündungshemmende, »regulative« T-Zellen. Das erreichte Şahins Team, indem es in die therapeutischen mRNA-Moleküle statt Uridin den künstlichen RNA-Baustein 1-Methylpseudouridin einbaute. Diese »Pseudo«-mRNA unterläuft die Notreaktion der Zellen, die Interferon-Reaktion bleibt aus, und aktiviert im Immunsystem nur die regulativen Immunzellen, also solche, die Autoimmunreaktionen, Angriffe des Immunsystems auf Zellen des eigenen Körpers, verhindern sollen. Wenn diese regulatorischen T-Zellen fehlen oder nicht richtig funktionieren, schießt das Immunsystem über das Ziel hinaus und greift die eigenen Zellen an – etwa bei Typ-1-Diabetikern in der Bauchspeicheldrüse, bei Rheumatikern in den Gelenken und bei MS-Patienten in Gehirn und Rückenmark. Die Impfung mit Pseudo-mRNA scheint die regulativen T-Zellen stimulieren zu können – ohne dabei die aggressive, angreifende Komponente des Immunsystems zu schwächen. Die Immunzellen, die sich gegen die Nervenhüllen richten, werden nicht abgetötet, sondern nur zurückgehalten.

»Es handelt sich offensichtlich um eine relativ sanfte Methode, bei der die nützlichen Immunreaktionen intakt bleiben«, kommentiert Thomas Kerkau von der Universität Würzburg die Arbeit im Berliner *Tagesspiegel*.[85] Offenbar wirke die Impfung mit Pseudo-mRNA auf das Immunsystem so gut, dass die behandelten Tiere deutlich geringere Krankheitssymptome als die nicht geimpften entwickeln. Vom Einsatz beim Menschen ist die Methode jedoch noch weit entfernt – wie so viele mögliche mRNA-Anwendungen.

Große Veränderungen erfordern große Risikobereitschaft. Wer also versuchen will, die Medizin an sich zu verändern oder zumindest die Art und Weise, wie wir Medikamente verabreichen, geht ein hohes Risiko ein. Bisher produzieren Pharmafirmen einen heilsamen Stoff in großen Mengen, verschicken und verschiffen ihn um die Welt in Apotheken und Arztpraxen, damit die Patienten ihn dann verabreicht bekommen. Doch wie wäre es, wenn die Zellen des Patienten das Medikament selbst herstellen würden? Wenn der Körper nur die Bauanleitung dafür verabreicht bekäme? Das ist die Idee der Protein- oder Enzymersatztherapie mithilfe von mRNA. Einfach die Bauanleitung für das gewünschte Protein, von dem man sich einen Behandlungseffekt verspricht, in den Körper spritzen und die Zellen setzen das Eiweiß selbst zusammen. Der Körper bekommt gewissermaßen nur ein Rezept gespritzt, mit dem er sich selbst heilen kann.

Die Idee, mRNA zu verwenden, um Patienten zu helfen, denen bestimmte Proteine oder Enzyme fehlen, geht bis zu den Anfängen der mRNA-Technik zurück – in den 1990er Jahren. Schon kurz nachdem Jon Wolff 1990 im Muskel von Mäusen verschiedene Proteine produzieren konnte, nachdem er deren Bauanleitungen in Form von mRNA gespritzt hatte, versuchten Forscher am Scripps Research Institute in La Jolla mithilfe von mRNA eine hormonelle Störung der Harnregulation des Körpers (Diabetes insipidus) bei Ratten zu lindern. Sie spritzten den Tieren mRNA mit der Bauanleitung für das harnregulierende Hormon Vasopressin ins Gehirn. Innerhalb von Stunden ließen die Diabetes-bedingten Symptome nach und verschwanden fünf Tage lang, berichtete das Forscherteam im Fachblatt *Science*.[86]

Doch was im Gehirn, einem für das Immunsystem schwer erreichbaren Ort, einer Ratte funktioniert, lässt sich nicht so ohne

Weiteres beim Menschen und in anderen Geweben wiederholen. Denn um einen therapeutischen Effekt zu erzielen, müssen die Zellen in der Regel sehr viel Protein herstellen – jedenfalls sehr, sehr viel mehr als bei einer Impfung, bei der Mikrogramm-Mengen ausreichen, um eine Immunantwort auszulösen.

Bei der Enzymersatztherapie ist sowohl viel als auch ein steter Nachschub an Protein erforderlich. Und je mehr Protein nötig ist, umso mehr mRNA muss anfänglich in die Zellen geschleust werden. Doch das ist kaum möglich, ohne das zelluläre Notfallsystem auszulösen, das auf fremde RNA reagiert, Immunreaktionen auslöst und die Zellen schlimmstenfalls in den Selbstmord schickt. Um die Enzymersatztherapie mit mRNA möglich zu machen, muss die RNA also irgendwie unsichtbar für dieses Notfallsystem der Zelle gemacht werden.

Katalin Karikó hatte gemeinsam mit Drew Weissman 2005 den Uridin-Baustein in der mRNA als ein Signal ausgemacht, auf das die Wächter der Zellen reagieren – und es durch den nicht in der Natur vorkommenden, aber chemisch ähnlichen Stoff Pseudouridin ersetzt. Weitere Modifikationen, mit denen sich mRNA tarnen lässt, folgten. 2006 gründete sie mit Weissman sogar eine Firma, RNARx, die sich auf den Proteinersatz mithilfe von RNA konzentrierte. Tatsächlich versuchte RNARx mRNA mit dem Bauplan für das blutbildende Hormon Erythropoietin in Zellen zu schleusen, mit dem Fernziel, Patienten mit Blutarmut zu helfen.[87] Doch RNARx scheiterte, vor allem an fehlenden Investoren.

Einige mRNA-Experten griffen die Technik jedoch auf. Inzwischen haben sowohl Moderna als auch BioNTech, auf Karikós Pionierarbeit fußend, ein chemisches Arsenal zur Verfügung, um die RNA so zu verändern, dass möglichst viele Moleküle in die Zellen gelangen, ohne die Notreaktion auszulösen. Und auch andere Firmen bedienen sich der Nukleosid-Ersatz-Technik, um mRNA zu tarnen. Etwa die Berliner Firma Pantherna. Sie nutzt modifizierte mRNA, um die Bauanleitung für das Protein Angiopoietin 1 in Lungenzellen zu schleusen. Es wird gebraucht, um die äußerste Zellschicht der Schleimhaut in den Lungenbläschen dicht zu halten. Mithilfe von mRNA wird das Protein in den Lungenbläschen der schwer atemwegserkrankten Patienten produziert – so die Hoffnung. Eines von vielen Beispielen.

Ganz ähnlich etwa will Moderna mRNA in den Lungen von Patienten mit Cystischer Fibrose versprühen. Ihnen fehlt erblich bedingt das Protein CFTR, das Chloridionen durch die Zellmembranen schleust und den schützenden Schleim in den Bronchien flüssig hält. Die getarnte und in Lipidnanopartikeln verpackte mRNA soll den Bauplan für das fehlende CFTR-Protein in die Zellen bringen. Dazu müsste es allerdings immer wieder verabreicht werden, ein Leben lang. Die bayerische Biotech-Firma Ethris aus Planegg bei München testet gemeinsam mit der irischen Pharmafirma Shire ebenfalls eine chemisch getarnte mRNA zur Behandlung von Cystischer Fibrose, bislang allerdings erst in Schweinen.[88]

Vielleicht ist das chemische Modifizieren und das Sequenzoptimieren ohnehin überflüssig, denn längst gibt es spezielle »Turbo«-mRNAs, wenn man so will: mRNA-Moleküle, die sich selbst kopieren und vermehren, sobald sie in der Zelle angekommen sind, sogenannte selbstamplifizierende RNA, saRNA. Solche saRNA enthält nicht nur die Bauanleitung für das Protein, das als Impf-Antigen oder Ersatz eines defekten oder fehlenden Eiweißes schützend oder therapeutisch wirken soll, sondern auch für eine »Replikase«, ein Enzym, das RNA kopieren kann. Die Idee stammt aus den frühen 1990ern.[90] Schon Ingmar Hoerr arbeitete in seiner Doktorarbeit mit einer sogenannten »Semliki-Forest«-mRNA, die auch den Code für ein solches Kopier-Enzym enthielt. Allerdings wirkte das Kopiersystem in Hoerrs Experimenten noch toxisch, die Zellkulturen starben ab, so dass er die Methode gar nicht erst an Mäusen testete.

Doch inzwischen sind die Konstrukte vielfach weiterentwickelt. Und der Effekt ist verblüffend: Selbst wenn nur einige wenige saRNA-Moleküle gespritzt werden – so wenig, dass die Notreaktion der Zellen ausbleibt –, werden diese wenigen Moleküle in den Zellen kopiert, so dass letztlich ein Vielfaches des Proteins produziert wird. Unter den vier COVID-19-Impfstoffkandidaten, die BioNTech in der ersten Phase der klinischen Prüfung testete, war eine solche saRNA,»BNT162c2«. Allerdings schnitt sie wohl nicht so gut ab in den klinischen Tests wie die Impfstoffvariante, die letztlich zum COVID-19-Impfstoff Comirnaty wurde.

mRNA und CRISPR/Cas

Aber die »molekulare Therapie« mit mRNA eröffnet noch ganz andere Optionen: Wenn es gelingt, über mRNA die Geninformation für therapeutisch wirksame Enzyme in die Zellen von Patienten zu bekommen, dann wäre das auch ein Weg, um Gen-Scheren wie CRISPR/Cas9 einzuschleusen.

Im vergangenen Jahr, 2020, ging der Nobelpreis für Medizin und Physiologie an die beiden Entdeckerinnen und Entwicklerinnen dieses bislang wohl präzisesten und praktikabelsten Werkzeugs zur Reparatur von Genen, die US-Amerikanerin Jennifer Doudna von der University of California in Berkeley und die Französin Emmanuelle Charpentier, Direktorin der Max-Planck-Forschungsstelle für die Wissenschaft der Pathogene in Berlin. Wohl nicht zuletzt deshalb, weil es mit der Technik erstmals gelang, Patientinnen und Patienten mit den erblichen Blutkrankheiten Beta-Thalassämie und Sichelzellanämie zu heilen, deren Blutzellen nicht genug Blutfarbstoff Hämoglobin bilden können. Forscher der von Charpentier mitgegründeten Biotech-Firma Crispr Therapeutics entnahmen ihnen blutbildende Knochenmarkzellen und schleusten die Gen-Schere in den Zellkern ein. Die Gen-Schere ist in der Lage, an einer ganz bestimmten Stelle im Erbgut die DNA-Helix zu zerschneiden, wodurch das Gen für fötales Hämoglobin so verändert wird, dass es wieder aktiv wird, obwohl es eigentlich kurz nach der Geburt stillgelegt wird. Das fötale Hämoglobin reicht aus, um den Körper zu versorgen, die Patientinnen und Patienten brauchen keine Bluttransfusionen mehr.

Ein großes Problem der Technik ist aber der Transport der vergleichsweise großen Gen-Scheren-Proteine in die Zellen. Es gibt zahlreiche Ansätze, aber mRNA zu verwenden, scheint ein durchaus aussichtsreicher zu sein. Jedenfalls vielversprechend genug, dass Crispr Therapeutics seit 2017 mit CureVac kooperiert, um die Bauanleitung für die Gen-Schere CRISPR-Cas9 in Form von mRNA in Zellen zu schleusen – vor allem in Leberzellen, um dort genetisch bedingte Krankheiten behandeln zu können.[91]

Universeller Influenza-Impfstoff, HIV-Vakzin, Antibiotika-Alternative, Krebstherapie, Enzymersatz, Gen-Scheren-Transporter – ob all diese Einsatzoptionen der mRNA realisierbar sind, wird sich den nächsten Jahren zeigen. Dass bei der Vielfalt der Optionen auch einige Träume in der derzeitigen mRNA-Euphorie platzen dürften, davon ist auszugehen. Aber was, wenn nur ein Bruchteil funktioniert? Wenn etwa ein mRNA-Impfstoff gegen HIV seine Wirksamkeit beweist? Oder gegen Malaria, Tuberkulose, Zika …? Wie lassen sich die dann benötigten Massen an mRNA produzieren? Wieder in riesigen Fabriken in den Industrieländern, wieder mit großen Kühl- und Transportproblemen, durch die Menschen in abgelegenen, ärmeren Regionen benachteiligt werden, wie es derzeit bei vielen Impfstoffen und Medikamenten ein Problem ist? Oder gibt es eine cleverere, dezentralere Möglichkeit? RNA für jedermann und überall?

Wirklich überall?

Besuch von Elon Musk

»Der Weltraum, unendliche Weiten. Wir schreiben das Jahr 2200. Dies sind die Abenteuer des Raumschiffs Enterprise, das mit seiner 400 Mann starken Besatzung fünf Jahre unterwegs ist, um fremde Galaxien zu erforschen, neues Leben und neue Zivilisationen. Viele Lichtjahre von der Erde entfernt dringt die Enterprise in Galaxien vor, die nie ein Mensch zuvor gesehen hat.« Und trotz der immensen Distanz zur Erde hat der legendäre Arzt »Pille« immer das passende Medikament parat, selbst gegen noch nie zuvor gesehene Alien-Mikroben. Ein paar Klicks und eine Art Replikator synthetisiert die gewünschte Arznei zusammen.

Toll – aber eben nur Science-Fiction in schriller 70er-Jahre-Kulisse. Oder etwa doch nicht?

Das Problem, das am »Star Trek«-Filmset Hollywoods mit einer Pappmaché-Maschine gelöst wird, ist jedenfalls durchaus ein irdisches und gegenwärtiges: Wie stellt man sicher, dass ein wirksamer Impfstoff dort zur Verfügung steht, wo er gerade dringend gebraucht wird? Irgendwo in einem abgelegenen Winkel der Erde, in Afrika, Sibirien, China. Und zwar schnell. Vielleicht sogar so schnell, dass etwa eine gerade erst beginnende Epidemie mit einem neuen Virus frühzeitig am Ort des Ausbruchs unterbunden wird und sich gar nicht erst zu einer Pandemie auswächst? Binnen sechs Wochen, so beschreiben es die drei mRNA-Firmen Moderna, BioNTech und CureVac übereinstimmend, könnte gegen ein neu auf den Menschen überspringendes Virus wie SARS-CoV-2 ein maßgeschneiderter mRNA-Impfstoff hergestellt werden – vorausgesetzt, man kennt die Erbgutsequenz des Virus und weiß, welche Struktur in der Virushülle sich als Antigen für den Impfstoff eignet. Hätte man dann vor Ort einen »Replikator« wie bei Star Trek, eine Maschine, die das benötigte Vakzin in großer Menge quasi druckt, könnte die lokale Bevölkerung damit rasch immunisiert und die Infektionskette frühzeitig unterbrochen werden.

»Die Idee, so etwas zu bauen, einen mRNA-Printer, der klein genug ist, um in den Apotheken der Kliniken weltweit zu stehen, hatte Florian von der Mülbe schon 2015«, sagt Hoerr. »Und in einer der Mitarbeiterversammlungen haben wir damals tatsächlich eine Szene aus ›Raumschiff Enterprise‹ gezeigt, als wir beschlossen hatten, die Idee umzusetzen.« Wann immer Zeit, Kapazität und Budget blieb, arbeitete von der Mülbe an dem Projekt. Er gewann die Spezialmaschinenbau-Firma Grohmann in Prüm in der Eifel, einen Prototyp zu entwickeln. Doch ohne Finanzierung ging es nur schleppend voran. 2017, infolge der Ebola-Epidemie in Westafrika, die sich fast zur Pandemie entwickelt hätte, wurde die gerade erst gegründete »Coalition for Epidemic Preparedness Innovations« (CEPI) auf das Projekt aufmerksam. CEPI, finanziert von der Weltgesundheitsorganisation WHO, der EU-Kommission, Regierungen, Forschungseinrichtungen, Pharmafirmen und Stiftungen wie der Bill und Melinda Gates-Stiftung sowie dem Wellcome Trust, soll nicht nur die Entwicklung von Impfstoffen unterstützen, die vor pandemiefähigen Viren wie Ebola, Lassa oder Zika schützen. CEPI soll vor allem auch neue Technologien fördern, die eine »schnelle Bereitstellung« von Impfstoffen gegen »Disease X«, also künftige, etwa vom Tier neu auf den Menschen überspringende, bisher noch‹ unbekannte Infektionskrankheiten, ermöglichen. Also eben solche Science-Fiction-Techniken, wie sie CureVacs von der Mülbe gerade entwickelt.

Anfang 2019 stellte CEPI 34 Millionen Euro für CureVacs »Printer«-Projekt und die Entwicklung von mRNA-Impfstoffen gegen Tollwut, Lassa- und Gelbfieber zur Verfügung. »CureVacs Impfstoff-Plattform könnte ein Game-Changer sein und unsere Möglichkeiten, auf Ausbrüche mit unbekannten Erkrankungen zu reagieren, radikal verbessern«, kommentiert CEPI-Chef Richard Hatchett die Übereinkunft.

Die Gates-Stiftung, Förderer von CEPI ebenso wie Anteilseigner CureVacs, ist ebenfalls »sehr interessiert« an dem Printer-Konzept, sagt Trevor Mundel, Leiter der Global Health-Abteilung der Gates-Stiftung. »Wir brauchen modulare Produktionsmöglichkeiten, um eine gleichmäßigere Verteilung von Impfstoffen auch in Ländern mit geringem oder mittlerem Pro-Kopf-Einkommen zu erreichen.« Die hohen Investitionen von 250 Millionen US-Dollar für Impfstoff-Fabriken plus deren hohe operative Kosten seien in diesen Ländern nicht aufzubringen. »Daher investieren wir in Technologien, die kleinere Produktionseinheiten und eine Kapazität von ein oder zwei Millionen Impfstoffdosen erlauben«, sagt Mundel. Und die mRNA-Technologie erlaube das. Innerhalb von zwei Wochen soll ein Printer etwa ein Gramm mRNA-Moleküle produzieren können, heißt es von CureVac. Bei 12 Mikrogramm pro Impfstoffdosis – so, wie beim COVID-19-Impfstoff von CureVac –, wären das rund 83 000 Impfstoffdosen. Der Vorteil der mRNA-Printer sei zudem, so Mundel, dass sie in Nicht-Pandemie-Zeiten zur Produktion von Impfstoffen gegen die lokal relevanten Infektionskrankheiten eingesetzt werden könnten, also nicht ungenutzt herumstehen würden. Der Printer muss lediglich mit der jeweils passenden Geninformation programmiert und mit den Bausteinen für die mRNA gefüttert werden, um Impfstoff gegen jedwede Infektionskrankheit zu drucken. Näher dran an Star Trek geht es wohl kaum.

Doch Anfang 2017 droht das Projekt »RNA-Printer« plötzlich ins Stocken zu geraten. Grund ist die Übernahme von Grohmann durch Tesla, den Elektroauto-Entwickler des Multimilliardärs Elon Musk. Denn Grohmann entwickelt nicht nur Maschinen für die Produktion von Mikroprozessoren für die Computerbranche oder Servolenkungen für die Automobilindustrie, sondern auch von Batteriemodulen. Und allein auf solche Maschinen soll sich die Grohmann-Belegschaft nun konzentrieren, um die Akku-Produktion für die Tesla-Modelle zu beschleunigen. Das Entwicklungsprojekt mit CureVac droht unter die Räder zu geraten. Das jedenfalls signalisieren die Tesla-Mitarbeiter CureVac Produktionschef Florian von der Mülbe. »Alle Projekte mit BMW, Bosch und anderen wurden von Grohmann nach der Tesla-Übernahme gekündigt und unser Projektleiter machte sich große Sorgen, noch Leute für unser Projekt einsetzen zu können.« Also bittet er Hoerr, der mit Franz-Werner Haas ohnehin gerade in Kalifornien ist, bei Tesla vorzusprechen. »Die Kollegen bei Grohmann fädelten einen Termin ein und wir fuhren mit dem Auto zum Tesla-Hauptquartier nach Palo Alto«, erzählt Haas.

Der Weg zum Besprechungsraum führt nicht an einzelnen Büros vorbei, sondern durch eine riesige Halle, offen, luftig, lichtdurchflutet, mit Tesla-roten Sofas in den Sitzecken. Hunderte Angestellte arbeiten dort mit- aber eben auch direkt nebeneinander. »Ich könnte das ja nicht«, sagt Haas. Nach ein paar Minuten Wartezeit kommt schließlich der Chef durch die Tür – nicht Elon Musk selbst, aber der Tesla-Mitgründer Jeffrey Brian (»J. B.«) Straubel, zu der Zeit Chief Technical Officer. Er ist für die Grohmann-Übernahme zuständig. Gemeinsam erklären Haas und Hoerr, was CureVac eigentlich tut, warum die Zusammenarbeit mit Tesla-Grohmann so wichtig ist und dass das Projekt zumindest noch eine Weile weiterlaufen muss. Aber der Stanford-Absolvent Straubel ist kein Biologe, sondern Ingenieur. Erst als Hoerr ihm erzählt, dass die Printer die Art und Weise, wie Impfstoffe produziert und verteilt werden, völlig verändern werden, dass künftig nicht mehr ein oder zwei teure Fabriken die Welt beliefern, sondern die Printer über die Welt verteilt und Impfstoffe den lokalen Bedürfnissen entsprechend schnell und kostengünstig produziert werden, horcht er auf. Er habe zwar nur zehn Prozent von dieser RNA-Sache verstanden, »aber dass ihr offenbar eine alte Industrie revolutionieren wollt, das habe ich begriffen, da kennen wir uns aus und da sind wir dabei«, habe Straubel gesagt. Drei Wochen später bekommt CureVac die Zusage, dass Tesla das Projekt weiterlaufen lässt.

Im September 2020 trifft Hoerr, der gerade erst von der Reha-Station zurück ist, Musk dann doch noch persönlich. Der Tesla-Chef besucht auf einer Deutschlandreise CureVac in Tübingen, um sich den ersten Prototypen des Printers zeigen und erklären zu lassen. Als der Milliardär vorfährt, natürlich in einem Tesla, hat sich auf der »Oberen Viehweide« im Technologiepark vor dem CureVac-Gebäude längst ein Menschenauflauf gebildet. Dutzende Handys werden gezückt, Musk-Fans drängeln sich nach vorn. Einer kommt ihm trotz Sicherheitsleuten nah genug, um ihm seine Erfindung zu zeigen, ein spezielles Rad. Musk lässt sich tatsächlich auf ein kurzes Gespräch ein, gibt dem Mann seine Visitenkarte und motiviert ihn, »dranzubleiben«. »Musk ist ein Kumpeltyp«, sagt Hoerr, einer, mit dem man sich gern in der Kneipe treffen würde, der viel lache, viel nahbarer sei als etwa Bill Gates, aber dennoch »extrem zielorientiert«: Als er sich von CureVacs Produktionschef Florian von der Mülbe und Firmenchef Franz-Werner Haas den Printer erklären lässt, will er genau wissen, wie viele Monate die Entwicklung noch dauert, ob es Probleme gibt, und wie Tesla-Grohmann noch besser unterstützen kann, um den Printer schnell auf den Markt zu bringen. Und eine gewisse Eile scheint geboten.

Denn in den USA haben mittlerweile nicht nur die Gates-Stiftung und Tesla begriffen, dass die Printer die Pharmaindustrie umkrempeln könnten. Auch DARPA hat die Bedeutung mobiler Medikamentendrucker erkannt und CureVacs Konkurrenz, der Bostoner mRNA-Firma Moderna, 56 Millionen US-Dollar für die Entwicklung eines »mobilen Produktionsprototyps« für mRNA zur Verfügung gestellt, im Rahmen einer eigens gegründeten Initiative »Nucleic Acids On-Demand worldwide« (NOW). 1,8 Meter breit, hoch und tief soll der Container werden, in dem nach GMP-Norm klinisch einsetzbare mRNA-Impfstoffe produziert werden sollen, um »sowohl militärisches Personal als auch die lokale Bevölkerung« mit »Hunderten von Dosen Medizin innerhalb von Tagen« versorgen zu können. Das könne einen »wichtigen Beitrag leisten, um künftig auf virale Herausforderungen reagieren zu können«, lässt sich Stéphane Bancel, Modernas Geschäftsführer, in einer Verlautbarung der Firma zitieren.[92]

CureVacs CEO Haas ficht das nicht an. Man habe einen »guten Vorsprung«. Er ist sich sicher: »Es wird kein Jahr mehr dauern, bis der Printer fertig ist – unser Printer.«

Ein neues Rennen ist eröffnet, viele Rennen: Wer den ersten RNA-Printer auf den Markt bringt, wer als Erster einen Krebspatienten mit mRNA heilt oder ihm zumindest kostbare Lebensjahre verschaffen kann, wer den universellen Influenza-Impfstoff findet, wer als Erster einen Impfstoff gegen HIV entwickeln kann, und noch so viel »Erstmaliges« mehr …

\<Ctrl\> \<Alt\> \<Entf\>: Neustart

Ingmar Hoerr wird auf diese Entwicklung, die er einst angestoßen, mit unbeirrbarer Hartnäckigkeit auf den Weg gebracht und fast bis zum Ziel geführt hat, nur noch aus der Distanz Einfluss nehmen können. Sein nun erwachsen gewordenes Unternehmen CureVac weiß er in guten Händen. »Sollte mir irgendwann mal was passieren, dann musst Du das übernehmen«, hatte Hoerr Franz-Werner Haas auf einer Wanderung durch Alaska, bei einem Zwischenstopp in Anchorage, gesagt – als habe er etwas geahnt. Jetzt ist eine Rückkehr auf den Geschäftsführerposten für Hoerr ausgeschlossen: »So ein Pensum könnte ich gesundheitlich gar nicht mehr schaffen.«

Dass er überhaupt wieder Interviews geben, in Talkshows seine Geschichte erzählen und mit seinen Kindern nach Stuttgart in den Zoo fahren kann, grenze an ein Wunder, sagt Sara Hörr. »Er musste ja fast alles neu lernen: zu schlucken, das Besteck zu halten, selbstständig zu essen, zu schreiben, sich aufzurichten, sich anzuziehen, eine Flasche zu öffnen, ein Hemd zuzuknöpfen …« Während CureVac den Börsengang vorbereitete, lernte Patient Hoerr das Gehen neu. Und das Schwierigste dabei waren nicht einmal die stundenlangen, schweißtreibenden Übungen mit Physiotherapeuten, sondern das Gefühl, fremdbestimmt und unselbstständig zu sein. Für den Macher Hoerr, für den nichts wichtiger war und ist als seine Freiheit und Unabhängigkeit, war das die wohl »psychisch schmerzhafteste Erfahrung seines Lebens«, sagt Sara Hörr. Es habe viele »sehr dunkle Stunden« gegeben, »eine echte Lebensprüfung«, eine Zeit voller »Komplikationen, Rückschläge«, die Ingmar Hoerr vielleicht nur deshalb überstehen konnte, weil er bei CureVac über fast zwei Jahrzehnte das Kämpfen, das vorübergehende Scheitern und das wieder Aufstehen gelernt hat, sagt Sara Hörr.

Vielleicht kann er auch deshalb nicht ganz loslassen von seinem alten Leben. Längst will er wieder mitmischen, ärgert sich über Presseberichte, die CureVacs »Hinterherhinken« beim COVID-19-Impfstoff kritisieren, ruft im Vorstand an, kommentiert in Interviews die Fortschritte seiner Firma. Und spielt bereits mit dem Gedanken, vielleicht, irgendwann, doch wieder einen Platz im Aufsichtsrat zu übernehmen.

Doch zuerst wird er mit der Familie in See stechen. Das Versprechen einlösen, das er seiner Frau gegeben hatte. Nachholen, was er beinahe nie mehr hätte nachholen können. Auch wenn es wohl keine Weltumsegelung mehr werden wird. Der Rekonvaleszent einer fast immer tödlichen Erkrankung wird den Katamaran der Familie Hoerr zunächst über kürzere, zu bewältigende Strecken und zu näheren Zielen lenken. »Eine Atlantik-Überquerung ist aber nach wie vor das Ziel«, sagt Hoerr. »Vielleicht schaffen wir es sogar bis nach Vanuatu«, den Ort, an den sich das Paar schon beim zweiten Date träumte. »Wir wollten Nachrichten gucken, da kam ein Bericht: ›Die glücklichsten Menschen leben in Vanuatu‹«, erzählt Sara Hörr. »Und Ingmar sagte: ›Wenn wir heiraten, dann fahren wir da hin!‹ Beim zweiten Date!« Sich daran erinnernd verbringen sie 2008 ihre Hochzeitsreise auf der Pazifik-Insel, östlich von Australien. Ob sie es so weit hinaus schaffen? Aufgegeben hat Hoerr das Ziel jedenfalls noch nicht.

Auch im neuen Leben wird Ingmar Hoerr Ambitionen haben, neue Projekte, neue Erlebnisse. Bald soll es eine Hoerr-Stiftung geben, über die Sara Hörr Kindern aus bildungsfernen und einkommensschwachen Familien Zugang zu Kunst und Kultur ermöglichen und Ingmar Hoerr Menschen in den ärmsten Regionen der Welt zu Impfstoffen verhelfen will. Bei Weitem nicht so groß und liquide wie eine Gates-Stiftung, aber ebenso ambitioniert. Es ist das erste Projekt, an dem die Hoerrs gemeinsam arbeiten – vom eigenen Haus und den Kindern mal abgesehen.

Die vergangenen Monate, die Zeit der Ungewissheit in der Klinik, hat das Paar einander noch nähergebracht. Vielleicht auch deshalb, weil Sara Hörr in Hoerrs Abwesenheit einige seiner Geschäfte übernehmen, an Hauptversammlungen teilnehmen, im Zuge des Börsengangs Rechtsgeschäfte für ihren Mann abschließen, diverse Verträge unterschreiben musste. »Und ich durfte und wollte nicht einfach im Vertrauen unterschreiben, ich musste das lesen und verstehen«, sagt die Geisteswissenschaftlerin, die von den Notaren per Videokonferenz regelrecht geprüft wurde. »Ich habe erst ein echtes Gefühl dafür bekommen, was CureVac ist und was Ingmar da alles gestemmt hat, als ich ihn in dieser Zeit immer wieder vertreten musste«. Und als sie all die Briefe und Hilfsangebote von CureVac-Mitarbeitern bekam, in denen wildfremde Menschen ihr und ihrem Mann das Beste wünschten, konnte sie besser nachvollziehen, warum ihr Mann nicht nur Verantwortung für seine Familie und ihre Weltumsegelungspläne, sondern auch für CureVac empfand, als es zu Beginn der Pandemie um alles ging.

Auch Hoerr sagt, dass die Hirnblutung, so furchtbar die Zeit in der Charité und die anschließende monatelange Reha für ihn auch war, vielleicht doch etwas Gutes hatte.»Ich habe mich immer über die Firma, über CureVac, definiert.« Das zu ändern, wäre ohne die Erkrankung wohl nur schwer möglich gewesen. Wenn CureVac heute kritisiert wird, dies oder jenes falsch gemacht zu haben, dann lässt ihn das zwar immer noch nicht kalt, aber er nehme es nicht mehr so persönlich wie früher.»Mir wurde das Wesentliche im Leben bewusst, welchen Stellenwert Gesundheit und Familie haben, eben das, was man nicht ersetzen kann.«

Es wird ein ganz neues Leben sein, das nicht mehr allein von einer Idee in einem Labor bestimmt ist, die es galt, Realität werden zu lassen. Ein zweites Leben, in dem Ingmar Hoerr auf das erste zurückblicken und mit einer gewissen Genugtuung sagen kann, dass es sich gelohnt hat. Für ihn. Für seine Familie. Für die deutsche Biotechnologie. Und für Milliarden Menschen, die von einer neuen Impfstoff- und Arzneimittel-Technik profitieren, die einst nur eine fixe Idee im Kopf eines lebensfrohen Tübinger Doktoranden war.

Anmerkungen

1 https://flexikon.doccheck.com/de/Klassifikation_nach_Hunt_und_Hess.

2 https://www.apotheken.de/krankheiten/4698-hirnarterienaneurysmablutung#:
~:text=Ein%20geplatztes%20Hirnarterienaneurysma%20muss%20sofort,Hirn
blutung%2C%20ein%20Drittel%20bleibt%20pflegebed%C3%BCrftig.

3 http://www.zemlinsky.at/de/biographie.

4 Burgess GH, Chadalavada B. (2016): Profound anterograde amnesia following
routine anesthetic and dental procedure: a new classification of amnesia cha-
racterized by intermediate-to-late-stage consolidation failure? Neurocase.
2016;22(1): 84–94. https://pubmed.ncbi.nlm.nih.gov/25978125/; und https://
www.bbc.com/future/article/20150630-my-dentist-saved-my-tooth-but-stole-my-
memory.

5 »Aus der Sitzung der medicinischen Section vom 13. November 1867« Busch,
W – Berl Klin Wochenschr, 1868; zitiert nach John Pawelek et al.: Bacteria
as tumour-targeting vectors
The Lancet Oncology, Vol. 4, No. 9, S. 548–556; September 2003. https://
www.thelancet.com/pdfs/journals/lanonc/PIIS1470-2045(03)01194-X.
pdf.

6 Ehrlich P (1907): Experimentelle Studien an Mäusetumoren. Int. Zeitschrift
fuer Krebsforschung 5: 59–81, S. 73. https://www.pei.de/SharedDocs/Down-
loads/DE/institut/veroeffentlichungen-von-paul-ehrlich/1906-1914/1907-
experimentelle-studien-maeusetumore.pdf?__blob=publicationFile&v=2.

7 Ehrlich P (1907)ebd. S. 79 https://www.pei.de/SharedDocs/Downloads/DE/
institut/veroeffentlichungen-von-paul-ehrlich/1906-1914/1907-experimentelle-
studien-maeusetumore.pdf?__blob=publicationFile&v=2.

8 Brenner, S, Jacob, F.& Meselson, M (1961) An unstable intermediate carrying information from genes to ribosomes for protein synthesis. Nature 180, 576–581.

9 https://www.aerzteblatt.de/archiv/30158/Zwei-Jahre-nach-Gentherapie-Todesfall-
Neue-Zusammenhaenge.

10 Wolff, JA, et al. (1990): Direct gene transfer into mouse muscle in vivo.
Science, 23 Mar. https://science.sciencemag.org/content/sci/247/4949/1465.
full.pdf.

11 Martinon, F et al. 8(1993): Induction of virus-specific cytotoxic T lymphocytes in vivo by liposome-entrapped mRNA. Eur J Immunol Jul 23 https://pubmed.ncbi.nlm.nih.gov/8325342/.

12 Robert Conry et al.: Characterization of a Messenger RNA Polynucleotide Vaccine Vector. Cancer Research 55, 1397–1400. April 1, 1995. https://cancerres.aacrjournals.org/content/55/7/1397.long.

13 https://www.goingpublic.de/ipo-im-fokus/medigene-ein-reinrassiger-wirkstofforscher/.

14 Julia Schüler: Die Biotechnologie-Industrie. Springer 2016, S. 50f.

15 Ebd., S. 365f.

16 Jens Sitarek, Hohenloher Tageblatt, 19.6.2020 https://www.pressreader.com/germany/hohenloher-tagblatt/20200619/281771336443544.

17 Bezogen auf den Wert des US-Dollars von 2013. Siehe Julia Schüler: Die Biotechnologie-Industrie. Springer 2016, S. 174, Quellen: DiMasi, JA, Grabowski, HG. The cost of biopharmaceutical R&D: is Biotech different? Manage Decis Econ 2007;28: 469–479. https://onlinelibrary.wiley.com/doi/abs/10.1002/mde.1360 und DiMasi JA, Grabowski HG, Hansen RA. Innovation in the pharmaceutical industry: new estimates of R&D costs. Journal of Health Economics 2016;47, S. 20–33. https://www.sciencedirect.com/science/article/abs/pii/S0167629616000291?via%3Dihub.

18 https://www.faz.net/aktuell/finanzen/fonds-mehr/interview-wir-werden-bei-leonardo-noch-ganz-andere-kurse-sehen-1460889.html.

19 https://patents.google.com/patent/EP1604688B1.

20 Weide B, Carralot JP, Reese A, Scheel B, Eigentler TK, Hoerr I, Rammensee HG, Garbe C, Pascolo S. Results of the first phase I/II clinical vaccination trial with direct injection of mRNA. J Immunother. 2008 Feb-Mar;31(2): 180–18. doi: 10.1097/CJI.0b013e31815ce501.

21 EY, Deutscher Biotechnologie-Report 2019 https://assets.ey.com/content/dam/ey-sites/ey-com/de_de/news/2019/04/ey-deutscher-biotechnologie-report-2019.pdf?download.

22 Julia Schüler. Die Biotechnologie-Industrie. Springer 2016, S. 346.

23 https://finance.yahoo.com/quote/alny?ltr=1 https://www.handelsblatt.com/unternehmen/industrie/alnylam-wie-max-planck-forschung-einer-us-biotech-firma-zum-durchbruch-verhalf/25314724. html?ticket=ST-6473171-MMFB47gu36XpOullMkH0-ap4.

24 Jutta Hoffritz, Friedrich auf allen Fluren, Die Zeit, 26. September 2002 https://www.zeit.de/2002/40/Friedrich_auf_allen_Fluren.

25 https://www.wallstreet-online.de/diskussion/500-beitraege/1030046-1-500/leonardo-venture-die-meldung-ist-da.

26 EY, Deutscher Biotechnologiereport 2019, S. 19ff. https://assets.ey.com/content/dam/ey-sites/ey-com/de_de/news/2019/04/ey-deutscher-biotechnologiereport-2019.pdf?download.

27 https://www.sprind.org/de/laufende-projekte/willbold/.

28 https://www.e-fi.de/fileadmin/Assets/Gutachten/2021/EFI_Gutachten_2021.pdf.

29 Rafael Laguna de la Vera, Thomas Ramge: Sprunginnovation – Wie wir die Welt mit Wissenschaft und Technik wieder in Balance bekommen. Econ Verlag, Herbst 2021.

30 https://www.tagesspiegel.de/wissen/biomedizin-boom-in-berlin-wie-in-cambridge/25723684.html.

31 https://www.tagesspiegel.de/wissen/biomedizin-boom-in-berlin-eine-berlinerluftblase/25601814.html.

32 https://www.tagesspiegel.de/wissen/biomedizin-boom-in-berlin-wir-entwickeln-eine-enorme-dynamik/25574962.html.

33 https://www.wiwo.de/erfolg/gruender/abgeschreckte-investoren-die-kritik-an-der-fraunhofer-gesellschaft-wird-noch-lauter/26598028.html.

34 https://www.wiwo.de/erfolg/gruender/ceo-studie-die-zukunft-erfordert-unternehmer-nicht-manager/13635648.html.

35 Volker Stollorz: Die Übersetzer, FAZ, 17. Seotember 2007. https://www.faz.net/aktuell/wissen/medizin-ernaehrung/krebsforschung-die-uebersetzer-1462019.html

36 Boczkowski D, Nair SK, Snyder D, Gilboa E. Dendritic cells pulsed with RNA are potent antigen-presenting cells in vitro and in vivo. J Exp Med. 1996;184(2):465–472. doi:10.1084/jem.184.2.465.

37 Holtkamp S, Kreiter S, Selmi A, Simon P, Koslowski M, Huber C, Türeci O, Sahin U. Modification of antigen-encoding RNA increases stability, translational efficacy, and T-cell stimulatory capacity of dendritic cells. Blood. 2006 Dec 15;108(13): 4009-17. doi: 10.1182/blood-2006-04-015024.

38 https://www.sciencedirect.com/science/article/pii/S1934590910004340.

39 https://nuvomagazine.com/travel/hotel-molitor.

40 Elis Dolgin: How COVID unlocked the power of RNA vaccines. Nature, Vol. 589, 14. Jan 2021.

41 Hoerr, I.: RNA-Vakzine zur Induktion von spezifischen cytotoxischen T-Lymphozyten (CTL) und Antikörpern. Logos Verlag Berlin, 1999, S. 117.

42 https://www.abstractsonline.com/pp8/#!/9045/presentation/11339.

43 https://de.statista.com/themen/1180/globale-pharmaindustrie/.

44 https://www.medbelle.com/medicine-price-index/.

45 https://www.zdf.de/nachrichten/politik/china-lungenkrankheit-coronavirus-uebertragung-von-mensch-zu-mensch-100.html.

46 https://www.welt.de/wirtschaft/article206555143/Corona-USA-will-Zugriff-auf-deutsche-Impfstoff-Firma.html.

47 https://investors.modernatx.com/news-releases/news-release-details/moderna-announces-award-us-government-agency-barda-483-million/.

48 https://www.fiercebiotech.com/biotech/moderna-nabs-a-barda-billion-as-its-kickstarts-late-stage-pandemic-vaccine-test.

49 https://biontech.de/sites/default/files/2019-08/20180816_BioNTech-Signs-Collaboration-Agreement-with-Pfizer.pdf.

50 https://investors.biontech.de/de/news-releases/news-release-details/biontech-und-fosun-pharma-arbeiten-gemeinsam-der-entwicklung.

51 https://www.bmwi.de/Redaktion/DE/Pressemitteilungen/2020/20200615-bundesregierung-beteiligt-sich-mit-300-millionen-euro-an-curevac.html.

52 https://www.handelsblatt.com/unternehmen/industrie/impfstoffentwicklung-pharmariese-gsk-steigt-beim-tuebinger-biotech-unternehmen-curevac-ein/26019218.html?ticket=ST-645416-7Q1DgIw2D9eSGJGxu1oU-ap4.

53 https://assets.ey.com/content/dam/ey-sites/ey-com/de_de/topics/life-sciences/ey-studie-pharmabilanzen-top21-2020.pdf.

54 https://www.nejm.org/doi/full/10.1056/NEJMoa2034577.

55 https://www.tagesspiegel.de/politik/sie-entwickelten-den-corona-impfstoff-biontech-gruender-tuereci-und-sahin-erhalten-bundesverdienstkreuz/26956524.html.

56 https://elpais.com/ciencia/2020-12-26/la-madre-de-la-vacuna-contra-la-CO-VID-en-verano-podremos-probablemente-volver-a-la-vida-normal.html.

57 https://www.profil.at/wissenschaft/im-portraet-katalin-kariko-die-erfinderin-der-mrna-technologie/401193535.

58 Karikó K, Buckstein M, Ni H, Weissman D. Suppression of RNA recognition by Toll-like receptors: the impact of nucleoside modification and the evolutionary origin of RNA. Immunity. 2005 Aug;23(2):165-75. doi: 10.1016/j.immuni.2005.06.008. https://pubmed.ncbi.nlm.nih.gov/16111635/.

59 Dolgin, E.: The Billion Dollar Biotech. Nature, Vol. 522, June 4, 2015 https://www.nature.com/news/polopoly_fs/1.17674!/menu/main/topColumns/topLeftColumn/pdf/522026a.pdf?origin=ppub.

60 Garde, D., Saltzman, J.: The story of mRNA. Statnews, Nov 10, 2020 https://www.statnews.com/2020/11/10/the-story-of-mrna-how-a-once-dismissed-idea-became-a-leading-technology-in-the-COVID-vaccine-race/.

61 Gemäß »Pubmed«-Autorensuche: https://pubmed.ncbi.nlm.nih.gov/.

62 https://www.nature.com/articles/s41591-020-1118-7.

63 z. B. https://link.springer.com/article/10.1007/s15036-018-0395-1.

64 https://www.nature.com/articles/s41591-020-1118-7.

65 Petsch B, et al. Protective efficacy of in vitro synthesized, specific mRNA vaccines against influenza A virus infection. Nat Biotechnol. 2012 Dec;30(12): 1210-6 https://pubmed.ncbi.nlm.nih.gov/23159882/.

66 https://biontech.de/sites/default/files/2019-08/20180816_BioNTech-Signs-Collaboration-Agreement-with-Pfizer.pdf.

67 https://de.gsk.com/de-de/presse/pressemeldungen/2020/gsk-und-curevac-verkuenden-strategische-mrna-technologiepartnerschaft/.

68 Nachbagauer, R, Feser, J, Naficy, A et al. A chimeric hemagglutinin-based universal influenza virus vaccine approach induces broad and long-lasting immunity in a randomized, placebo-controlled phase I trial. Nat Med 27, 106–114 (2021) https://www.nature.com/articles/s41591-020-1118-7.

69 Pardi, N., Parkhouse, K., Kirkpatrick, E. et al. Nucleoside-modified mRNA immunization elicits influenza virus hemagglutinin stalk-specific antibodies. Nat Commun 9, 3361 https://www.nature.com/articles/s41467-018-05482-0 https://www.sciencedaily.com/releases/2018/08/180822082433.htm.

70 https://investors.modernatx.com/news-releases/news-release-details/moderna-provides-business-update-and-announces-three-new/.

71 https://www.sciencemag.org/news/2020/12/innovative-universal-flu-vaccine-shows-promises-it-first-clinical-test.

72 https://www.curevac.com/en/2018/02/18/curevac-to-pursue-innovative-mrna-vaccines-against-flu-and-malaria/.

73 https://investors.modernatx.com/news-releases/news-release-details/moderna-announces-it-has-shipped-variant-specific-vaccine/.

74 https://www.tagesspiegel.de/wissen/ueber-den-impfgipfel-hinaus-wie-mehr-corona-impfstoff-produziert-und-an-mutanten-angepasst-werden-kann/26870114.html.

75 https://www.laborjournal.de/rubric/methoden/methoden/v228.php.

76 https://biontech.de/sites/default/files/2019-08/20140202_BioNTech_Katalin%20Kariko_ENG_final.pdf.

77 Zwei der vier getesteten mRNAs (BNT162a1 und BNT162b1) kodierten nicht für das komplette Spike-Protein des SARS-CoV-2-Virus, sondern nur für die Region, die das Andocken an die Zellmembran ermöglicht, die Rezeptor-Bindungs-Domäne (RBD). Und eine der pseudouridinfreien mRNAs war »selbstamplifizierend«, enthielt also neben dem Code für das komplette Spike-Protein noch eine »Kopierfunktion« zur Vermehrung der mRNA (BNT162c2). Quelle: Pascolo, S.: Synthetic Messenger RNA-Based Vaccines: From Scorn to Hype. Viruses 2021, 13, 270 . Graphischer Überblick der vier getesteten Varianten hier (S. 3): https://cdn.who.int/media/docs/default-source/immunization/sage/2021/january/condensed_presentation_pfizer-biontech.pdf?sfvrsn=a77c93b2_8.

78 Pascolo, S.: Synthetic Messenger RNA-Based Vaccines: From Scorn to Hype. Viruses 2021, 13, 270.

79 https://ec.europa.eu/commission/presscorner/detail/de/IP_14_229.

80 https://www.tagesspiegel.de/wissen/impfstoff-gegen-hiv-scheitert-studie-in-suedafrika-abgebrochen/25505952.html und https://www.tagesspiegel.de/wissen/fachforum-zum-welt-aids-tag-erstmals-vier-hiv-impfstoffe-im-test/25285058.html.

81 https://www.iavi.org/images/phocadownload/IAVI-G001-Fact-Sheet.pdf.

82 Mu Z, Haynes BF, Cain DW. HIV mRNA Vaccines-Progress and Future Paths. Vaccines (Basel). 2021 Feb 7;9(2): 134. doi: 10.3390/vaccines9020134 https://www.ncbi.nlm.nih.gov/pmc/articles/PMC7915550/.

83 https://clinicaltrials.gov/ct2/show/NCT03815058.

84 Krienke C, Kolb L, Diken E, Streuber M, Kirchhoff S, Bukur T, Akilli-Öztürk Ö, Kranz LM, Berger H, Petschenka J, Diken M, Kreiter S, Yogev N, Waisman A, Karikó K, Türeci Ö, Sahin U. A noninflammatory mRNA vaccine for treatment of experimental autoimmune encephalomyelitis. Science. 2021 Jan 8;371(6525): 145–153. doi: 10.1126/science.aay3638.

85 Roland Knauer. Mit RNA gegen Multiple Sklerose. Tagesspiegel 8. Januar 2021 https://www.tagesspiegel.de/wissen/fehlgeleitetes-immunsystem-umtrainiert-mit-rna-gegen-multiple-sklerose/26778308.html.

86 Jirikowski GF, Sanna PP, Maciejewski-Lenoir D, Bloom FE. Reversal of diabetes insipidus in Brattleboro rats: intrahypothalamic injection of vasopressin mRNA. Science. 1992 Feb 21;255(5047):996-8. doi: 10.1126/science.1546298.

87 https://grantome.com/grant/NIH/R42-HL087688-01.

88 Ellie Dolgin. The Billion Dollar Biotech. Nature, Vol. 522, June 4, 2015, pp. 26 https://www.nature.com/news/polopoly_fs/1.17674!/menu/main/top Columns/topLeftColumn/pdf/522026a.pdf?origin=ppub.

89 Thess A, Grund S, Mui BL, Hope MJ, Baumhof P, Fotin-Mleczek M, Schlake T. Sequence-engineered mRNA Without Chemical Nucleoside Modifications Enables an Effective Protein Therapy in Large Animals. Mol Ther. 2015 Sep;23(9): 1456–1464.

90 Berglund, P.M. et al. Semliki Forest Virus Expression System: Production of Conditionally Infectious Recombinant Particles. Bio/Technology 11: 916–920, 1993.

91 Ely A, Singh P, Smith TS, Arbuthnot P. In vitro transcribed mRNA for expression of designer nucleases: Advantages as a novel therapeutic for the management of chronic HBV infection. Adv Drug Deliv Rev. 2021 Jan;168: 134–146. doi: 10.1016/j.addr.2020.05.010. https://pubmed.ncbi.nlm.nih.gov/32485207/.

92 https://investors.modernatx.com/news-releases/news-release-details/darpa-awards-moderna-56-million-enable-small-scale-rapid-mobile/.

Glossar

Adenosin – ein -> Nukleosid, bestehend aus der Base Adenin (A) und einem Ribose-Zucker (in RNA) oder einem Deoxy-Ribose-Zucker (in DNA). Einer der vier Bausteine in DNA- und RNA-Molekülen (in DNA genaugenommen Deoxy-Adenosin, dA).

Adenoviren – Viren, die beim Menschen Atemwegserkrankungen auslösen können, die aber in entschärfter Form auch als -> Genfähre für -> Gentherapien verwendet werden.

Adjuvans – Hilfsstoffe, die die Wirkung eines Impfstoffs oder auch eines Medikaments verstärken können, etwa Aluminiumhydroxid.

Aminosäuren – sind die Bausteine von -> Peptiden und -> Proteinen. Es gibt 20 natürlich vorkommende Aminosäuren (plus Selenocystein, eine Variante der Aminosäure L-Cystein)

Amnesie – ein Gedächtnisverlust (Amnesie) kann Erinnerungen aus der Vergangenheit betreffen (retrograde Amnesie). Es kann aber auch die Übernahme neuer Informationen in das Kurz- und Langzeitgedächtnis gestört sein, so dass neue Erlebnisse und Erfahrungen nicht abgespeichert werden (anterograde Amnesie). Die Störung kann von Dauer oder vorübergehend sein und durch Hirnverletzungen oder psychisch ausgelöst werden.

Aneurysma – eine Aussackung eines Blutgefäßes, mit der die Gefahr des Platzens und einer Blutung einhergeht.

Antibiotika – natürlich oder synthetisch vorkommende Substanzen, die Mikroorganismen (Bakterien, Pilzen) abtöten oder ihr Wachstum hemmen oder stoppen.

Antigen – ein bestimmter Teil eines in der Regel körperfremden Proteins (aber auch von Kohlenhydraten oder Lipiden), an das -> Antikörper binden können.

Antikörper – Y-förmige Proteine, die als Teil des Immunsystems an der Abwehr von Viren, Bakterien und anderen Krankheitserregern und dem Körper fremden Substanzen beteiligt sind. Sie werden von -> B-Zellen, bzw. daraus hervorgehenden -> Plasmazellen gebildet, binden nach dem Schlüssel-Schlossprinzip an -> Antigene und lösen eine Immunreaktion aus.

B-Zellen – weiße Blutkörperchen, die zu den Leukozyten gehören und sich zu -> Plasmazellen entwickeln können, die -> Antikörper produzieren.

Base – gemeint sind hier die vier Nukleobasen, die in den Nukleinsäuren DNA und RNA verbaut sind: Adenin, Cytosin, Guanin sowie Thymin (in -> DNA) oder -> Uracil (in -> RNA).

CEPI – Coalition for Epidemic Preparedness Innovations (Koalition für Innovationen in der Epidemievorbeugung) ist eine weltweite Zusammenarbeit von der WHO, der EU-Kommission, Regierungen, Forschungsinstitutionen, Impfstoffherstellern und privaten Stiftungen wie der Gates-Stiftung. Sie unterstützt die Erforschung und Entwicklung neuer Impfstoffe, um künftige Epidemien und Pandemien besser bekämpfen zu können.

CHO-Zellen – Chinese Hamster Ovary Cells, Zellkultur aus Eierstockzellen des Chinesischen Zwerghamsters, die eine wichtige Rolle in der biotechnischen Produktion von medizinischen Wirkstoffen, etwa Antikörpern, spielt. Den Zellen wird zunächst die genetische Information für die Herstellung dieser Wirkstoffe eingesetzt, dann werden die Zellen vermehrt und schließlich die Wirkstoffe »geerntet«.

circRNA – circular RNA, zirkuläre (kreisförmige) einzelsträngige RNA, die in Pflanzen, bestimmten Bakterien, aber auch in menschlichen Hirnzellen gefunden wurde, deren Funktion jedoch noch kaum erforscht ist.

COVID-19 – steht für »Coronavirus Disease 2019«, seit 11. Februar 2020 die von der Weltgesundheitsorganisation WHO offiziell verwendete Abkürzung für die vom neuartigen Coronavirus -> SARS-CoV-2 ausgelöste schwere Atemwegserkrankung.

CRISPR/Cas9 – Bezeichnung für einen Protein-RNA-Komplex, eine »Gen-Schere«, die in der Lage ist, Erbgut (DNA) an jeder gewünschten Stelle zu schneiden.

Cytidin – ein -> Nukleosid, bestehend aus der Base Cytosin (C) und einem Ribose-Zucker (in RNA) oder einem Deoxy-Ribose-Zucker (in DNA). Einer der vier Bausteine in DNA- und RNA-Molekülen (in DNA genaugenommen Deoxy-Cytidin, dC)

Cytotoxische Zellen – (auch als Killerzellen bezeichnet) können infizierte (oder auch entartete) Zellen zerstören, sofern sie bestimmte -> Antigene tragen.

Delir, Delirium, delirantes Syndrom – eine zumeist vorübergehende Bewusstseinsstörung, die mit zeitlicher und räumlicher Desorientiertheit, Verwirrtheit und Halluzinationen einhergeht.

Dendritische antigenpräsentierende Zelle – Fresszellen des Immunsystems, die in der Lage sind, -> Antigene auf der Zelloberfläche zu präsentieren und so die zelluläre und humorale Immunreaktion auszulösen.

DNA – das doppelsträngige, in einer typischen Doppelhelix-Struktur gewundene Erbgut-Molekül Desoxyribonukleinsäure, deutsche Abkürzung DNS, wobei die englische Form DNA (desoxyribonucleic acid) geläufiger ist.

E. coli – Escherichia coli, ein im menschlichen Darm vorkommendes Bakterium, das in verschiedenen Sicherheitsstämmen, die außerhalb des Labors nicht überleben können, für gentechnische Versuche verwendet wird, aber auch für die Herstellung von Wirkstoffen oder industriell verwendbaren Substanzen.

EMA – European Medicines Agency, die europäische Zulassungsbehörde für Arzneimittel.

FDA – Federal Drug Agency, die US-amerikanische Zulassungsbehörde für Arzneimittel.

Gen – ein Abschnitt der DNA, eine Informationseinheit, die entweder die Bauanleitung für ein Protein enthält, oder andere Informationen für die Steuerung und Regulierung der Lebensvorgänge einer Zelle.

Genfähre – ein Transportmittel (oder auch Vektor) für die Übertragung von DNA (oder auch RNA) in Zellen, beispielsweise Viren oder Abwandlungen von Viren.

Gentherapie – ein Einschleusen von Geninformation (in Form von -> DNA oder -> RNA) in den Körper eines Patienten mit dem Ziel, Krankheiten zu behandeln, meist genetisch bedingte.

Guanosin – ein -> Nukleosid, bestehend aus der Base Guanin (G) und einem Ribose-Zucker (in RNA) oder einem Deoxy-Ribose-Zucker (in DNA). Einer der vier Bausteine in DNA- und RNA-Molekülen (in DNA genaugenommen Deoxy-Guanosin, dG).

Hämagglutinin – ein Protein in der Hülle des -> Influenzavirus.

Hippocampus – eine seepferdchenförmige Struktur im Gehirn, die in die Gedächtnisbildung involviert ist.

HIV – Humanes Immundefizienz-Virus, der Erreger von Aids.

HPLC – High Performance Liquid Chromatographie, Hochleistungsflüssigkeitschromatographie, trennt verschiedene Stoffe

aufgrund ihrer chemischen Eigenschaften auf, so dass beispielsweise intakte Arzneistoffe von Bruchstücken oder Verunreini-
gungen mit anderen Molekülen gesäubert werden können.

Influenza – Grippe, fieberhafte Infektionskrankheit, die zu schweren bis tödlichen Atemwegserkrankungen führen kann und
von Influenza-Viren verschiedener Typen ausgelöst wird, etwa
H1N1.

LNP – Lipidnanopartikel, spezielle Fetttröpfchen, in denen etwa
-> RNA- oder -DNA-Moleküle verpackt und in Zellen geschleust werden können.
Lymphe – Flüssigkeit, die im Lymphgefäßsystem Nähr- und Ab-
fallstoffe transportiert und Krankheitserreger und Fremdkörper
entsorgt.

MHC – Major Histokompatibility Complex, Haupthistokompa-
tibilitätskomplex, Proteine auf der Oberfläche der Zellen, die
für die Gewebeverträglichkeit und für das Erkennen von »fremden« und »körpereigenen« Stoffen wichtig sind. Befallen etwa
Viren eine Zelle, binden MHC-Proteine Bruchstücke der Virusproteine (-> Antigene) und »präsentieren« sie auf der Zelloberfläche den Immunzellen, um die zelluläre (MHC-Klasse I) und
humorale (MHC-Klasse II) Immunreaktion auszulösen.
miRNA – messengerRNA, Boten-RNA, ist ein einzelsträngiges
RNA-Molekül, das eine »Kopie« (->Transkript) der Bausteinabfolge eines DNA-Abschnitts darstellt, der genetische Information enthält, die in ein Protein übersetzt (-> translatiert) werden
soll.
Mutante – ein Organismus, der eine oder mehrere neue Mutationen trägt.
Mutation – eine Veränderung von Erbgut.

Nukleoprotein – hier ist das Nukleoprotein (NP) des Grippevirus -> Influenza gemeint, ein Eiweiß, das an das Erbgut des Virus bindet und für das Einschleusen des Virus-Erbguts sorgt. Als Nukleoproteine werden aber auch Proteine in menschlichen Zellen bezeichnet, die an DNA oder RNA binden, etwa -> Protamine und Histone, die an DNA binden, oder Proteine des -> Ribosoms, die an RNA binden.

Nukleosid – Nukleinsäure-Baustein, bestehend aus einer Base (Adenin, Cytosin, Guanin oder Thymin/Uracil) und einem Ribose-Zucker (bei Ribonukleinsäure, RNA) oder Desoxyribose (bei Desoxyribonukleinsäure, DNA).

Nukleotid – Nukleinsäure-Baustein, bestehend aus -> Nukleosid plus Phosphatrest.

Organellen – Funktionseinheiten der Zelle, etwa der -> Zellkern.

Peptid – ein kurzes -> Protein, also ein aus wenigen (Oligopeptid) oder vielen (Polypeptid) Aminosäuren zusammengesetztes Makromolekül.

Plasmazelle – eine Antikörper-produzierende Zelle.

Protamin – ein basisches -> Peptid, das zur besonders dichten Verpackung von Erbgut in Spermien vorkommt. Es wird wie -> LNP verwendet, um RNA oder DNA zu verpacken und in Zellen zu schleusen.

Proteine – aus -> Aminosäuren zusammengesetzte Makromoleküle, die in den Zellen sowohl enzymatische Aufgaben übernehmen, also chemische Reaktionen katalysieren, als auch strukturelle Funktionen im Aufbau der Zelle haben.

Pseudouridin – ein in der Natur nicht verwendetes -> Nukleosid, das anstelle des -> Uridins in -> RNA eingebaut werden kann, etwa um die -> RNA vor Abbau durch -> RNAsen zu schützen.

Ribosomen – sind die -> Organellen in der Zelle, die -> Proteine gemäß der Bauanleitung in der -> mRNA aus -> Aminosäuren zusammensetzen (-> translatieren). Sie bestehen aus -> rRNA und -> Proteinen.

RNA – Ribonukleinsäure (deutsche Abkürzung RNS, wobei die englische Form RNA, ribonuleic acid, geläufiger ist), die in der Regel einzelsträngig vorliegt und wie DNA aus vier verschiedenen -> Nukleosid-Bausteinen zusammengesetzt ist, wobei in RNA Uridin statt Thymidin verbaut ist.

RNAse – Enzym, das RNA-Moleküle zerschneiden kann.

rRNA – ribosomale RNA ist Teil des -> Ribosoms und trägt wesentlich zur -> Translation der -> mRNA in -> Protein bei.

S-Protein – »Spike«- oder »Stachel«-Protein, das über die Virushülle des Coronavirus SARS-CoV-2 verteilt ist, und mit dem der Erreger an menschliche Zellen andockt und in sie eindringt.

saRNA – self amplifying RNA, sich selbst vermehrende RNA, ist eine besondere Form der künstlich hergestellten mRNA. Während mRNA nur die Bauanleitung für ein Protein enthält, wird hier die Geninformation für ein zweites Protein mitgegeben: ein Enzym (Replicase/Polymerase), das diese mRNA vermehrt. Dadurch muss nur wenig künstliche RNA in die Zellen eingeschleust werden.

SARS-CoV-2 – »Severe Acute Respiratory Syndrome Coronavirus Type 2« (Schweres akutes Atemwegssyndrom Coronavirus Typ 2), seit 11. Februar die offizielle Abkürzung für den Erreger von -> COVID-19 gemäß der Coronavirus Study Group des Internationalen Komittees für Virustaxonomie.

siRNA – short interfering RNA, kurze interferierende RNA, ist ein maximal 22 Bausteine langes Stück doppelsträngige RNA, die künstlich synthetisiert und in Zellen geschleust wird, um

-> mRNA gleicher RNA-Bausteinabfolge zu zerstören und so die Übersetzung (-> Translation) dieser mRNA-Moleküle in Protein zu verhindern.

small molecules – chemisch synthetisierbare Wirkstoffe, etwa Aspirin, die in der Regel sehr viel kleiner sind als Biologika (von Bakterien oder in Zellkulturen hergestellte Protein-basierte Wirkstoffe).

T-Zellen – weiße Blutkörpchern, die zu den Lymphozyten gehören, im Thymus (T) gebildet werden und eine wichtige Funktion bei der Immunabwehr übernehmen.

Thymidin – ein -> Nukleosid, bestehend aus der Base Thymin (T) und einem Ribose-Zucker (in RNA) oder einem Deoxy-Ribose-Zucker (in DNA). Einer der vier Bausteine in DNA-Molekülen (dT).

Transkription – Herstellen einer -> mRNA anhand einer -> DNA-Vorlage (im -> Zellkern).

Translation – Herstellen eines -> Proteins anhand einer -> RNA-Vorlage (im -> Ribosom im -> Zytoplasma).

Triplett – drei aufeinanderfolgende -> Basen in der Abfolge (Sequenz) der DNA- bzw. RNA-Bausteine, kodiert gemäß genetischem Code für eine bestimmte Aminosäure (oder/und den Start oder Stopp der -> Translation).

tRNA – transferRNA-Moleküle sind für den korrekten Zusammenbau von -> Proteinen aus -> Aminosäuren zuständig. Jede tRNA bindet nur eine bestimmte der 20 Aminosäuren und transferiert sie zum Ribosom. Dort bindet die tRNA gemäß dem genetischen Code nur an jene Stelle einer -> mRNA, die dem Triplett für diese Aminosäure entspricht. So reihen die tRNAs entlang der mRNA die Aminosäuren aneinander, die im Ribosom miteinander zum Protein verbunden werden.

Uridin – einer der vier Bausteine in RNA-Molekülen (entspricht dem Thymidin in der DNA).

Vakzin – Impfstoff.

WHO – World Health Organization, die Weltgesundheitsorganisation.

X-SCID – Severe Combined Immunodeficiency, schwere kombinierte Immundefizienz, eine genetisch bedingte Immunschwächekrankheit.

Zellkern – auch Nucleus, ist das Organell im Inneren einer Zelle, das die DNA enthält. Es besteht aus einer Membran, die von speziellen Poren durchsetzt ist, durch die nur bestimmte Moleküle hinein und hinaus gelangen können. Bakterien (Prokaryoten) haben keinen Zellkern.

Zellmembran – eine Doppelschicht aus Lipiden (Fettmolekülen), die für bestimmte Moleküle durchlässig, für andere undurchlässig ist und das Zellinnere von der Außenwelt abschirmt.

Zytoplasma – ist von der Zellmembran umfasst und besteht vor allem aus der Zellflüssigkeit (Zytosol), den darin befindlichen Organellen und dem Zellskelett (Zytoskelett).

Danksagung

An erster Stelle danke ich meiner Familie, ohne deren Geduld und vielfachen Verzicht dieses Buch nicht hätte entstehen können.

Ich danke Sara Hörr und Ingmar Hoerr, dass sie mir das Vertrauen entgegengebracht haben, für dieses Buch nicht nur die lichten Momente, sondern auch die schwierigeren, dunklen Stunden ihres Lebens zu schildern.

Ich danke alle jenen, die sich Zeit genommen haben, mit mir über Ingmar Hoerr, seine Geschichte, CureVac, die mRNA-Technik, spannende Forschungen, die deutsche Biotechnologie-Branche, den Innovationsprozess und mehr zu sprechen.

Ich danke Hanno Charisius für seine Akribie beim Redigieren, seine klugen Anmerkungen und auch für seine schmerzhaft gut ausgeprägte Fähigkeit, den Finger in die Wunde zu legen.

Ebenso danke ich Hartmut Wewetzer, für dessen penible Korrekturen und Hinweise ich mich hoffentlich sehr bald revanchieren kann, und Christian Koth vom Aufbau-Verlag dafür, dass er trotz der gebotenen Eile immer den Überblick behalten und im richtigen Moment die dringend benötigte beruhigende Zuversicht ausgestrahlt hat.

Und schließlich möchte ich mich beim gesamten Team des Tages-spiegel-Ressorts »Wissen & Forschen« bedanken, dass es mir trotz der pandemie-bedingt großen Herausforderungen in der täglichen Berichterstattung für dieses Buchprojekt den Rücken freigehalten hat.